核医学の基本
パワーテキスト
基礎物理から最新撮影技術まで

監訳　井上 登美夫　横浜市立大学大学院医学研究科放射線医学 教授
　　　山谷 泰賀　放射線医学総合研究所分子イメージング研究センター チームリーダー

Nuclear Medicine Physics
The Basics Seventh Edition

Ramesh Chandra, PhD
Emeritus Professor
Department of Radiology
New York University Langone Medical Center
New York, New York

メディカル・サイエンス・インターナショナル

To the future,
my grandsons,
Aidan, Liam, and Alexander

Authorized translation of the original English edition,
"Nuclear Medicine Physics : The Basics", Seventh Edition
by Ramesh Chandra

Copyright © 2012 by Lippincott Williams & Wilkins, a Wolters Kluwer business.
All rights reserved.

This translation is published by arrangement with Lippincott Williams & Wilkins / Wolters Kluwer Health, Inc., Two Commerce Square, 2001 Market Street, Philadelphia, PA 19103 U.S.A.

Lippincott Williams & Wilkins / Wolters Kluwer Health did not participate in the translation of this title.

© First Japanese Edition 2013 by Medical Sciences International, Ltd., Tokyo

Printed and Bound in Japan

訳者一覧 (担当章順)

宍倉 彩子	横浜市立大学大学院医学研究科放射線医学 (1〜4章)
鈴木 晶子	Center for Biologics Evaluation and Research, U.S. Food and Drug Administration (5, 7章)
有澤 哲	横浜市立大学大学院医学研究科放射線医学 特任助教 (6章, 付録)
平野 祥之	放射線医学総合研究所分子イメージング研究センター 博士研究員 (8章)
稲玉 直子	放射線医学総合研究所分子イメージング研究センター 主任研究員 (9, 10章)
錦戸 文彦	放射線医学総合研究所分子イメージング研究センター 研究員 (11章)
山谷 泰賀	放射線医学総合研究所分子イメージング研究センター チームリーダー (12章)
田島 英朗	放射線医学総合研究所分子イメージング研究センター 学振特別研究員 (13, 14章)
吉田 英治	放射線医学総合研究所分子イメージング研究センター 主任研究員 (14章)
赤羽 恵一	放射線医学総合研究所医療被ばく研究プロジェクト医療被ばく研究推進室 室長 (15, 16章)

監訳者序文

　核医学物理学 ── "Nuclear Medicine Physics"（原書タイトル）．核医学の物理的側面は，原子核物理学，放射線計測，画像工学などと多岐にわたる．メディカル・サイエンス・インターナショナルから翻訳の提案があったのは，このような横断的分野の要点を，一度に学べる日本語の教科書がないと思っていた矢先のことであった．

　本書は，放射過程や放射線検出の基礎から最先端のイメージング装置までを幅広く取り扱っており，まさしく核医学の基本を一度に学べるパワーテキストである．特に，核医学の基本的な考え方や物理的基礎が重点的に記述されており，核医学に関わる多くの職種の方，あるいは核医学・放射線医学に関わる諸種の認定資格の取得を志して勉強されている方に，有益であろう．特に，核医学に携わる臨床医や放射線技師の教育テキストとして，最適な内容であると思う．一方で，SPECTやPETといった断層撮影装置についての記述は概要にとどめてあるが，これら装置の詳細やQA/QC（品質保証/品質管理）については，すでに日本語の立派な教科書がいくつかあるので，それらを参照すれば問題ないであろう．

　本書の監訳は，専門医である井上登美夫と，装置の研究開発に携わる山谷泰賀の2名で担当した．臨床医には"物理学は苦手だ"といわれる方も多いのではないかと思うが，本書は核医学の診療現場に必要な物理的事項のエッセンスを，わかりやすく記述している．臨床の場で，基本原理を知っていることは，ときに診断をするうえで大切なこともある．また，核医学の発展を目指した次世代の核医学イメージング装置などの研究・開発を行っていくうえでも大切であることはいうまでもない．

　核医学物理学の進歩は現在進行形である．特にPETは，ここ10年で臨床現場への普及が大きく進んだが，物理的な視点からみるとその潜在能力は十分に活かせていない．これは，まだまだ装置は進化し，画像は良くなることを意味しているだけでなく，このようなテキストに新たな章を作る作業でもあろう．

　本書を入門書として一人でも多くの次世代の若い医師・技師・研究者の方々が，核医学の分野に参入されることを願っている．

　最後に，本書の翻訳を行った9名の先生方に心から敬意を表したい．

　2013年3月

井上 登美夫
山谷 泰賀

序 文

　原書第7版発行の目的，読者対象，主題については，旧版と変わらない．マイナーチェンジであるため，まずは旧版序文から引用をさせてもらう．

　"本書は主として，核医学・放射線科の研修医，核医学全般について知りたい心臓核医学の研究者に向けて書かれたものである．自らの専門領域についての知識をさらに向上させたいと考える，核医学の検査技師にも，本書の内容は役立つことだろう．

　本書の執筆にあたっては，最低限必要な知識を簡潔にまとめただけでなく，日常の核医学検査のなかから取りあげた実例と問題を織りまぜて，わかりやすく示すように試みた．核医学の基礎原理と基本概念についても説明をしている．読者の理解を助けるだろうと思ったときや，適切なかたちで，もう一歩先の内容に踏み込む必要があるときに限って，方程式や微分などの数式を盛り込んだ．一方で，本書は物理学の入門書ではないことをあらかじめ読者に申し伝えておきたい．本書の読者は，単位，エネルギー，力，電気，光といった物理学の基本概念はすでに熟知しているものと著者は考えている．"

　改訂は小規模であるが，原書第6版の発行以降，約60年前に始まった核医学の歴史において，ヨウ化ナトリウム〔NaI(Tl)〕検出器の占めていた確固たる地位が，新たに登場したテルル化カドミウム亜鉛(CZT)検出器によって脅かされつつある．そのため，8章，10章，11章，14章にCZT検出器のことを反映させた変更を加えた．5つの新たな図を加え，全体の統一のため古くなった図はすべて書き直した．15章については，核医学における実効線量の表を加え，改めて構成を見直した．そのほかの章については，加筆したり，項目を削除したり，内容を整理した程度のマイナーチェンジにとどめた．各章の章末にある問題については，読者に好評のため設問数を増やした．

　この場を借りて改めて，手紙やEメールで，称賛と批評，ときに誤植を指摘してくれたすべての学生と教官に感謝の気持ちを伝えたい．表の作成に献身的な協力をしてくれたMartha Helmersにも感謝している．最後になるが，重要なこととして，本書の企画から発行までを導いてくれた出版社とスタッフに対して讃辞を贈りたい．

Ramesh Chandra
New York, New York

目次

1章 基礎 ... 1
- 物質，元素，原子 ... 1
- 簡略化した原子の構造 ... 1
- 分子 ... 3
- 結合エネルギー，電離，励起 ... 3
- 力と場 ... 4
  - 電磁気力 ... 4
- 特性X線とオージェ電子 ... 5
- 質量とエネルギーの可換性 ... 6

2章 核種と放射過程 ... 9
- 核種とその分類 ... 9
- 核の構造と核種の励起 ... 9
- 放射性核種と核種の安定性 ... 10
- 放射性系列（壊変系列） ... 11
- 放射過程と保存則 ... 11
  - α 壊変 ... 11
  - β 壊変 ... 12
  - γ 壊変・核異性体転移 ... 13
- 壊変図式 ... 15

3章 放射能：放射性壊変の法則・半減期・統計 ... 21
- 放射能：定義・単位・投与量 ... 21
- 放射性壊変の法則 ... 22
  - 放射性物質の質量の算出 ... 22
  - 比放射能 ... 22
  - 放射性壊変の指数法則 ... 23
- 半減期 ... 23
  - 放射性壊変における問題点 ... 24
  - 放射性核種の平均寿命（T_{av}） ... 25
  - 生物学的半減期 ... 26
  - 実効半減期 ... 26
- 放射性壊変の統計 ... 27
  - ポアソン分布・標準偏差・パーセント標準偏差 ... 27

統計誤差の伝播 ……………………………………………………… 28
　　　バックグラウンド ……………………………………………………… 28

4 章　放射性核種の生成 …………………………………………………… 31
放射性核種の生成方法 …………………………………………………… 31
　　　原子炉で生成される放射性核種 ……………………………………… 31
　　　加速器またはサイクロトロンで生成される放射性核種 ………… 32
　　　核分裂で生じる核種 ………………………………………………… 33
放射性核種の生成における一般的な留意点 ……………………………… 33
ジェネレータを用いた半減期の短い放射性核種の生成 ……………… 34
　　　ジェネレータの原理 ………………………………………………… 34
　　　典型的なジェネレータについての解説 …………………………… 36

5 章　放射性医薬品 ………………………………………………………… 41
放射性医薬品の設計 ……………………………………………………… 41
　　　放射性核種の選択 …………………………………………………… 41
　　　化合物の選択 ………………………………………………………… 42
放射性医薬品の開発 ……………………………………………………… 42
　　　化学的試験 …………………………………………………………… 42
　　　動物実験による体内分布と毒性試験 ……………………………… 42
　　　臨床試験 ……………………………………………………………… 42
放射線医薬品の品質管理 ………………………………………………… 43
　　　放射性核種の純度 …………………………………………………… 43
　　　放射化学的純度 ……………………………………………………… 43
　　　化学的純度 …………………………………………………………… 43
　　　無菌状態 ……………………………………………………………… 43
　　　発熱物質の除外 ……………………………………………………… 44
^{99m}Tc による化合物標識 ……………………………………………… 44
^{99m}Tc 標識放射性医薬品 ……………………………………………… 44
　　　^{99m}Tc-過テクネチウム酸(^{99m}TcO$_4^-$) ……………………… 44
　　　^{99m}Tc-硫化コロイド ……………………………………………… 45
　　　^{99m}Tc-大凝集ヒト血清アルブミン(^{99m}Tc-MAA) …………… 45
　　　^{99m}Tc 標識リン酸化合物(ポリリン酸塩，ピロリン酸，ジホスホン酸) …… 45
　　　^{99m}Tc-ヒト血清アルブミン(^{99m}Tc-HSA) …………………… 45
　　　^{99m}Tc-標識赤血球 ………………………………………………… 45
　　　^{99m}Tc-ジメルカプトコハク酸(^{99m}Tc-DMSA) ……………… 46
　　　^{99m}Tc-ジエチレントリアミペンタアセテート酸(^{99m}Tc-DTPA) … 46
　　　^{99m}Tc-グルコヘプトン酸 ………………………………………… 46
　　　^{99m}Tc-メルチアチド(^{99m}Tc-MAG3) ………………………… 46
　　　^{99m}Tc-2,6-dimethyl acetanilide iminodiacetic acid (^{99m}Tc-HIDA)と関連化合物：
　　　　diethyl-IDA, PIPIDA, DISIDA ………………………………… 46
　　　^{99m}Tc-セスタミビ(^{99m}Tc-MIBI)(カーディオライト®) …… 46

^{99m}Tc-テトロホスミン(マイオビュー®) 47
脳血流シンチグラフィ用の ^{99m}Tc 標識製剤(エキサメタジム,HMPAO,ECD) 47
放射性ヨード標識化合物 47
^{131}I 標識ヨウ化ナトリウムと ^{123}I 標識ヨウ化ナトリウム 47
その他の ^{123}I 標識放射性医薬品 47
その他の放射性医薬品 48
クエン酸ガリウム ^{67}Ga 48
塩化タリウム ^{201}Tl 48
^{51}Cr 標識赤血球 48
^{111}I 標識血小板と ^{111}In 標識白血球 48
^{111}In-DTPA pentetreotide(OctreoScan®) 48
標識モノクローナル抗体および標識ペプチド 48
放射性ガスおよび放射性エアロゾル 49
PET 用放射性医薬品 49
^{18}F-FDG(2-deoxy-fluoro-D-glucose) 50
妊娠中あるいは授乳中の適用 50
治療を目的とする放射性医薬品 50
非密封核種内照射療法のための放射性医薬品の設計 51
問題点と利用法 51
放射性医薬品の誤投与 51

6章 高エネルギー放射線と物質との相互作用 55

荷電粒子(10 keV〜10 MeV)の相互作用 55
相互作用のメカニズム 55
軽い粒子線と重い粒子線の違い 55
荷電粒子の飛程 R 56
飛程 R に影響を与える要因 56
制動放射線の発生 57
阻止能(S) 57
線エネルギー付与(linear energy transfer:LET) 57
LET と阻止能の違い 58
陽電子の消滅 58
X 線と γ 線の相互作用(10 keV〜10 MeV) 58
X 線と γ 線の減弱と透過 58
不均一な媒質における減弱 60
質量減弱係数 $\mu_{(mass)}$ 60
原子減弱係数 $\mu_{(atom)}$ 60
相互作用のメカニズム 60
質量減弱係数 $\mu_{(mass)}$ と線減弱係数 $\mu_{(linear)}$ の原子番号 Z への依存 63
3 つの過程の相対的重要性 63
中性子の相互作用 64

7章　線量測定

- 放射線量とは ... 67
- 定義と単位 ... 67
  - 放射線量，D ... 67
  - 放射線量率，dD/dt ... 68
- 必要なパラメータとデータ ... 68
- 放射線量の計算 ... 69
  - ステップ1：放出エネルギーの割合 ... 69
  - ステップ2：吸収エネルギーの割合 ... 69
- 吸収率 ϕ_i(T←S) について ... 70
  - ステップ3：線量率，dD/dt ... 70
  - ステップ4：平均線量，D̄ ... 71
- 累積放射能 Ā ... 71
- S値を用いた放射線量計算 ... 72
- 具体例 ... 72
- 一般的な核医学検査における放射線量 ... 74
  - 小児における放射線量 ... 75
  - 胎児における放射線量 ... 75

8章　高エネルギー放射線の検出

- 放射線について知りたいこと ... 79
  - 放射線の存在 ... 79
  - 放射線の量 ... 79
  - 放射線のエネルギー ... 79
  - 放射線の特性 ... 79
- どの検出器を使うのがよいのか？ ... 80
  - 固有効率 ... 80
  - 不感時間 ... 80
  - エネルギー分解能 ... 81
  - そのほかに考慮すべきこと ... 81
- 検出器の種類 ... 81
- ガス検出器（ガス封入検出器） ... 81
  - ガス検出機のメカニズム ... 81
  - 電離検出器（電離箱） ... 83
  - 比例計数管 ... 85
  - GM計数管 ... 85
- シンチレーション検出器 ... 85
  - シンチレータ ... 86
  - 関連するエレクトロニクス ... 88
  - 単一エネルギーγ線に対する応答 ... 90
  - 高電圧やアンプのゲイン変化に対する反応 ... 91
  - エネルギー校正 ... 92

		2 種類のγ線に対する応答	**92**
		二次的なピーク	**93**
	半導体検出器		**94**

9 章　インビトロ放射線計測　　**97**

全検出効率 E	**97**
固有検出効率	**97**
幾何学的検出効率	**97**
井戸型 NaI(Tl)検出器（ウェルカウンタ）	**98**
液体シンチレーション検出器	**101**
基本的な構成要素	**101**
試料検出器バイアルの準備	**102**
試料の準備における問題点	**102**

10 章　インビボ放射線計測：問題点，プローブ，直線移動型スキャナ　　**105**

問題点	**105**
コリメータ	**105**
散乱	**106**
吸収	**108**
臓器摂取率測定プローブ	**109**
NaI(Tl)検出器	**109**
コリメータ	**109**
術中小型プローブ	**109**
臓器イメージング装置	**110**
直線移動型スキャナ	**110**

11 章　インビボ放射線計測：シンチレーションカメラ　　**113**

シンチレーションカメラ	**113**
コリメータ	**114**
検出器，NaI(Tl)結晶	**116**
位置決定回路(X，Y 座標)	**118**
ディスプレイ	**120**
シンチレーションカメラを用いたイメージング	**122**
コンピュータの利用，デジタル化	**122**
デジタル化の一般論	**123**
シンチレーションカメラのデジタル化	**124**
コンピュータの活用例	**124**
画像の自動取得	**124**
画像の表示	**127**
画像解析	**128**

12章 シンチレーションカメラの特性と品質管理 — 131

- 空間分解能測定のための定量的パラメータ — 131
  - 点広がり関数(PSF)と半値幅(FWHM) — 131
  - 変調伝達関数(MTF) — 132
  - システム分解能 — 132
- 感度測定のための定量的パラメータ — 133
  - 点感度 S_p — 133
  - 線感度 S_L — 133
  - 面感度 S_A — 133
- イメージング装置の空間分解能と感度に影響を与える要因 — 134
  - セプタでの貫通による空間分解能の低下 — 135
  - 空間分解能の深さ依存性 — 135
- シンチレーションカメラの均一性と高計数率特性 — 135
  - 均一性(uniformity) — 135
  - 高計数率特性(high count-rate performance) — 137
- イメージング装置の品質管理(quality control) — 137
  - シンチレーションカメラ — 138

13章 検出感度 ── 画像のコントラスト — 143

- 病変検出感度に影響するパラメータ — 143
  - 物体のコントラスト — 143
  - イメージング装置の空間分解能と感度 — 143
  - 統計(量子)ノイズ — 144
  - 空間分布の平面への投影 — 146
  - γ線のコンプトン散乱 — 146
  - 吸収 — 146
  - 物体の動き — 147
  - 表示パラメータ — 147
- Contrast-Detail 曲線 — 147
- ROC 曲線 — 147

14章 エミッションCT — 151

- 横断断層撮影法の原理 — 151
  - データ収集の考察 — 152
  - 横断面の画像再構成 — 153
- SPECT — 155
  - シンチレーションカメラのデータ収集 — 156
  - コリメータ — 156
  - 他の要求と誤差要因 — 157
  - 部位別 SPECT 装置 — 158
- PET — 159
  - なぜ PET か？ — 159

　　　　PETの原理 ……………………………………………………………………… **159**
　　　　PET装置 …………………………………………………………………………… **162**
　　PET-CTとSPECT-CT ………………………………………………………………… **162**

15 章　放射線の生物学的影響と放射線被ばくのリスク評価 …………… **167**
　　生物学的損傷のメカニズム ……………………………………………………………… **167**
　　生物学的損傷に影響する要因 …………………………………………………………… **168**
　　　　放射線量（radiation dose） ……………………………………………………… **168**
　　　　線量率（dose rate） ………………………………………………………………… **168**
　　　　LETまたは放射線の種類 …………………………………………………………… **168**
　　　　組織の種類 …………………………………………………………………………… **168**
　　　　組織の量 ……………………………………………………………………………… **169**
　　　　細胞交代率 …………………………………………………………………………… **169**
　　　　個人差 ………………………………………………………………………………… **169**
　　　　化学的修飾因子 ……………………………………………………………………… **169**
　　ヒトへの有害作用 ………………………………………………………………………… **169**
　　　　急性影響 ……………………………………………………………………………… **169**
　　　　晩発影響 ……………………………………………………………………………… **169**
　　胎児の放射線影響 ………………………………………………………………………… **170**
　　さまざまな放射線被ばくと等価線量（線量当量）および実効線量（実効線量当量） …… **171**
　　　　等価線量（線量当量） ……………………………………………………………… **171**
　　　　実効線量，実効線量当量，組織加重係数 ………………………………………… **172**
　　　　異なる被ばくの比較方法 …………………………………………………………… **172**
　　　　預託等価線量と預託実効線量 ……………………………………………………… **173**
　　一般人の被ばくの要因 …………………………………………………………………… **173**
　　核医学における実効線量と他の被ばくとの比較 ……………………………………… **173**

16 章　放射性核種の安全な取り扱いおよび関連規則と規制 ……………… **177**
　　外部線源からの被ばく低減の原則 ……………………………………………………… **177**
　　　　時間 …………………………………………………………………………………… **177**
　　　　距離 …………………………………………………………………………………… **177**
　　　　遮蔽 …………………………………………………………………………………… **178**
　　内部汚染の防止 …………………………………………………………………………… **179**
　　投与後の患者 ……………………………………………………………………………… **180**
　　　　授乳中の母親の特別な場合 ………………………………………………………… **180**
　　規則と規制 ………………………………………………………………………………… **180**
　　　　米国の規制当局 ……………………………………………………………………… **180**
　　　　被ばくまたは線量限度：年間摂取限度と誘導空気中濃度 ……………………… **180**
　　　　ALARAの原則 ……………………………………………………………………… **181**
　　　　免許の種類 …………………………………………………………………………… **181**
　　　　放射線安全委員会と放射線安全管理者 …………………………………………… **181**
　　　　従事者のモニタリング ……………………………………………………………… **182**

　　　　放射性核種の受取，使用，廃棄 ……………………………………………… 182
　　　　放射性核種を保管または使用する区域の管理と標識 …………………… 182
　　　　汚染検査と放射線レベルモニタリング ………………………………………… 183
　　　　放射性物質の受け入れと出荷（輸送） …………………………………………… 183
　　　　事故による放射性汚染 ……………………………………………………………… 183

付　録

　　付録 A　核医学で用いられる放射性同位元素の物理的特徴 ………………… 185
　　付録 B　CGS 単位系および SI 単位系 …………………………………………… 188
　　付録 C　指数表 ………………………………………………………………………… 189
　　付録 D　核医学で用いられる放射性核種 ………………………………………… 190
　　付録 E　平均的なヒト組織重量 …………………………………………………… 191

　　Answers ……………………………………………………………………………… 193

　　参考文献 ……………………………………………………………………………… 201

索　引

　　和文索引 …………………………………………………………………………… 203
　　欧文索引 …………………………………………………………………………… 208

注　意

本書に記載した情報に関しては，正確を期し，一般臨床で広く受け入れられている方法を記載するよう注意を払った．しかしながら，著者(訳者)ならびに出版社は，本書の情報を用いた結果生じたいかなる不都合に対しても責任を負うものではない．本書の内容の特定な状況への適用に関しての責任は，医師各自のうちにある．

　著者(監訳者，訳者)ならびに出版社は，本書に記載した薬物の選択，用量については，出版時の最新の推奨，および臨床状況に基づいていることを確認するよう努力を払っている．しかし，医学は日進月歩で進んでおり，政府の規制は変わり，薬物療法や薬物反応に関する情報は常に変化している．読者は，薬物の使用に当たっては個々の薬物の添付文書を参照し，適応，用量，付加された注意・警告に関する変化を常に確認することを怠ってはならない．これは，推奨された薬物が新しいものであったり，汎用されるものではない場合に，特に重要である．

1 基礎

物理学の視点から見ると，自然界の事象は主に物質と，その物質の振る舞いを支配する力で成り立っている．本章では，後の章を理解するにあたって不可欠となる，物質の原子構造の側面について概説する．

物質，元素，原子

すべての物質は，有限の数の元素(現在118種類，表1-1の周期表を参照)で構成されており，元素は原子より構成される．原子とは，化学的性質をもつ最小単位である．原子は通常の状態では荷電しておらず，電気的に中性である．原子は，電子(electron)，陽子(proton)，中性子(neutron)という3つの粒子(particle)で構成されている．

電子は $1.6022×10^{-19}$ C(クーロン：coulomb)の負の電荷をもつ小さな粒子で，質量は $9.109×10^{-31}$ kg である．陽子は，電子と同じ量の正の電荷をもった粒子である．中性子は電荷をもたない粒子で，陽子よりも質量がわずかに重い．陽子と中性子の質量はそれぞれ，$1.6726×10^{-27}$ kg および $1.6749×10^{-27}$ kg であり，電子の約2000倍である．

簡略化した原子の構造

原子は一般的には同数の電子と陽子を有しており，電気的に中性である．原子核に含まれる陽子の数を原子番号(atomic number)Zという．原子番号は周期表(表1-1)におけるその元素の位置を表し，それにより化学的な特性が決定される．原子中の電子，陽子および中性子の配置は，惑星に例えるとわかりやすい．すなわち，陽子と中性子が太陽のように中心に位置し，電子が惑星のように，半径の異なる電子殻(軌道)を回転している．陽子と中性子が位置する中心部が原子核(nucleus)であり，充填された球体に例えることができる．原子のサイズは元素によって異なるが，$1〜2×10^{-10}$ m 程度である．原子核は，原子の約 $1/10^5$ 倍程度と非常に小さく，10^{-15} m 程度である．

陽子により正に荷電した原子核と負に荷電した電子の間のクーロン力(電気的な力)によって，電子は安定して回転できる．半径が最も小さい第一の電子殻はK殻(K shell)，第二の電子殻はL殻(L shell)，第三の電子殻はM殻(M shell)とよばれる．電子殻中の電子の数には制限があり，K殻には2個まで，L殻には8個まで，M殻には18個まで，N殻には32個までの電子が配置できる．しかしながら，最も外側の電子殻には8個を超える電子を配置できない．水素(hydrogen)のような単純な原子では，通常K殻に1個の電子が存在するのみである．ヨウ素(iodine)のような複雑な原子は53個の電子をもち，K，L，M，N，O殻上にそれぞれ2，8，18，18，7個の電子が配置されている．水素のほかに3つの典型的な原子を例として，電子殻上の電子の配列を図1-1に示す．実際にはそれぞれの電子殻には副殻(subshell)というエネルギーの違う殻が存在する．図1-1は単純化した原子構造の模式図であるが，ここではこれで十分である．

表1-1 周期表

1	2	3	4	5	6	7	8	9	10	11	12	13	14	15	16	17	18
Hydrogen 1 **H** 水素																	Helium 2 **He** ヘリウム
Lithium 3 **Li** リチウム	Beryllium 4 **Be** ベリリウム											Boron 5 **B** ホウ素	Carbon 6 **C** 炭素	Nitrogen 7 **N** 窒素	Oxygen 8 **O** 酸素	Fluorine 9 **F** フッ素	Neon 10 **Ne** ネオン
Sodium 11 **Na** ナトリウム	Magnesium 12 **Mg** マグネシウム											Aluminium 13 **Al** アルミニウム	Silicon 14 **Si** ケイ素	Phosphorus 15 **P** リン	Sulfer 16 **S** 硫黄	Chlorine 17 **Cl** 塩素	Argon 18 **Ar** アルゴン
Potassium 19 **K** カリウム	Calcium 20 **Ca** カルシウム	Scandium 21 **Sc** スカンジウム	Titanium 22 **Ti** チタン	Vanadium 23 **V** バナジウム	Chromium 24 **Cr** クロム	Manganese 25 **Mn** マンガン	Iron 26 **Fe** 鉄	Cobalt 27 **Co** コバルト	Nickel 28 **Ni** ニッケル	Copper 29 **Cu** 銅	Zinc 30 **Zn** 亜鉛	Gallium 31 **Ga** ガリウム	Germanium 32 **Ge** ゲルマニウム	Arsnic 33 **As** ヒ素	Selenium 34 **Se** セレン	Bromine 35 **Br** 臭素	Krypton 36 **Kr** クリプトン
Rubidium 37 **Rb** ルビジウム	Strontium 38 **Sr** ストロンチウム	Yttrium 39 **Y** イットリウム	Zirconium 40 **Zr** ジルコニウム	Niobium 41 **Nb** ニオブ	Molybdenum 42 **Mo** モリブデン	Technetium 43 **Tc** テクネチウム	Ruthenium 44 **Ru** ルテニウム	Rhodium 45 **Rh** ロジウム	Palladium 46 **Pd** パラジウム	Silver 47 **Ag** 銀	Cadmium 48 **Cd** カドミウム	Indium 49 **In** インジウム	Tin 50 **Sn** スズ	Antimony 51 **Sb** アンチモン	Tellurium 52 **Te** テルル	Iodine 53 **I** ヨウ素	Xenon 54 **Xe** キセノン
Caesium 55 **Cs** セシウム	Barium 56 **Ba** バリウム	†57-70 ランタノイド	Hafnium 72 **Hf** ハフニウム	Tantalum 73 **Ta** タンタル	Tungsten 74 **W** タングステン	Rhenium 75 **Re** レニウム	Osmium 76 **Os** オスミウム	Iridium 77 **Ir** イリジウム	Platinum 78 **Pt** 白金	Gold 79 **Au** 金	Mercury 80 **Hg** 水銀	Thallium 81 **Tl** タリウム	Lead 82 **Pb** 鉛	Bismuth 83 **Bi** ビスマス	Polonium 84 **Po** ポロニウム	Astatine 85 **At** アスタチン	Radon 86 **Rn** ラドン
Francium 87 **F** フランシウム	Radium 88 **Ra** ラジウム	‡89-102 アクチノイド	Rutherfordium 104 **Rf** ラザホージウム	Dubnium 105 **Db** ドブニウム	Seaborgium 106 **Sg** シーボーギウム	Bohrium 107 **Bh** ボーリウム	Hassium 108 **Hs** ハッシウム	Meitnerium 109 **Mt** マイトネリウム	Darmstadtium 110 **Ds** ダームスタチウム	Roentgenium 111 **Rg** レントゲニウム	Copernicium 112 **Cn** コペルニシウム	113 **Uut** ウンウントリウム	114 **Uuq** ウンウンクアジウム	115 **Uup** ウンウンペンチウム	116 **Uuh** ウンウンヘキシウム	117 **Uus** ウンウンセプチウム	118 **Uuo** ウンウンオクチウム

†ランタノイド系

| Lanthanum 57 **La** ランタン | Cerium 58 **Ce** セリウム | Praseodymium 59 **Pr** プラセオジム | Neodymium 60 **Nd** ネオジム | Promethium 61 **Pm** プロメチウム | Samarium 62 **Sm** サマリウム | Europium 63 **Eu** ユウロピウム | Gadolinium 64 **Gd** ガドリニウム | Terbium 65 **Tb** テルビウム | Dysprosium 66 **Dy** ジスプロシウム | Holmium 67 **Ho** ホルミウム | Erbium 68 **Er** エルビウム | Thulium 69 **Tm** ツリウム | Ytterbium 70 **Yb** イッテルビウム |

‡アクチノイド系

| Actinium 89 **Ac** アクチニウム | Thorium 90 **Th** トリウム | Protactinium 91 **Pa** プロトアクチニウム | Uranium 92 **U** ウラン | Neptunium 93 **Np** ネプツニウム | Plutonium 94 **Pu** プルトニウム | Americium 95 **Am** アメリシウム | Curium 96 **Cm** キュリウム | Berkelium 97 **Bk** バークリウム | Californium 98 **Cf** カリホルニウム | Einsteinium 99 **Es** アインスタイニウム | Fermium 100 **Fm** フェルミウム | Mendelevium 101 **Md** メンデレビウム | Nobelium 102 **No** ノーベリウム |

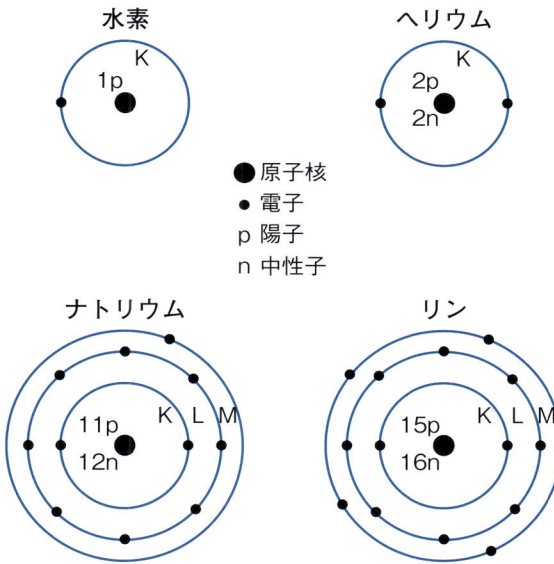

図 1-1 基底状態にある 4 つの元素の簡略化した原子構造．水素原子は 1 つの電子と，その核に 1 つの陽子だけを有する．ヘリウム原子は 2 つの電子をもち，核は 2 つの陽子と 2 つの中性子を有する．ナトリウム原子は 11 の電子をもち，核に 11 個の陽子と 12 個の中性子を有する．リン原子は 15 個の電子と，核に 15 個の陽子と 16 個の中性子を有する．

分子

分子は，2 つ以上の原子の組み合わせによって形成される．たとえば，水分子(H_2O)は 2 つの水素原子と 1 つの酸素原子から成り立つ．原子の結合は，最外側の電子殻上の電子(価電子：valent electron)の相互作用によって行われる．価電子はイオン結合(ionic binding)や共有結合(covalent binding)，水素結合(hydrogen binding)といった原子間の結合を担っている．理論上は，ほとんどの化学反応，および原子または分子の化学的性質は，価電子の相互作用に基づいて説明可能である．

結合エネルギー，電離，励起

電子殻上の電子は，それぞれ一定のエネルギーで原子核に結びつけられている．もし，ある電子殻から 1 つの電子を開放しようとすれば，原子の外から電子にエネルギーを与えなければならない．ある原子の電子殻から 1 つの電子を開放するのに必要な最小のエネルギーを，結合エネルギー(binding energy)という．エネルギーを表す際の単位は 1 電子ボルト(eV)とされ，これは 1 V(ボルト)の電位差で電子を加速するときに電子が得る運動エネルギーのことである．K 殻上の電子は，原子中で最も強固に拘束されており，原子から取り除かれる場合には最も多くのエネルギーが必要である．一方で，最外殻上の電子は最も結合力が弱く，電子を放出する際に必要なエネルギーも最小である．電子殻上の電子の結合エネルギーは，原子番号 Z が大きくなるにつれて急速に増大する．**表 1-2** に，さまざまな元素における電子の K 殻および L 殻上の結合エネルギーの平均値を示す．

通常，電子はそれぞれの電子殻上に配置しうる最大数の電子を超えないように，原子核に近い電子殻から配置される．その一方で，エネルギーを吸収させ，電子をより高い電子殻(占有されていない殻)へ一時的に移動させることができる．このエネルギーの吸収はさまざまな方法，たとえば，加熱や電磁場との相互作用，荷電粒子(charged particle)の通過，力学的衝撃などによって起こすことができる．電子が原子から放出されるのに十分なエネルギーを吸収する過程を電離(ionization)といい，電子を放出した原子はイオンという．電子が外側の未占有の電子殻へ移動するのに必要なエネルギーを吸収する過程は励起(excitation)といい，その原子は励起原子とよばれる．励起原子は一般的には不安定であり，通常は 10^{-9} 秒以内に電磁放射線(可視光，紫外線，X 線)を放出して通常の電子の配置に戻る．

たとえば，原子番号 11 で 11 個の電子と 11 個の陽子をもつナトリウム(Na：sodium)原子について考えてみよう．電子は K，L，M 殻にそれぞれ 2 個，8 個，1 個ずつ配置されている．K，L，M 殻でのこれらの電子のエネルギーはそれぞれ約 −1072，−63，−1 eV である．Na 原子の K 殻から電子を放出しようとすれば 1072 eV のエネルギーが必要であるが，一方で M 殻から放出する場合に必要なエネルギーはわずか 1 eV であ

表1-2 さまざまな元素のK殻およびL殻電子の結合エネルギーの平均値

元素	原子番号 Z	平均結合エネルギー (keV) K殻	L殻
H	1	0.014	—
C	6	0.28	0.007
O	8	0.53	0.024
P	15	2.15	0.19
S	16	2.47	0.23
Fe	26	7.11	0.85
Zn	30	9.66	1.19
Br	35	13.47	1.78
Ag	47	25.51	3.81
I	53	33.17	5.19
Tm	69	59.40	10.12
W	74	69.52	12.10
Pb	82	88.00	15.86

る．L殻上の電子は62 eVのエネルギーを吸収することによってM殻上に移動し，それによってナトリウムは励起原子となる．この脱励起の際に（すなわち電子がL殻上に戻る際に），62 eVの電離放射線が放出される．

ここで，電子がエネルギー的にゼロの状態とは，電子が原子と結合していない自由な状態であることを示している．そして，電子が原子と結合しているとき負のエネルギーをもち，電子が自由に移動しているとき（すなわち，運動エネルギーが存在するとき），正のエネルギーをもつと表現する．この考え方は，2章(p.13)で説明する核の場合とは異なる．

力と場

力とは，物質のさまざまな構成要素間の相互作用を示す総称である．現在，力（または場）には，「重力(gravitational force)」「弱い力(weak force)」「電磁気力(electromagnetic force)」「強い力(strong force)」の4つの存在が知られている．重力は，物質に質量が存在するゆえに発生する力であり，我々の太陽系を保持するうえで重要な役割を果たしているが，原子や分子間に働く重力は無視できるほど弱いためここでは議論しない．弱い力は原子核壊変において重要な役割を果たしており，詳細は2章で説明する．電磁気力は，私たちの日常生活においてなじみ深いものであり，原子同士を結合させ，原子，分子，生体分子間の相互作用を引き起こす．強い力は原子核を保持する力であり，陽子間，陽子-中性子間，中性子-中性子間に働いており，詳細は2章で述べる．これらの力の相対的な強さを以下に示す．

力の種類	強さ
強い力	1
電磁気力	10^{-2}
弱い力	10^{-13}
重力	10^{-39}

■ 電磁気力

電磁気力や電磁場は，荷電粒子によって生成される．荷電粒子間の相互作用の間，エネルギーが電磁放射線(electromagnetic radiation)としてよく放出される．電磁放射線は，波としての性質と粒子としての性質を両方もっている．電磁放射線

が粒子のように振る舞うとき，その粒子は光子(photon)とよばれる．光子は，それ自体は静止質量や電荷をもたない．光子はエネルギーのひとまとまりであり，特定の法則や電磁気力の法則に従って物質と相互作用する．この放射線のもつ粒子と波の二重性は，現在では定説として受け入れられており，たとえば電子など，物質にも同様に当てはまる．電磁放射線は，そのエネルギーや波長によってのみ特徴づけられ，エネルギーごとに異なる名前がある(**図1-2**)．電磁放射線のエネルギーとその波長との間には次の式が成り立っている．

$$E = hc/\lambda$$

hはプランク定数(Planck's constant)，cは光や電磁放射線の速度，λは波長である．エネルギー単位としてkeVを，波長の単位としてnm($1\,\text{nm} = 10^{-9}\,\text{m}$)を用いれば，次の式のように簡略化できる．

$$E(\text{keV}) = 1.24/\lambda$$

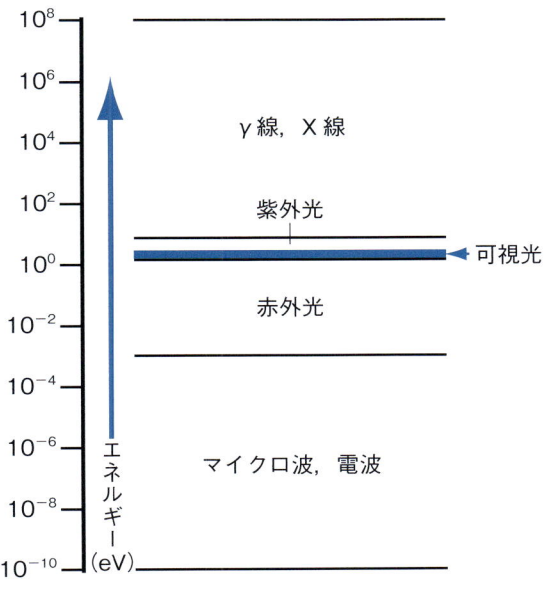

図1-2 電磁放射線のスペクトル．異なるエネルギーの電磁放射線には，さまざまな名前が存在する．たとえば，X線やγ線は，100 eVより高エネルギーの電磁放射線である．

特性X線とオージェ電子

図1-2からわかるように，X線は電磁放射線の一種であり，おおよそ100 eV以上のエネルギーをもつ電磁放射線を指す．X線は，物質内で電離を起こす能力と物質を貫通する能力をもつことから，他の電磁放射線と明確に区別されている．特性X線(characteristic x-ray)は，原子の外殻から内殻(ほとんどの場合，K殻またはL殻)へ電子が遷移することによって発生する．通常は原子の内殻は電子で完全に占拠されているため，外殻から内殻へ電子を遷移するためには，内殻上に空孔をつくる必要がある．よく知られた例はX線管である．高エネルギーの電子が時に内殻電子と衝突を起こし，標的原子からその電子を奪ってその内殻に空孔をつくる．他の例については，**2章**で述べる．

ひとたび空孔が原子の内殻で作成されれば，外殻からの電子がこの穴を埋めるために遷移する．そのとき，遷移に関わる2つの殻の位置エネルギーの差が，電磁放射線として放出される．放射されるエネルギーが約100 eV以上である場合，これを原子の特性X線とよぶ．空孔がK殻である場合，放射されるX線はK-X線とよばれ，空孔がL殻である場合はL-X線とよばれる．放射される特性X線のエネルギーは原子ごとに固有なので，その特性X線のエネルギーによって原子さらには元素を識別することができる．

K, L, M殻の電子がそれぞれ-1072, -63と-1 eVのエネルギーをもっているナトリウム原子の例を考えてみよう．空孔がこの原子のK殻で作成される場合，LまたはM殻の電子の1つが空孔に落ち込む．L殻の電子が落ち込む場合，もともと-63 eVのエネルギーをもっていたL殻電子が-1072 eVのエネルギーをもつK殻に来るので，2つのエネルギーの差$e_L - e_K = -63 - (-1072) = 1009$ eVが特性K-X線として放射される．このエネルギーはナトリウム原子に固有である．

特性X線を放出する別の方法は，オージェ電子(Auger electron)の放出である．オージェ電子は，発見者(P. Auger)の名前に由来する．この過程では，K殻の空孔はLまたはM殻からの電

子によって埋められるが，X線として放射されたであろうエネルギーをLまたはM殻にある他の電子が吸収し原子外へ飛び出してしまう（この電子をオージェ電子という）．したがって，オージェ電子放出の過程では，2つの電子が，LまたはM殻から取り除かれ，一方はK殻を補充し，そしてもう一方はエネルギーの平衡を取るために原子から放出される．つまり，原子は二重にイオン化される．LまたはM殻に空孔ができれば，同様の過程が起こることもある．オージェ電子放出は，C，N，O，Al，Caなど原子番号の低い（$Z<24$）元素で頻繁に起こる一方，X線放出は，I，Cs，W，Pbなど原子番号の高い元素（$Z>45$）で頻繁に起こる．特性X線放出とオージェ電子放出を，**図1-3**にまとめる．

質量とエネルギーの可換性

1905年にアインシュタインは，理論上，質量とエネルギーの等価性を示す式を誘導した．実験核物理のその後の進歩で，この主張が正しいことが証明された．質量とエネルギーを関連させる式は

$$E = mc^2$$

と単純に表される．Eはエネルギー，mは質量，cは光速を示す．原子や核のスケールにおいて，質量は原子質量単位（amu）で測定される．原子質量単位は，炭素原子の質量の12分の1と定義さ

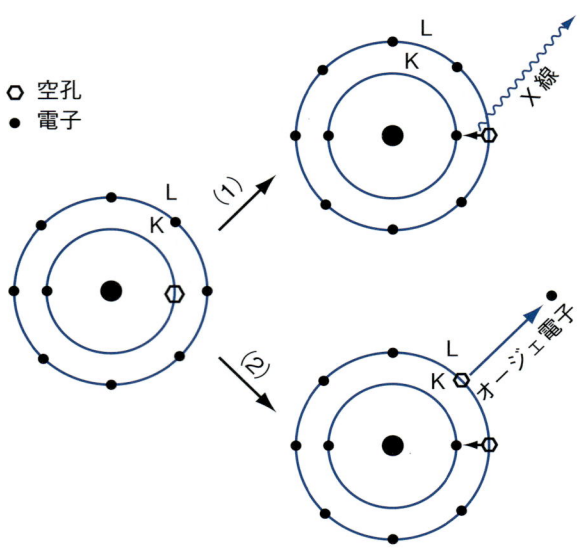

図1-3 X線とオージェ電子の放出．原子のK殻に空孔（または欠損）があるとき，2つの過程のいずれかが起こる可能性がある．つまり，L殻（またはより外殻）の電子が遷移してK殻の空孔を埋め，K殻とL殻のエネルギー差が特性X線として放出される，またはL殻からの電子が遷移してK殻の空孔を埋め，差分のエネルギーをもったL殻電子がオージェ電子として放出される．

れている．質量とエネルギーの等価性のアインシュタインの式から，1 amuは，931 MeVのエネルギーに等しいことがわかる．電子，陽子，中性子の原子質量単位の質量と質量等価のエネルギー（質量エネルギー）を，**表1-3**に示す．

表1-3 電子，陽子，中性子の質量と質量等価のエネルギー

粒子	質量（amu）	質量エネルギー（MeV）
e	0.000549	0.511
p	1.00728	938.28
n	1.00867	939.57

Key Points

1-1. 物質は，比較的少ない数の元素（**表1-1**）でできている．原子は，元素で最も小さい化学単位である．

1-2. 原子は，素粒子でできている[†]．具体的には電子，陽子と中性子．陽子と中性子両方を含む核の周囲を，電子は一定の軌道K，

L，M，その他に乗って回転する．電子は軌道上で結合エネルギーとよばれる一定量のエネルギーによって結合される．中性な原子では電子の数は，陽子の数 Z(原子番号)に等しい．

1-3. 電子は決まった量のエネルギー吸収によってさらに外側の軌道へ移動し，励起原子を生成する．電子の結合エネルギーを超えるエネルギー吸収によって，電子が原子から完全に除去されると，原子が電離される．

1-4. 励起原子は，電磁放射線としてエネルギーを放出する．

1-5. 素粒子は，4種類の力によって相互作用する．電子と原子核の間では，電磁気力が支配的であり，これによって，電子が軌道上を安定に回転できる．

1-6. 電磁気力は，波または光子とよばれる粒子として現れる．X線，γ線，紫外線，可視光，赤外光，マイクロ波，電波など，光子はエネルギーごとに異なった名前をもつ．光子のエネルギーと波長は，$E=hc/\lambda$で関係づけられる．

1-7. 質量とエネルギーは相互に交換可能で，アインシュタインの式 $E=mc^2$ の関係をもつ．

Questions

1-1. 空孔が原子のK殻にあるとき，(a)ヨウ素原子(I)と(b)鉛原子(Pb)から放射される放射線のエネルギーを求めよ(**表1-2**を使用すること)．

1-2. (a)リン原子(P)，鉄原子(Fe)，ツリウム原子(Tm)のK殻と，(b)亜鉛原子(Zn)，ヨウ素原子(I)，鉛原子(Pb)のL殻で空孔を作成するために必要な最小のエネルギーをそれぞれ求めよ(**表1-2**を使用すること)．

1-3. **表1-2**を使用して，水素原子(H)，炭素原子(C)またはヨウ素原子(I)を電離することができる放射線の最小エネルギーを求めよ．

1-4. 100 keVの電子が，ヨウ素原子からK殻電子を奪い，後に50 keVのエネルギーが残ったとき，**表1-2**を参照して，K殻から放射される電子の運動エネルギーを求めよ．

1-5. 20 keVのX線がリン原子(P)，ヨウ素原子(I)，鉛原子(Pb)によって吸収される場合に，放射されうる電子のエネルギーはそれぞれいくらか？ 結合エネルギーは**表1-2**を参照せよ．

1-6. 10，100，1000 keVのX線の波長を求めよ．

1-7. X線またはγ線は，それらのエネルギーを光に変換することができる．140 keVのγ線がそのエネルギーの10%を5 eVの光子に変換する場合に発生する光子の量を求めよ(この変遷は，**8章**で述べられるシンチレーター検出器で起こる現象である)．

1-8. マイクロ波や電波は，**表1-2**に掲げた原子のK殻電子やL殻電子から，電子を除去することができるか？

1-9. リン原子(P)，鉄原子(Fe)，銀原子(Ag)のK殻上に20 keVのX線を吸収して空孔が生成され，その空孔がL殻からのオージェ電子放出によって満たされる場合，各原子から放出されるオージェ電子のエネルギーを求めよ(**表1-2**を使用すること)．

1-10. 電子の静止質量が電磁エネルギーに変わる場合，この放射線のエネルギーを求めよ．またその放射線の名前は何か？

1-11. 中性子と陽子の質量差が電子に変換される場合，生成される電子の最大数はいくつか？

---

† 訳注：現代の物理学では，陽子と中性子は素粒子ではなく複合粒子と考えられている．

2 核種と放射過程

前章では，原子の構造および電子とその相互作用の重要性について述べた．本章では，原子の中核である原子核の性質と，厳密には核の事象である放射過程について論じる．

核種とその分類

原子の場合には異なったタイプの原子を元素とよぶが，原子核の場合には原子核の異なるタイプを核種とよぶ．元素の種類はその原子番号(Z)のみによって決定されるのに対し，核種は質量数(A)と原子番号(Z)によって決定される．核種の質量数(A)は，その陽子数(Z)と中性子数(N)の和であり，すなわち，$A=Z+N$が成り立つ．

例として，ヨウ素核種である$^{131}_{53}\mathrm{I}$は，53の陽子と78の中性子をもち，合計数の131がこの各種の質量数となる．核種の一般的な表記法は$^{A}_{Z}\mathrm{X}$であり，AとZはそれぞれ質量数と核種の原子番号，Xはその核種が属する元素の名前である．

核種はその質量数,中性子数,原子番号(陽子数)に応じて分類される．同じ質量を有する核種は同重体(同じ質量数131をもつ$^{131}_{53}\mathrm{I}$と$^{131}_{54}\mathrm{Xe}$など)，同じ陽子数の核種は同位体($^{12}_{6}\mathrm{C}$と$^{13}_{6}\mathrm{C}$など)とされる．同位体同士の陽子数は等しく原子番号が同じであるため，同位体は常に同じ元素に属している．中性子数が同じ核種同士は同中性子体(中性子数が6の$^{13}_{7}\mathrm{N}$と$^{14}_{8}\mathrm{O}$など)とよばれている．記憶しやすいように，以下では対応するアルファベットを斜体にした．

同じ陽子数(*p*roton)：同位体(iso*to*p*e*)
同じ質量数(*a*tomic mass)：同重体(isob*a*r)
同じ中性子数(*n*eutron)：同中性子体(isoto*n*e)

核の構造と核種の励起

原子核を構成する陽子と中性子の総称を核子という．中性子と陽子は原子核内でどのように配置されているのだろうか？現在までの知見では，この質問に対して一部しか回答することができない．原子の構造(すなわち，電子軌道上に配置された電子とその相互作用など)と比較して，原子核の構造について判明していることには限りがある．今までの豊富な実験データに基づく裏づけによると，原子核内には球形の殻が存在し，核子はその殻内に原子中の電子と同様に配置されていると想定されている．しかし，核子が殻上に配置されたり，別の殻へ遷移したりする仕組みについてはほとんどわかっていない．判明している事実のうち本章において重要なのは，核子は原子中の電子のように，原子核外からエネルギーを吸収してより高エネルギーの空殻に励起することである．最も低エネルギーの原子核内の核子の配置を核種の基底状態という．より高次のエネルギーをもつ殻を，エネルギー準位または励起状態とよぶ．また，原子中の電子と同様に，原子核中の核子も異なる結合エネルギーで結合されている．核子の結合エネルギー〔binding energy(BE)：原子核から核子が放出される際に必要なエネルギー量〕は，核種ごとに異なる．しかし，ほとんどの核種にお

ける核子の平均的な結合エネルギーは5〜8 MeVの範囲内である．これは，原子中の電子の平均的な結合エネルギーより約1000倍高い（単位がkeVではなくMeVである）．したがって，原子核から陽子や中性子を取り除くのは難しい．原子核外から大量のエネルギーを移行させる必要があるため，原子炉，加速器やサイクロトロンの中でのみ可能である．

一般的には核種の励起状態は短時間で（<10^{-11}秒），励起原子が光やX線を放出して壊変し基底状態となるように，高エネルギー放射線を放出して壊変し基底状態や低エネルギー状態となる．

励起状態の核種は，基底状態の核種と同じ質量数，同じ原子番号および中性子数であり，核異性体とよばれる．核異性体（isomer）の"e"は励起状態（excited position）の"e"と覚えるとよい．核異性体は，一般的に元素記号の後ろに＊を記載することで基底状態の核種と区別される（$^{12}_{6}C^*$は$^{12}_{6}C$の励起状態）．しかし，核種の励起状態は，数秒，数分，さらには数年などと非常に長くなることがあり，その場合の励起状態は準安定状態とよばれる．準安定状態を有する核種は，^{99m}Tcと^{113m}Inがよく知られている．質量数の後ろに記載された"m"は準安定状態（metastable state）の頭文字で，^{99}Tcおよび^{113}Inの基底状態と区別している．

放射性核種と核種の安定性

基底状態にあっても，多くの核種は不安定な状態にある．これらの不安定な核種は放射性核種とよばれている．放射性核種は，電磁放射線や荷電粒子を放出して安定な状態になろうとする．電磁放射線あるいは荷電粒子の放出を放射性壊変とよぶ．核種が基底状態や励起状態になる原因は何であろうか？ 強い力と電磁力の2種類の力によって核種の安定性がもたらされる．強い力は，2つの核子間（たとえば，陽子-陽子間，陽子-中性子間，中性子-中性子間）で働いている．強い力は誘引性の力で，2核子間の距離が非常に小さい場合にのみ作用する．電磁力は陽子間でのみ働く（中性子には電荷が存在しないため），反発性の力である（同種の電荷は互いに反発するため）．この2つの

力（引力と斥力）の均衡によって核種の安定性がもたらされる．2つの力の均衡が崩れると，核種は不安定化し放射性核種となる．自然界にはおおよそ259種類の安定した核種が存在する．

図2-1で示した核図表は，安定核種の中性子数（N）と陽子数（Z）の関係をプロットしたものである．この曲線は，最初はZ＝Nの直線だが，次第に左のほうへ緩徐に曲がっている．この曲線から，軽い核種（A＜50）では，基底状態の原子核において陽子は中性子と同数であることがわかる．たとえば，安定した状態の酸素$^{16}_{8}O$には中性子と陽子が8つずつ含まれている．しかし，重い核種（A＞100）になると，核種の安定のために陽子よりはるかに多くの中性子が必要になる．たとえば，ヨウ素（$^{127}_{53}I$）には，53の陽子と74の中性子が含まれている．図2-1の曲線の上下の領域は，放射性核種の存在する領域である．もし核種が曲線の上部領域にあれば，中性子数が陽子数を上回ってお

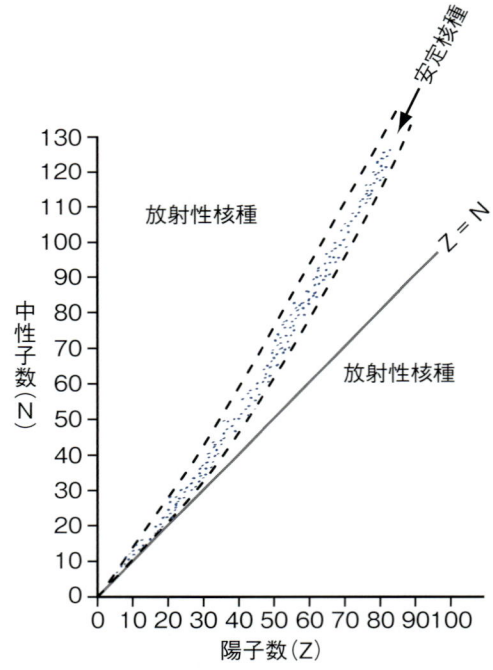

図2-1 定常状態の原子核内にある中性子の数を，陽子の数（原子番号）の関数として表したグラフ．原子番号が小さい場合は，陽子の数は中性子とだいたい同じである．しかし原子番号が大きい元素では，安定状態となるためには陽子よりも多くの中性子が必要となる．

り，核種が不安定になる．一方で，曲線より下の領域に核種がある場合には陽子が過剰であり，同様に核種は不安定になる．

放射性系列（壊変系列）

放射性核種は，放射性壊変によって安定した状態となる．安定した状態の核種に直接壊変する過程（single-step）や，いくつかの核種を経て最終的に安定した状態となる壊変過程がある．たとえば，$^{131}_{53}$I は放射性壊変して，安定した核種である $^{131}_{54}$Xe に直接変化する．一方で，$^{226}_{88}$Ra は最初に $^{222}_{86}$Rn に壊変し，その次に $^{218}_{84}$Po 以下の核種へと順次壊変した後，最終的に $^{210}_{82}$Pb となって安定する．壊変の連鎖を次の式に示す．

$$^{226}_{88}\text{Ra} \to ^{222}_{86}\text{Rn} \to ^{218}_{84}\text{Po} \to ^{214}_{82}\text{Pb} \to ^{214}_{83}\text{Bi} \to ^{214}_{84}\text{Po}$$
$$\to ^{210}_{82}\text{Pb}(安定状態)$$

この一連の変化を，放射性系列（radioactive series）または壊変系列（radioactive chain）とよぶ．核医学における放射性系列に従った壊変は，次の式の ^{99}Mo と ^{113}Sn がよく知られている．

$$^{99}\text{Mo} \to ^{99\text{m}}\text{Tc} \to ^{99}\text{Tc} \to ^{99}\text{Ru}(安定状態)$$
$$^{113}\text{Sn} \to ^{113\text{m}}\text{Sn} \to ^{113}\text{In}(安定状態)$$

放射過程と保存則

放射性核種が安定状態になる過程には α 壊変，β 壊変，γ 壊変の3つがある．これらの壊変の名称は，その発見当初には壊変の正確な仕組みが不明であったために名づけられたものである．放射過程や核転移においては，3つの重要な保存則であるエネルギー保存の法則，質量保存の法則，電荷の保存則が常に成り立っている．

エネルギー保存の法則とは，エネルギーの総量（質量エネルギー＋運動エネルギー＋光子など他の形でのエネルギー）は放射過程や核転移が起こっても変化しないことを示す法則である．質量保存の法則は，質量数の合計が不変であるとする法則である．中性子や陽子の質量数は1，電子は0と考える．同様に，電荷の保存則は，一連の放射過程や核転移の前後で電荷の総量が一定であることを示す法則である．

■ α壊変

α壊変とは，核種から α 粒子とよばれる重い荷電粒子が放出される放射性壊変である．α 粒子は陽子や中性子の4倍の質量をもち，陽子の2倍の電荷をもっている．実際には，α 粒子は質量数 A＝4，原子番号 Z＝2 の安定した核種で，ヘリウムの原子核である．

質量保存の法則と電荷の保存則に従うと，核種の質量数と α 壊変によって生じる核種（娘核種）の原子番号が，それぞれ4つと2つ減少することになる．α 壊変の様式を次に示す．

$$^{A}_{Z}\text{X} = ^{(A-4)}_{(Z-2)}\text{Y} + ^{4}_{2}\text{He}(α粒子)$$

式の両側で質量数および電荷（この場合，原子番号の合計）が同じであることに注目してほしい．次に，ラジウム（Ra）226 からラドン（Rn）222 へのα壊変を示す．

$$^{226}_{88}\text{Ra} = ^{222}_{86}\text{Rn} + α$$

> 例：
>
> $^{222}_{86}$Rn は α 壊変を起こす放射性核種である．その娘核種が何か考えてみよう．$^{222}_{86}$Rn が α 壊変した場合，娘核種の質量数は親核種よりも4つ小さく（222－4＝218），同様に原子番号は2小さく（86－2＝84）なり，娘核種は質量数が218，原子番号が84の核種となる．周期表によれば，原子番号84の元素は Po（ポロニウム）である．したがって，娘核種は $^{218}_{84}$Po である．

ラドン（Rn）222 は，ラジウム（Ra）226 を含む岩や土から放出される放射性ガスである．少量のラジウムやラドンは地球上のどこにでも存在し，人体への自然放射線による被ばくの大部分を占めている．ごくまれに，土壌中のラジウム濃度が比較的高く建物内の換気が不十分な場合に，屋内のラドン濃度が人体にとって有害な濃度まで上昇することがあるため注意が必要である．

α壊変はその大部分は質量数 A が150以上の

核種で起こること，また放出された α 粒子の運動エネルギーは放射性壊変ごとに一定値であることが大きな特徴であることを記憶しておくべきである．上で述べた $^{226}_{88}$Ra の α 壊変の場合は，4.780 MeV の運動エネルギーをもった α 粒子が放出される．

■ β 壊変

この過程は原子核の中性子が陽子に，または陽子が中性子に変換される壊変を示す．陽子が中性子に変換されると原子核内の正電荷が 1 つ減り，陽子間の斥力が減少する．一方，中性子が陽子に変換されると原子核内の正電荷が 1 つ増加し，陽子間の斥力が増加する．核内の斥力が増減することによって，核内で働く 2 つの力(電磁力と強い力)のバランスがとれて核種が安定する(p.10 参照)．

陽子から中性子，または中性子から陽子への転換には，弱い力(強い力，電磁気・重力に対して)が働いている(1 章を参照)．弱い力が働く仕組みはまだ解明されておらず，β 壊変を理解するために，その完全な理解は不要である．β 壊変では，β⁻壊変(電子放出)，β⁺壊変(陽電子放出)，または電子捕獲のいずれかが起こる．

β⁻壊変

放射性核種内の中性子が陽子に変換され，壊変のエネルギーは電子と反ニュートリノ($\bar{\nu}$)の一対の粒子として放出される．電子も反ニュートリノも，それ自体としてはもともと原子核内に存在せず，放射性壊変の瞬間に過剰エネルギーから生成されるものである．反ニュートリノは静止質量や電荷をもたない粒子である(Z=0)[†]．物質と相互作用を起こすことはほとんどないため，生物学的な意義はない．エネルギー保存の法則を成立させるために仮定された粒子であるが，現在では実験によってその存在が解明されている．β⁻壊変は次の式で表される．

[†] 訳注：最新の物理学ではニュートリノはとても小さいが質量をもつと考えられている．

$$^A_Z X = ^A_{Z+1} Y + e^- + \bar{\nu}$$

質量数と電荷の両方が保存されることに注目してほしい．β⁻壊変を起こす核種で有名なのは以下の式で示す $^3_1$H，$^{14}_6$C，$^{32}_{15}$P である．

$$^3_1 H = ^3_2 He + e^- + \bar{\nu}$$

$$^{14}_6 C = ^{14}_7 N + e^- + \bar{\nu}$$

$$^{32}_{15} P = ^{32}_{16} S + e^- + \bar{\nu}$$

β⁻壊変においては，質量数(A)は変わらず，原子番号(Z)が 1 つ増加する．壊変によって生じた総エネルギー(親放射性核種と娘核種の間の質量エネルギーの差)は電子と反ニュートリノの間で共有されるため，放出された電子のエネルギー量は一定ではない．

上記の例では，$^3_1$H と $^3_2$He，$^{14}_6$C と $^{14}_7$N，$^{32}_{15}$P と $^{32}_{16}$S のエネルギー差が電子と反ニュートリノの間で共有されている．エネルギー量の配分はランダムに決定されるため，電子とともに放出されるエネルギー量は 0 から $E_{\beta\,max}$ までさまざまである．$E_{\beta\,max}$ は，β⁻壊変で得られる最大エネルギー量である．上記の例では，$^3_1$H が β⁻壊変する際の $E_{\beta\,max}$ は 0.018 MeV，$^{14}_6$C では 0.156 MeV，$^{32}_{15}$P で 1.71 MeV である．放出される電子の運動エネルギー E_β の確率 $P(E_\beta)$ は，E_β に大きく依存する．典型的な β⁻壊変の $P(E_\beta)$ の分布 β⁻スペクトルを図 2-2 に示す．

β⁻壊変核種の薬剤を投与された際の放射線量を計算する場合には，電子エネルギー量の平均値である $\bar{E}_\beta$ を用いる．厳密には $\bar{E}_\beta$ は β⁻スペクトルの形状に依存する値であるが，大まかにいうと $\bar{E}_\beta$ の値は $E_{\beta\,max}$ の 3 分の 1 の値($\bar{E}_\beta = E_{\beta\,max}/3$)と考えてよい．一般的に $E_{\beta\,max}$ は核図表に記載され，$\bar{E}_\beta$ も記載される場合がある．

β⁺壊変，陽電子壊変

β⁺壊変は，原子核内の陽子が中性子に変換される過程において，エネルギーが一対の粒子として放出される壊変である．この場合には陽電子とニュートリノが放出される(本書ではニュートリノと反ニュートリノは同一のものとみなす)．電子が負の電荷をもつのに対し陽電子は正の電荷を

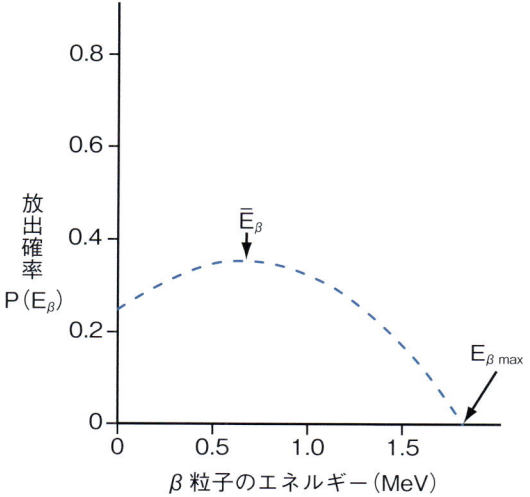

図 2-2 典型的な β^- 壊変のスペクトル. β 壊変では, 電子(あるいは陽電子)は最大値である $E_{\beta\,max}$ までのエネルギーに及ぶ範囲で放射される. β 壊変のスペクトラムでは, E_β のエネルギーの電子が放出される確率を示している.

もつ粒子である. 質量も電子と等しく, 物質間において電子と全く同じ相互作用を示す. 陽電子壊変は, 次の式で表すことができる.

$$^A_Z X = ^{\ A}_{Z-1} Y + e^+ + \nu$$

この式は, 質量数と電荷の保存則と合致する. しかし, すべてのエネルギーが保存されるためには, 核種 X の質量は Y よりも少なくとも 1.02 MeV (電子の質量の 2 倍)より大きくなくてはならない. なぜなら原子の質量は, 原子核と電子, 両方の質量を含むためである. つまり, 親核種 X の原子は電子 Z 個分の質量を有するのに対し, 娘核種 Y の原子は電子 Z−1 個分の質量しかもたない. また, 陽電子も核種 X から生成されるので親原子の質量は娘原子の質量より電子 2 個分大きくなければならない. 陽電子壊変の例をいくつか下に示す.

$$^{11}_{6}C = ^{11}_{5}B + e^+ + \nu$$
$$^{15}_{8}O = ^{15}_{7}N + e^+ + \nu$$
$$^{18}_{9}F = ^{18}_{8}O + e^+ + \nu$$

β^+ 壊変の際には, 質量数は変わらないが原子番号が 1 つ減ることに注目してほしい. β^+ 壊変においてもまた, 放出された陽電子のエネルギー量は 0 から $E_{\beta\,max}$ までさまざまである. また, 平均エネルギー量である $\bar{E}_{\beta^+}$ の値はここでも E_{β^+max} の 3 分の 1 の値($\bar{E}_{\beta^+} = E_{\beta^+max}/3$)と概算される.

電子捕獲

この過程では, 原子核中の陽子が電子軌道(K, L, M 殻)の電子を捕獲し, 中性子となる. 放出されるのは電子や陽電子ではなく, ニュートリノのみである. K 殻から電子を捕獲する場合を K 捕獲, L 殻からの場合は L 捕獲という. 電子捕獲(electron capture)は, 原子核が電子軌道上(K, L 殻など)の電子と直接相互作用する, 数少ない例(ほかには γ 壊変の場合にも)の 1 つである. 電子が K, L, M 殻から捕獲されると, 内側の殻に 1 つ空孔が生じる. より外殻の電子がこの空孔を埋め, その際に特性 X 線やオージェ電子が放出される(1 章を参照). 電子捕獲では, K 殻の電子が捕獲される可能性が, L 殻や M 殻の電子が捕獲される可能性よりはるかに高い. 電子捕獲は次の式で表される.

$$^A_Z X = e^-(電子軌道上) = ^{\ A}_{Z-1} Y + \nu$$

質量保存の法則と電荷保存の法則がここでも成立している. 電子捕獲の一般的な例を下に示す.

$$^{51}_{24}Cr + e^-(電子軌道上) = ^{51}_{23}V + \nu$$
$$^{131}_{15}Cs + e^-(電子軌道上) = ^{131}_{14}Xe + \nu$$

電子捕獲では, 陽電子壊変のときと同じく, 質量数は変化せずに原子番号が 1 つ小さくなる.

3 種類の β 壊変いずれにおいても, 質量数は変化しない.

■ γ 壊変・核異性体転移

原子核はエネルギーの吸収によって励起状態(核異性体)になることはすでに解説した. 一般的に, 準安定状態の場合を除いて核異性体として存在する時間は非常に短い. 励起状態からよりエネルギーの低い状態もしくは基底状態へ遷移する壊変を, 核異性体転移(isobaric transition)とよび

（β壊変と同様に質量数が変化しない），高エネルギー光子の放出または内部転換の2つのいずれかによって壊変が進行する．図2-3に模式図を示す．

高エネルギー光子の放出

核異性体の励起した過剰なエネルギーはγ線という高エネルギー光子として放出される．γ線は高いエネルギーをもった電磁放射線である（>100 eV，1章を参照）．同じエネルギーのγ線とX線は物体と全く同じ相互作用をするため，互いに識別することはできない．両者の唯一の違いは，その発生方法である．原子核から放出される高エネルギー光子はγ線とよび，原子から（原子軌道中の電子の遷移によって）高エネルギー光子として放出されたエネルギーをX線とよぶ．この定義の違いは，核医学においては重要ではない．

内部転換

励起状態中の核種は，γ線を放出する代わりに（K，L，M殻上の）軌道電子へ直接その過剰エネルギーを付与することもある．その確率は核種によって異なる．この過程は内部転換（internal conversion）とよばれ，原子核と周囲の軌道電子が直接相互作用する．β壊変の一種である電子捕獲は，内部転換の一例である（p.13参照）．

内部転換はγ線放出の代替となる転移過程である．原子核が1つの場合はγ線か電子のいずれかが放出されるが，多数の原子核が集合している場合はγ線と電子を放出する核が混在した状態となるだろう．励起した原子核の集団から放出されるγ線の数に対する電子の数の割合を励起状態での内部転換係数（ic）とよぶ．

$$ic = \frac{放出された電子の数}{放出されたγ線の数}$$

K殻から放出された電子のみを想定すると，上記の比率はK転換の係数であるic_Kとなる．L殻から放出された電子のみを想定すると，上記の比率はL転換の係数，つまりic_Lとなる．変換係数の合計値は，K，L，M転換係数（ic_K，ic_L，ic_M）の合計となる．

例として，ic=1/5だった場合，γ線が放出される確率は電子が放出される確率よりも5倍高くなる．あるいは，6回の壊変が起こった場合に，そのうちの5回はγ線あるいは光子の放出となり，1回のみが内部転換を起こすこととなるだろう．したがって，ある励起原子核100個の壊変を考える場合には，(5/6)100≅83 より83個分の壊変でγ線が放出され，残り17個分の壊変では電子が放出される．ic=2の場合，電子が放出される確率はγ線の2倍で，または3回の壊変が起こった場合そのうち2回は電子の放出で1回がγ線の放出となる．したがって，100個のある励起核種の壊変では放出されるγ線は100の3分の1である33となり，電子の放出は残りの67となる．核医学において理想的な放射性核種の特性について詳しくは5章で解説するが，粒子性（αやβ線）の放射線を放射しない放射性核種が望ましい．すなわち，γ壊変においても内部転換で電子が放出される可能性があるため，内部転換における内部転換係数は小さければ小さいほど良い．

原子核とK殻はL，M殻よりも比較的近いため，L，M転換と比較してK転換が発生する可能性は圧倒的に高い．また，励起原子核がより低エ

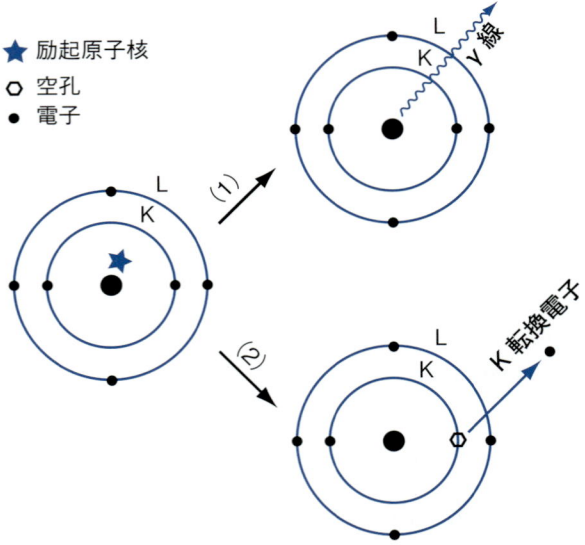

図2-3 核異性体転移．核異性体転移を起こした励起核がエネルギーを放出する過程は2通りある．1つはγ線を放出する過程，もう1つはエネルギーを軌道電子（多くはK殻の電子）に直接付与する過程である．エネルギーを得て原子から放出された電子を転換電子（conversion electron）とよぶ．内側の電子軌道に生じた空孔は1章で解説したように埋められる．

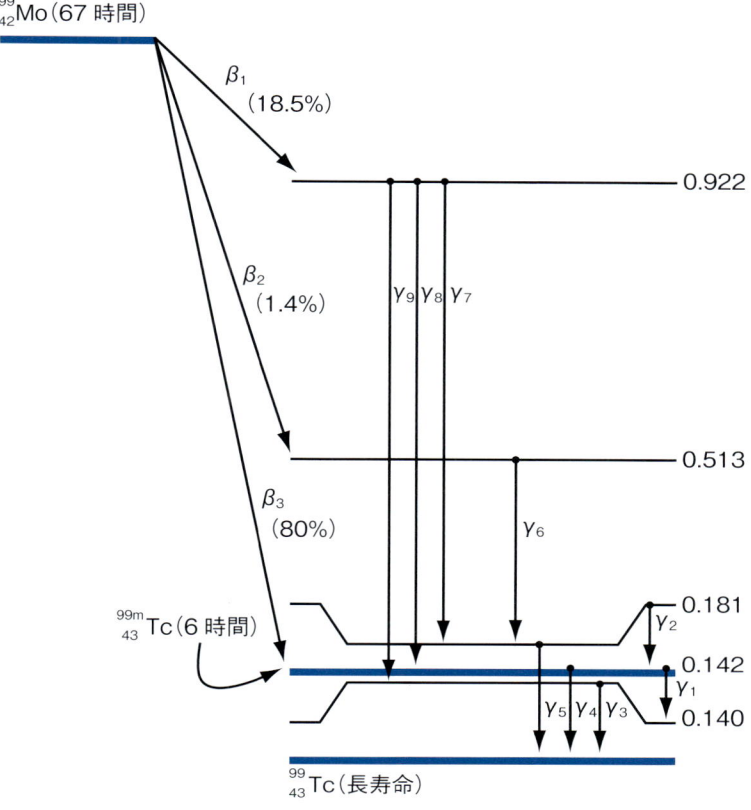

図 2-4 ^{99}Mo の壊変図式．^{99}Mo は β 壊変を起こして，0.142, 0.513, 0.922 MeV のエネルギー準位をもった励起状態の ^{99}Tc に壊変する．その後，励起状態から γ 線を放出することによって壊変し，基底状態となる．頻度の低い壊変は壊変図式から省略した．0.142 MeV の励起状態（半減期が 6 時間）を除いた他の励起状態の核種は短寿命である．

ネルギーの状態（＜100 keV）で長期間安定する場合（準安定状態），内部転換が起こる可能性はより高くなる．

内部転換では，電子がより内側の殻（K, L, M）から放出され，その殻に空孔ができる．より外側の殻の電子が空孔を埋め，X 線またはオージェ電子が放出される．殻の空孔を埋める壊変過程は，β 壊変の K 捕獲と同じである．殻（K, L, …）中の電子は BE（結合エネルギー）というある一定のエネルギーで結合されるため，転換電子がもつ運動エネルギーは，励起核種のエネルギーと殻における電子の BE との差となる．たとえば，^{113m}In は 393 keV のエネルギーをもった準安定状態の核種であり，393 keV の γ 線を放出するが，K 転換電子の放出の場合は 393−29.7（原子中の K 殻電子の BE）＝363.3 keV の運動エネルギーとなる．

壊変図式

ここまでの α 壊変，β 壊変，γ 壊変の解説では，放射性壊変のさまざまな例を提示してきた．ある核種が壊変する際に α 粒子や β 線，γ 線のうちのどれが放出されるかをどうやって予測したらよいのであろうか？ 実際のところ具体的な方法は知られておらず，実験結果を元に核種ごとの壊変図式を作成している．壊変図式は，実験データから判明した放射性壊変の頻度やその壊変モード，線種別のエネルギー，半減期などの情報を核種別に図式化したものである．

一般的な核異性体転移（もしくは β 壊変）の壊変図式では，核種は原子番号が低い順に左から右へ表記される．この表記法に従うと，β− 壊変を起こす核種は壊変後にその右側の核種に変化し（↘），電子捕獲や β+ 壊変を起こす核種はその左側の核種に変化する（↙ または ↵）．破線は陽電子壊変を表し，親原子の質量が娘原子の質量より少

表2-1 ^{99}Mo の壊変で放出される放射線

番号	放射線(i)	頻度(n_i)	平均エネルギー(MeV)($\bar{E}_i$)
1	β_1	0.185	0.140
2	β_2	0.014	0.298
3	β_3	0.797	0.452
4	γ_1	—	—
5	M 転換電子	0.851	0.002
6	γ_2	0.130	0.041
7	K 転換電子	0.043	0.019
8	γ_3	0.815	0.140
9	K 転換電子	0.085	0.120
10	L 転換電子	0.011	0.138
11	γ_4	—	—
12	γ_5	0.066	0.181
13	γ_6	0.014	0.366
14	γ_7	0.137	0.740
15	γ_8	0.048	0.778
16	X 線—K(α)	0.094	0.018
17	X 線—K(β)	0.017	0.021
18	KLL オージェ電子	0.022	0.015
19	KLX オージェ電子	0.01	0.018
20	LMM オージェ電子	1.53	0.002
21	MXY オージェ電子	1.20	0.001

なくとも 1.02 MeV 大きくなければならないことを示している．核種の励起状態は基底状態の上方の水平線として表現され，そのエネルギーは下から上へいくにつれて高くなる．核異性体転移は，2つの状態を結ぶ垂直の線として表示される．

この場合，原子内の電子のエネルギー（p.3 参照）とは反対に，エネルギーがゼロの状態が慣習的に基底状態とされる．それは，あたかも原子の K 殻がエネルギーのゼロ状態として任意に選ばれたかのようにみえる．他のすべての電子軌道（L，M 殻など）は＋のエネルギーをもつことになる．これに従うと，ナトリウム原子の K，L，M 殻電子のエネルギーは，－1072 eV，－63 eV，－1 eV の代わりにそれぞれ 0 eV，1009 eV，1071 eV となる．

核医学で多用される核種である ^{99m}Tc の親核種である ^{99}Mo の壊変図式を図2-4 に示す．^{99}Mo は β 壊変によってそのうちの 80％が 0.142 MeV のエネルギーをもった励起状態の ^{99}Tc（実際は比較的長い時間安定する準安定状態）となり，$E_{\beta\,max}=$ 1.23 MeV の β^- 粒子を放出する．そのほかの 18.5％は 0.922 MeV のエネルギーをもつ ^{99}Tc の異性体となり，$E_{\beta\,max}=0.45$ MeV の β^- 粒子を放出する．残りの 1.4％は ^{99}Tc のその他の励起状態となる．0.922 MeV のエネルギーをもつ ^{99}Tc 励起状態は短く，速やかに（＜10^{-9} 秒で）壊変してより低エネルギーの励起状態または基底状態となる．^{99}Mo と ^{99m}Tc のように，親核種（^{99}Mo）の半減期が娘核種の（^{99m}Tc）半減期より長い場合は，放射性核種のジェネレータで娘核種を生成できる．詳細については 4 章で解説する．

表2-1 に ^{99}Mo の壊変で最終的に放出される放射線（β 線，γ 線，特性 X 線，転換電子およびオージェ電子）を示す．放射線の代表的なエネルギーをそれぞれ $\bar{E}_i$ とし，壊変が起こる確率を n_i とする（n_i はある核種の壊変時に E_i のエネルギーをもった放射線 i が放出される確率と定義する）．しかし，表2-1 に表記された情報を算出するためには，より詳しいデータと複雑な計算が必要となるため，図2-4 の壊変図式単体から算出すること

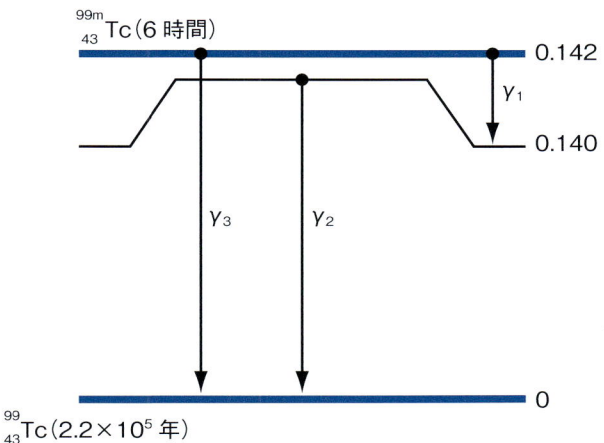

図 2-5 ^{99m}Tc の壊変図式．半減期 6 時間，^{99}Tc の 0.142 MeV のエネルギー準位にある核異性体で，(99％の確率で) 0.140 MeV のエネルギーをもつ他の励起状態に壊変する．その半減期はとても短く (10^{-9} 秒)，0.140 MeV のγ線を放出して瞬時に壊変し，基底状態となる．^{99}Tc の基底状態もまた放射性核種であるが，その半減期はとても長いので実用的には安定状態とみなしてよい．

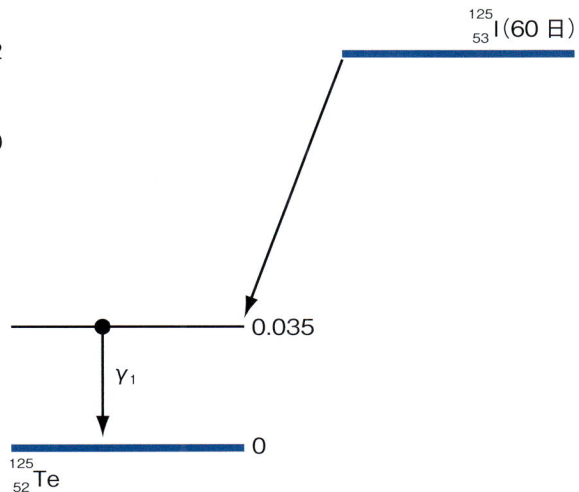

図 2-6 ^{125}I の壊変図式．^{125}I は電子捕獲によって励起状態である 0.035 MeV の ^{125}Te に壊変し，続いてγ線（7％の確率）あるいは転換電子（93％の確率）を放出して壊変し基底状態となる．電子捕獲（E.C.）および内部転換では，K 殻に空席がつくられるため，^{125}I の壊変では ^{125}Te（29.8 keV）の K-X 線もまた放出される．

は不可能である．米国核医学会 (Society of Nuclear Medicine and Molecular Imaging, New York, NY) から多くの核種の壊変図式とエネルギーについての情報が発表されているので，参照されたい (MIRD：*Radionuclide Data and Decay Schemes*；Weber, Eckerman, Dillman, and Ryman, 1989)．**表 2-1** おいて重要なことは，1 つの ^{99}Mo 原子核（原子）の壊変で複数の種類の放射線が放出される点である．核種によって放出される放射線の種類は異なるが，多くの場合は 1 種類以上の放射線が放出される．

^{99m}Tc と ^{125}I の壊変図式をさらに 2 つ例示する．巻末の**付録 A** は，核医学で一般的に使用されるその他の放射性核種が放出する放射線を表示したものである．壊変時に放出される割合が 1.0％より多い放射線だけを記載しており，それはおも

表 2-2 ^{99m}Tc の壊変で放出される放射線

番号	放射線 (i)	頻度 (n_i)	平均エネルギー (MeV) ($\bar{E}_i$)
1	γ₁（転換電子）	0.986	0.002
2	γ₂（光子）	0.883	0.140
3	K 転換電子	0.088	0.119
4	L 転換電子	0.011	0.138
5	M 転換電子	0.004	0.140
6	γ₃（転換電子）	0.01	0.122
7	K(α) X 線	0.064	0.018
8	K(β) X 線	0.012	0.021
9	KLL オージェ電子	0.015	0.015
10	LMM オージェ電子	0.106	0.002
11	MXY オージェ電子	1.23	0.0004

表 2-3 ^{125}I の壊変で放出される放射線

番号	放射線(i)	頻度(n_i)	平均エネルギー(MeV) ($\bar{E}_i$)
1	γ_1	0.068	0.035
2	K 転換電子	0.746	0.004
3	L 転換電子	0.107	0.031
4	M 転換電子	0.080	0.035
5	X 線―K(α)	1.176	0.027
6	X 線―K(β)	0.240	0.031
7	X 線―L	0.215	0.004
8	KLL オージェ電子	0.137	0.023
9	KLX オージェ電子	0.058	0.026
10	KXY オージェ電子	0.01	0.030
11	LMM オージェ電子	1.49	0.003
12	MXY オージェ電子	3.59	0.001

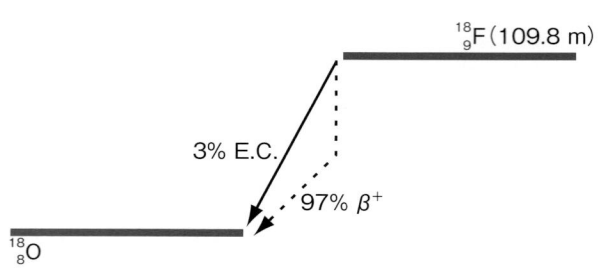

図 2-7 PET 検査で一般的に使用される放射性核種である ^{18}F の壊変図式．陽電子のみを放出し，陽電子が消滅する際に 0.511 MeV のエネルギーをもった放射線（消滅放射線）を 2 本放出する．

表 2-4 ^{18}F の壊変で放出される放射線

放射線(i)	頻度(n_i)	平均エネルギー(MeV) ($\bar{E}_i$)
電子捕獲	0.03	0
β^+	0.97	0.25
消滅放射線	1.97	0.511
KLL オージェ電子	0.027	0.0005

に上記の出典に由来する．ここで紹介されていない核種については，上記の参考文献を参照されたい．^{99m}Tc の壊変に関する情報は ^{99}Mo の壊変図式に含まれるが，^{99m}Tc の壊変図式は，核医学において非常に重要なため，**図 2-5** に分けて示す．**表 2-2** は，^{99m}Tc に関連した壊変の一覧である．

ラジオイムノアッセイ〔radio-immunoassay (RIA)：放射免疫測定〕で広く使用されている ^{125}I の壊変図式を**図 2-6** に示す．**表 2-3** に ^{125}I の壊変時に放出される γ 線，X 線，転換電子などの数とそのエネルギー，および壊変時に放出される確率を示した．

^{99}Mo と ^{125}I の壊変では γ 線と X 線は ^{99}Mo と ^{125}I の原子核から放出されるのではなく，それぞれ ^{99}Tc と ^{125}Te の原子核から放出されることを覚えておくことが重要である．というのも，たとえ専門の研究者の間でも，それらはモリブデン 99 の γ 線，ヨウ素 125 の γ 線とよばれるからである．これらは正しくなく，実際の壊変は次の式のように起こる．

$$^{99}\text{Mo} \xrightarrow{\beta^-} {}^{99}\text{Tc}^* \xrightarrow{\gamma} {}^{99}\text{Tc}$$

$$^{125}\text{I} \xrightarrow{\text{K 電子捕獲}} {}^{125}\text{Te}^* \xrightarrow{\gamma} {}^{125}\text{Te}$$

核医学を学ぶ者にとって重要なそのほかの壊変式は，**図 2-7** で示した陽電子を放出する ^{18}F の壊変である．陽電子放出核種を利用する PET（positron emission tomography：陽電子放出断層撮影法）は，核医学においてその役割がますます重要となっている画像診断法である．陽電子それ自体は体外からの画像診断には向かないが，その消滅時に放出される放射線が画像診断に用いられる（**6 章**を参照）．**表 2-4** に ^{18}F が壊変する際に放出される放射線を列挙する．

Key Points

2-1. 原子核または核種において，中性子の数(N)と陽子の数(Z)の和は，その質量数(A)と等しい．原子番号がZ，質量数がAで元素記号がXの各種は$^{A}_{Z}X$と表記され，Zはしばしば省略される．たとえば，^{131}Iは質量数が131のヨウ素である(53個の陽子と78個の中性子をもつ)．

2-2. 核種は，そのZとNの組み合わせが**図2-1**の安定曲線の中にあるとき，安定状態となる．より軽い核種ではZ=Nであり，重い核種ではN＞Zである．1μ秒より長い半減期をもつ励起状態は，準安定状態とよばれ，たとえば，^{99m}Tcのように質量数の隣に"m"という記号がつく．

2-3. ZとNの組み合わせが安定曲線から離れると，核種は不安定な状態(放射性核種)となる．

2-4. 放射性核種はα壊変，β壊変，壊変によって壊変する．これらの壊変では，エネルギー，電荷(Z)および質量数(A)は保存される．

2-5. α壊変では，ヘリウム核が放出される．親核種の質量数をA，原子番号をZとすると，娘核種の質量数はA-4，原子番号はZ-2となる．

2-6. β壊変では，電子か陽電子が原子核から放出されるか，もしくは電子が電子軌道から原子核に捕獲される．どちらの場合でも，ニュートリノが放出される．核種の質量数は変化しないが，娘核種の原子番号は増加(β⁻壊変)する場合と，減少(陽電子壊変または電子捕獲)する場合がある．

2-7. 電子捕獲では，電子軌道に空孔がつくられる．その結果，特性X線が放出される．

2-8. γ壊変では，光子または転換電子が放出される．質量数と原子番号は変化しない．転換電子の放出によってもまた，電子軌道に空孔が生じて特性X線が放出される．

2-9. 壊変図式は，ある放射性核種の壊変のなかで起こるさまざまな壊変過程と放出される放射線を要約した図式である．

Questions

2-1. 次の核種を同位体，同重体，同中性子他，核異性体に分類せよ：$^{3}_{1}$H, $^{4}_{2}$He, $^{3}_{2}$He, $^{12}_{6}$C, $^{12}_{7}$N, $^{14}_{6}$C, $^{99}_{43}$Tc, $^{99}_{42}$Mo, $^{99m}_{43}$Tc, $^{100}_{44}$Ru．

2-2. 次の(a)〜(d)の放射性壊変は何か述べよ．(a)質量数が変化しない壊変，(b)原子番号が1つ減少する壊変，(c)原子番号が1つ増加する壊変，(d)質量数が4つ減少する壊変，(e)質量数と原子番号が変化しない壊変．

2-3. ^{3}Hと^{32}PのE$_{β max}$はそれぞれ0.0186と1.710 MeVである．これらの核種がβ壊変する際の平均エネルギー値はいくつか？

2-4. 電子捕獲では，電子は原子のKまたはL殻から捕獲される．生じた娘原子は励起状態または基底状態のどちらの状態にあるか？また，娘原子はイオン化されているか？

2-5. 1つの放射性核種が3通りの壊変(α, β, γ)のすべてを起こすことはありうるか？

2-6. 核異性体同士，あるいは，核異性体と準安定状態の違いは何か？

2-7. 本章，あるいは巻末の**付録A**で示された壊変図式もしくは表より，次の放射線やそのエネルギーを探し出せ．(a)^{99m}Tcの壊変時に放出される最も高エネルギーのX線のエネルギー．(b)^{111}In壊変時の100〜300 keVのエネルギーをもつγ線．(c)^{99}Moの壊変時に放出される頻度が最も低いβ線，大部分を占めるβ線，エネルギーが700〜800 keVのγ線．(d)^{201}Tlの壊変

時に放出される X 線の確率と，そのエネルギー．

以下 Question 2-8〜10 については，**図 2-8** の壊変図式を用いて答えよ．

2-8. (図 2-8 の) 放射性核種 A および C の壊変が 100 回起こるとき，それぞれどれだけの γ_1 と γ_2 が放出されるか？ また，γ_1 と γ_2 のエネルギーはいくつか？

2-9. 核医学用ジェネレータで使用できる放射性核種は A と C どちらか？ また，核種 B の準安定状態はどれか？

2-10. 放射性核種 C が 100 回壊変する際に放出される陽電子の数はいくつか？

2-11. ^{18}F の壊変で放出される β 粒子の平均エネルギーは，0.25 MeV である．この壊変における $E_{\beta\,max}$ の近似値を求めよ．

2-12. ^{18}F と ^{18}O の質量の差は何 MeV か (Question 2-11 の結果から述べよ)．

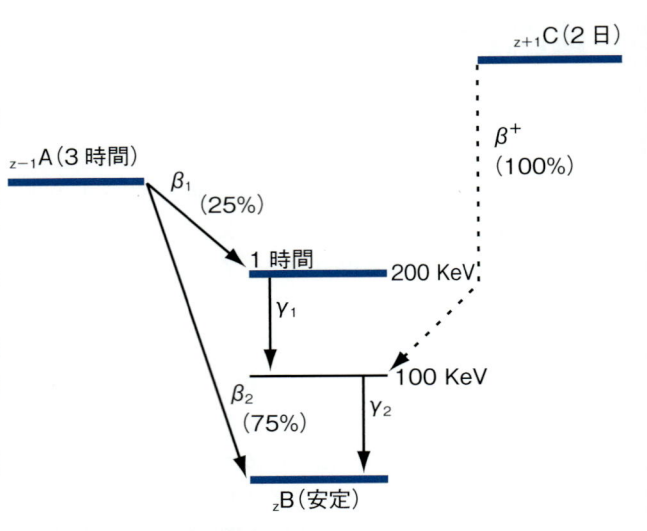

図 2-8 仮想的な壊変図式

3 放射能：放射性壊変の法則・半減期・統計

放射性核種は不安定な状態であり，前章で解説したように壊変して他の核種に変化する．放射性核種が壊変する確率はどれくらいだろうか？ すべての放射性核種は同じ確率で壊変するのだろうか？ また，ある一定の時間が経過した後に，どのくらいの放射性核種が残るのだろうか？ 本章では，おもにこれらの問いについて解説していく．

放射能：定義・単位・投与量

単位時間に壊変する原子核(原子)の数(壊変率)は，放射能とよばれる．たとえば，1000個の放射性の原子が存在し，そのうちの50個が5秒間で壊変すれば，放射能は50/5＝10(壊変/秒)となる．時刻 t において N_t 個の放射性核種が存在し，単位時間 dt の間に dN_t 個の原子が壊変する場合，放射能 R_t は，以下で表される．

$$R_t = \frac{-dN_t}{dt} \quad (1)$$

分子がマイナスになっているのは，放射性核種の数が減少していることを示しているからである．

ここで注意したいのは，放射能は親核種の壊変と定義され，放出されたある特定の放射線の量を示すわけではない．2章(p.17)にあったように，親原子核が壊変する際に放出される放射線の量は，核種ごとに異なる．したがって，ある一定の時間内に放射性核種から出る放射線の量は，放射能と一致するとは限らない．

放射能の単位は，現行の単位である国際単位系(système international：SI)ではBq(ベクレル)だが，古い単位系であるcentimeter-gram-seconds(CGS)系ではCi(キュリー)が使われていた．現在の科学技術分野では国際単位系が使われているが，臨床核医学の分野では，古い単位が使われることもある．本書では，国際単位系に準拠するが，重要な部分や演習問題においては，古い単位もカッコ書きで併記することとする．2つの単位系間の関係を巻末の**付録B**に記載する．

1 Bq は，1秒間に1つの原子核が壊変する放射能の量として定義される．1 Ci は，1秒あたり 3.7×10^{10} 個の原子核が壊変する放射能として定義される．Bq は小さい単位であるため，MBq のような大きな単位が使われる．一方，Ci は大きな単位であり，mCi のような小さな単位が使われる．両者の換算の例を以下に示す．

Bq から Ci へ
 1 Bq　＝1 壊変/秒＝27.03×10^{-12} Ci
　　　＝27.03 pCi
 1 kBq　＝10^3 Bq＝27.03 nCi
 1 MBq＝10^6 Bq＝27.03 μCi
 1 GBq　＝10^9 Bq＝27.03 mCi

Ci から Bq へ
 1 Ci　＝3.7×10^{10} 壊変/秒＝37 GBq
 1 mCi＝$10^{-3} \times$ Ci＝3.7×10^7 壊変/秒＝37 MBq
 1 μCi＝$10^{-6} \times$ Ci＝3.7×10^4 壊変/秒＝37 kBq
 1 nCi＝$10^{-9} \times$ Ci＝3.7×10 壊変/秒＝37 Bq
 1 pCi＝$10^{-12} \times$ Ci＝3.7×10^{-2} 壊変/秒
　　　＝0.037 Bq

なお，核医学では，患者に処方された放射能の量(通常，MBq または mCi)を，線量(dose)ではなく投与量(dosage)とよぶ．

放射性壊変の法則

時刻 t における放射能 R は，その時刻の放射性核種の数 N_t と，核種ごとに決まる定数 λ で表される．

この定数 λ は壊変定数(decay constant)とよばれ，1個の放射性核種が単位時間の間に壊変する確率として定義される．したがって，時刻 t において N_t 個の放射性核種が存在する場合，時間あたりに壊変する原子核の数 R_t は，次の式で表される．

$$R_t = \lambda \times N_t \quad (2)$$

すなわち，異なる放射性核種(異なる λ)に対して，もし放射能が同量だとすれば，それは放射性核種の数が異なっていることを意味している．たとえば，37 MBq(1 mCi)の ^{99m}Tc 中に存在する放射性核種の数は，37 MBq(1 mCi)の ^{131}I 中に存在する放射性核種の数と同じではない．具体的には，^{99m}Tc と ^{131}I の壊変定数 λ はそれぞれ 3.2×10^{-5}/秒，10^{-6}/秒であるので，37 MBq の放射能をもつ ^{99m}Tc および ^{131}I の数は，方程式(2)から容易に算出することができる．^{99m}T の場合には，

$$R_t = 37\ \text{MBq}(1\ \text{mCi}) = 37 \times 10^6\ \text{壊変/秒},$$
$$\lambda(^{99m}\text{Tc}) = 3.2 \times 10^{-5}/\text{秒}$$

であるので，

$$N_t(^{99m}\text{Tc}) = \frac{R_t}{\lambda} = \frac{37 \times 10^6}{3.2 \times 10^{-5}} = 1.15 \times 10^{12}\ \text{個}$$

となる．

^{131}I の場合には，

$$R_t = 37\ \text{MBq}(1\ \text{mCi}),\ \lambda(^{131}\text{I}) = 10^{-6}/\text{秒}$$

であるので，

$$N_t(^{131}\text{I}) = \frac{37 \times 10^6}{10^{-6}} = 3.7 \times 10^{13} = 32 \times N_t(^{99m}\text{Tc})\ \text{個}$$

となる．

すなわち，放射能が同じであれば ^{131}I の放射性核種の数は ^{99m}Tc の約32倍である．

放射性物質の質量の算出

次に，質量数 A の放射性核種 1 MBq の質量を計算してみよう．ここで，放射性物質は，対象の核種のみが含まれ，他の同位体は含まれないと仮定する．

方程式(2)より，1 MBq の放射性核種の数は

$$N_t = \frac{1 \times 10^6}{\lambda}$$

であり，アボガドロの法則より，1 g の放射性核種には 6×10^{23} 個の放射性原子が含まれている．したがって，放射性核種1個の質量は $\frac{A}{6 \times 10^{23}}$ g となり，N_t 個の放射性核種の質量 M は，$\frac{N_t \times A}{6 \times 10^{23}}$ g となる．これらを代入すると，次の式を得る．

$$\text{質量 M} = \frac{1 \times 10^6 \times A}{6 \times 10^{23} \times \lambda}\ \text{g/MBq}$$
$$= 1.67 \times 10^{-18} \cdot A/\lambda\ \text{g/MBq}$$
$$[6 \times 10^{-17} \cdot A/\lambda\ \text{g/mCi}]$$

例：

1 MBq の ^{99m}Tc の質量はいくつか？ この核種の質量数は 99 で，壊変定数は 3.2×10^{-5}/秒である．したがって

$$M = 1.67 \times 10^{-18} \times \frac{99}{3.2 \times 10^{-5}} = 5.17 \times 10^{-12}\ \text{g}$$

となる．

比放射能

上記の計算式では，1 MBq の核種の質量を求めた．しかし実際は，上式の逆数，つまり一定の質量あたりの核種の放射能を求めることが多い．この質量あたりの放射能を比放射能(specific activity)とよぶ．比放射能は，一般的には MBq/mg(mCi/mg) または 壊変数/分/mg などの単位で表される．上記の例では ^{99m}Tc の比放射能は，$1/(5.17 \times 10^{-12}) = 1.93 \times 10^{11}$ MBq/g $= 1.93 \times 10^8$ MBq/mg であることがわかる．

この例では，テクネチウムの原子はすべて放射性同位元素であり，安定同位元素や長寿命の核種は含まないと仮定している．このように，注目している放射性同位元素のみを含み，他の同位元素

や注目核種の長寿命放射性同位体を含まない核種を無担体（carrier-free）とよぶ．したがって，上記の式で求めた比放射能の計算は，無担体の核種にのみ当てはまる．安定同位体や長寿命の同位体を含む担体の核種の場合，比放射能は，無担体の核種より小さくなる．

放射性核種が分子の一部を構成している場合，比放射能は元素の質量ではなく分子の質量に対して計算される．たとえば，上記の放射能をもつテクネチウムが99m過テクネチウム酸ナトリウム（$^{99m}TcO_4^-$）として存在する場合，比放射能は過テクネチウム酸ナトリウムの単位質量あたりの量となる．また，物質中に^{99m}Tcを含まない過テクネチウム酸ナトリウムが存在しない場合など，核種が無担体である場合，その比放射能は単純に質量M（単位放射能あたり）の逆数となり，上の方程式中のAにTcO_4^-の分子量を代入した値として算出される．TcO_4^-分子の質量は163なので，1 MBqの$^{99m}TcO_4^-$の比放射能量は次の式のように計算される．

$$\frac{1}{M} = \frac{\lambda}{A \times 1.67 \times 10^{-18}} = \frac{3.2 \times 10^{-5}}{163 \times 1.67 \times 10^{-18}}$$
$$= 1.18 \times 10^{11} \text{ MBq/g} (3.4 \times 10^9 \text{ mCi/g})$$

もちろん，無担体でない場合には，その比放射能量は無担体よりも低くなる．核医学において，比放射能についての知識は重要である．なぜなら，まず第一に化合物や薬物の毒性は常にその投与量に依存するため，放射性医薬品中に含まれる化合物や薬物の量を把握する必要がある．第二に，放射性医薬品の体内動態は，その中に含まれる担体の量に依存する．第三に，化合物への核種による標識効率もまた，核種の比放射能に依存する．

■ 放射性壊変の指数法則

前述した方程式(1)と(2)とを組み合わせると，

$$-\frac{dN_t}{d_t} = \lambda N_t$$

となる．この微分方程式の解は次の式で与えられる．

$$N_t = N_0 e^{-(\lambda \cdot t)} \qquad (3)$$

これは，最初（時刻 t＝0 のとき）にN_0個あった核種が時刻 t 後にN_t個残っていることを表す方程式，放射性壊変の指数法則として知られる．この関係をグラフで表すと，図3-1のように核種すなわち λ により異なる指数関数となる．同じグラフを片対数グラフにプロットし直すと，図3-2に示すように，核種ごとに傾斜が異なる直線となる．

さらに，この法則は放射能R_tにおいても当てはまり，時刻 t における放射能R_tは，式(3)と同様にして，t＝0 のときの放射能R_0から導き出すことができる．具体的には，式(2)に式(3)を代入して，次の式を得る．

$$R_t = \lambda N_t$$
$$= \lambda \cdot N_0 \cdot e^{-(\lambda \cdot t)}$$

すなわち

$$R_t = R_0 \cdot e^{-(\lambda \cdot t)} \qquad (4)$$

ここで$R_t = \lambda \cdot N_0$は時刻0のときの放射能である．時刻 t と放射能R_tの関数をプロットすると，図3-1 および図3-2 のグラフの y 軸を放射能に置き換えた形になる．

半減期

壊変定数 λ はどのように決定されるのだろうか？ 実験で求める場合，半減期$T_{\frac{1}{2}}$を測定する方法が簡便である．半減期とは，核種の数（または放射能）が壊変して半分になるまでの時間である．たとえば，最初に10,000個の放射性核種があり，そのうちの5000個が5日後に壊変する場合，この放射性核種の半減期は5日である．したがって，半減期の定義によれば

$$N_t = \frac{N_0}{2}, \quad \text{ここで } t = T_{\frac{1}{2}}$$

となる．この値を方程式(3)に当てはめると次の式のようになる．

$$\frac{N_0}{2} = N_0 e^{-(\lambda \cdot T_{\frac{1}{2}})}$$

または

$$\frac{1}{2} = e^{-(\lambda \cdot T_{\frac{1}{2}})}$$

3章 放射能：放射性壊変の法則・半減期・統計

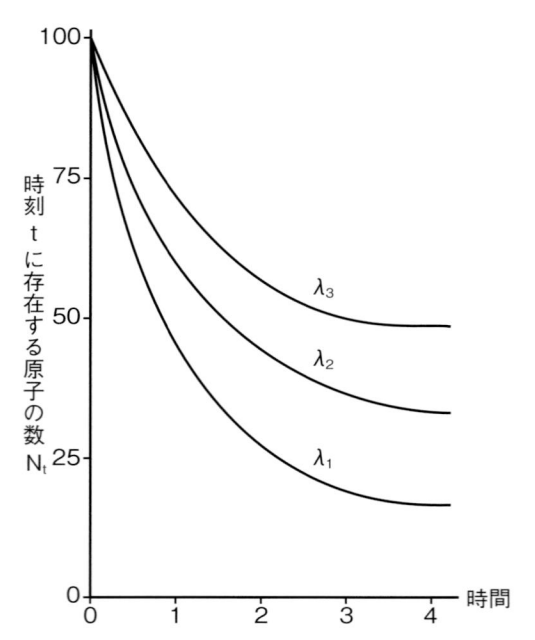

図 3-1 壊変定数の異なる放射性核種について，時刻 t において残存する放射性核種の数をプロットしたグラフ．

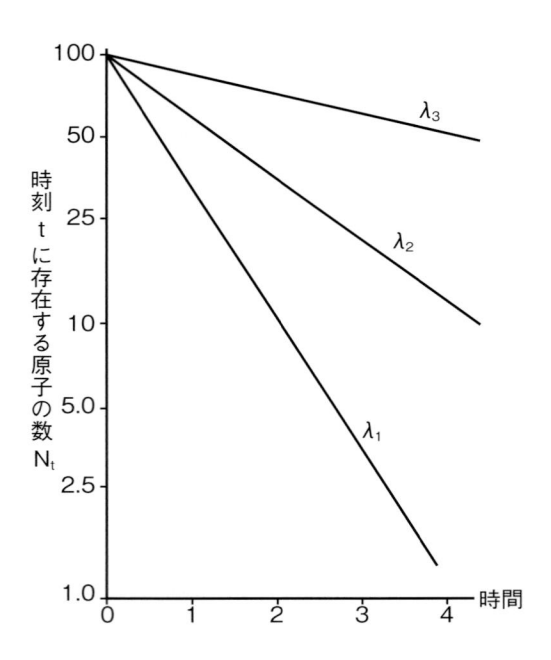

図 3-2 図 3-1 のデータを片対数グラフにプロットし直した結果．指数関数は直線になる．直線の傾きは，壊変定数によって決まる．

$e^{-0.693} = 1/2$ となるため（巻末の**付録 C** を参照），次の式が得られる．

$$\lambda \cdot T_{\frac{1}{2}} = 0.693 \quad (5)$$

式(5)は壊変定数と半減期の関係を表しており，どちらか一方の値が既知であれば，もう一方を求めることができる．

例題：

^{131}I の半減期は 8 日である．^{131}I の壊変定数を求めよ．

$T_{\frac{1}{2}} = 8 \text{ 日} = 8 \times 24 \times 60 \times 60 \text{ 秒} = 0.631 \times 10^6 \text{ 秒}$

式(5)より，

$0.691 \times 10^6 \times \lambda = 0.693$ または $\lambda = 10^{-6}$/秒

■ 放射性壊変における問題点

(1)から(5)の式は，核医学で日常的に必要な計算式であるが，指数関数の計算には指数関数表が必要であろう（巻末の**付録 C**）．しかし，時刻 t が半減期の倍数である場合に限り，式(5)を代入することで，式(3)をより単純化することができる．

$$\begin{aligned} N_t &= N_0 e^{\frac{-(0.693t)}{T_{\frac{1}{2}}}} \\ &= N_0 (e^{-0.693})^{\frac{t}{T_{\frac{1}{2}}}} \quad (6a) \\ &= N_0 \left(\frac{1}{2}\right)^{\frac{t}{T_{\frac{1}{2}}}} \end{aligned}$$

t が $T_{\frac{1}{2}}$ の倍数である場合，指数関数表から求めるよりも，上の式から計算して求めるほうが簡単である．たとえば，$t = 3 \times T_{\frac{1}{2}}$ 後の放射性核種の数を求める場合，上の式へ代入すると

$$N_t = N_0 \cdot \left(\frac{1}{2}\right)^{\frac{3 \times T_{\frac{1}{2}}}{T_{\frac{1}{2}}}} = N_0 \left(\frac{1}{2}\right)^3 = N_0/8$$

となり，N_0 の 8 分の 1 になる．同じように放射能を求めると，

$$R_t = R_0 \left(\frac{1}{2}\right)^{\frac{t}{T_{\frac{1}{2}}}} \quad (6b)$$

となる．

例題 1：

^{99m}Tc の放射能が午前 9 時に 370 MBq（10

表3-1 ^{99m}Tc の壊変因子

経過時間（時間）t	壊変因子 $e^{-\lambda t}$	経過時間（時間）t	壊変因子 $e^{-\lambda t}$
0.5	0.94	3.5	0.67
1.0	0.89	4.0	0.63
1.5	0.84	4.5	0.59
2.0	0.79	5.0	0.56
2.5	0.74	5.5	0.53
3.0	0.71	6.0	0.50

mCi）のとき，午後3時の放射能はいくらか？（^{99m}Tc の半減期は6時間）

$R_0 = 370$ MBq（10 mCi）
$T_{\frac{1}{2}} = 6$ 時間
t = 3：00 p.m. － 9：00 a.m. = 6 時間

（6b）の式を使えば，

$$R_t = 10 \cdot \left(\frac{1}{2}\right)^{6/6} = 10/2 = 185 \text{ MBq（5 mCi）}$$

となる．

例題2：

^{99m}Tc の検定は午前7時に行われ，検定時の放射能量が 555 MBq/mL（15 mCi/mL）だった場合，午前10時に患者へ 555 MBq（15 mCi）投与する際に必要な用量を求めよ．

$R_0 = 555$ MBq/mL
$T_{\frac{1}{2}} = 6$ 時間すなわち $\lambda = \frac{0.693}{6}$/時間
t = 10：00 a.m. － 7：00 a.m. = 3 時間

方程式（4）と（5）を使うと，

R_t（10 a.m. 時点）$= 555 \cdot e^{-\frac{0.693 \times 3}{6}}$
$= 555 \cdot e^{-0.346}$
$= 555 \times 0.70$（巻末の付録 C より）
$= 388.5$ MBq/mL（10.5 mCi/mL）
必要な放射能 = 555 MBq（15 mCi）
∴ 必要な用量 $= \frac{555 \text{ MBq}}{388.5 \text{ MBq/mL}} = 1.43$ mL

例題3：

ヨードカプセル-^{123}I は正午に 100 μCi（3.7 MBq）となるように調整されていたが，実際の投与時間はそれより前の午前9時であった．患者に投与された ^{123}I の量を示せ（^{123}I の半減期は13時間である）．

午前9時の放射能を R_0 とし，3時間後（正午）の放射能が $R_t = 100$ μCi であることから，方程式（4）および（5）を使って R_0 を求める．

$100 = R_0 \cdot e^{-\frac{0.693 \times 3}{13}} = R_0 \cdot e^{-0.16}$
$= R_0 \times 0.85$（巻末の付録 C より）
$R_0 = \frac{100}{0.85} = 117.6$ μCi（4.3 MBq）

さまざまな放射性核種の減衰を計算するために壊変因子（decay factor）$e^{-\lambda \cdot t}$ の値を表にしておくとよい．例題3に登場した ^{123}I が3時間で壊変するときの壊変因子は 0.85 である．R_t と R_0 の関係は $R_t = R_0 \times$ 壊変因子となる．表3-1 に ^{99m}Tc の壊変因子の例を示す．

覚えやすい数字としては，半減期の10倍の時間が経過した後に残っている放射能は約 1/1000 である．つまり，10半減期経過後，MBq は kBq に，mCi は μCi になる．

■ 放射性核種の平均寿命（T_{av}）

放射性核種の平均寿命は，放射性核種の半減期あるいは壊変定数 λ と以下のように関連している：

$$T_{av} = 1.44 \times T_{\frac{1}{2}} = \frac{1}{\lambda}$$

放射性壊変ではすべての放射性核種が同時に壊変するわけではなく，個々の放射性核種の寿命はそれぞれ異なる．したがって，平均寿命は，個々の放射性核種の寿命の平均値である．

■ 生物学的半減期

多くの場合，化合物や薬物は生体内（たとえば，甲状腺，肝臓，肺，骨，血液，血漿，細網内皮系の細胞）では，放射性壊変と同じように指数関数的な法則に従って減衰する．この場合，化合物や薬物は代謝，排泄，単純な拡散あるいはその他のまだ解明されていないメカニズムによって減少する．時刻 t における化合物や薬物の量 M_t は，式（4）に示した放射能 R_t を求める場合と類似した式で決定され，当初の量 M_0 とその減少率 λ_{Bio} を使用する．この場合は，

$$M_t = M_0 e^{-(\lambda_{Bio} \cdot t)} \qquad (7)$$

となり，減少率 λ_{Bio} は生物学的半減期 $T_{\frac{1}{2}}(Bio)$ で決定され，式（5）と同様の式で表される．

$$\lambda_{Bio} \cdot T_{\frac{1}{2}}(Bio) = 0.693 \qquad (8a)$$

生物学的半減期は，化合物や薬物の量が生体内で半減するために必要な時間として定義される．

生体内での化合物や薬物の減少は，式（7）で表せないこともある．この場合，減少は次の式のようにいくつかの指数関数の合計として表されることがある．

$$M_t = M_0 \{ A_1 e^{-\lambda 1_{Bio} \cdot t} + A_2 e^{-\lambda 2_{Bio} \cdot t} + \cdots \} \qquad (8b)$$

$A_1, A_2 \cdots$ と $\lambda 1_{Bio}, \lambda 2_{Bio} \cdots$ は経験的に得られる定数である．

■ 実効半減期

核医学では放射性物質の体内分布や減少を観察の対象としており，体内減少は物理的半減期に従った壊変と，生物学的な減少（代謝，拡散または排泄）の両方の結果として起こる．これは被験者の放射線量（被ばく量）を計算するうえで重要であり，また放射性医薬品を投与した後の最適な撮像タイミングを決定するためにも必要である．

生物学的な拡散と減少が単一指数関数的に式（7）のように表される場合，生体内からの放射性医薬品の減少率は，次の式のように，物理的および生物学的な減少率の合計となる．

$$\lambda + \lambda_{Bio} = \lambda_{eff} \qquad (9)$$

ここでは，λ_{eff} は放射性医薬品の減少率を表す．式（9）のさまざまな減少定数をそれぞれの半減期に換算する場合，式（9）は

$$\frac{0.693}{T_{\frac{1}{2}}} + \frac{0.693}{T_{\frac{1}{2}}(Bio)} = \frac{0.693}{T_{\frac{1}{2}}(eff)}$$

すなわち

$$\frac{1}{T_{\frac{1}{2}}} + \frac{1}{T_{\frac{1}{2}}(Bio)} = \frac{1}{T_{\frac{1}{2}}(eff)} \qquad (10)$$

となる．放射性核種の物理的半減期と薬物の生物学的半減期がわかっていれば，この式（10）から放射性医薬品の実効半減期を算出できる．$T_{\frac{1}{2}}(eff)$ は，常に $T_{\frac{1}{2}}$ および $T_{\frac{1}{2}}(Bio)$ より短くなる．

式（8a）のように放射性医薬品の生物学的な拡散と減少が複雑な場合では，生物学的コンパートメントや臓器それぞれが個別の指数関数を表さない限り，単一の実効半減期を決定することは困難である．コンパートメントや臓器ごとに，物理的半減期とその臓器に個別の生物学的半減期によって決定される，個別の実効半減期が存在する．

例題：

（1）ヒトの甲状腺では，ヨウ素の生物学的半減期は約 64 日である．また，^{131}I の物理的半減期は 8 日である．甲状腺内の ^{131}I の実効半減期を算出せよ．

$$T_{\frac{1}{2}} = 8 \text{日}, \quad T_{\frac{1}{2}}(Bio) = 64 \text{日}$$

したがって，方程式（10）より

$$\frac{1}{T_{\frac{1}{2}}(eff)} = \frac{1}{8} + \frac{1}{64} = \frac{9}{64}$$

$$T_{\frac{1}{2}}(eff) = \frac{64}{9} = 7.1 \text{ 日}$$

となる．

（2）キセノン133（^{133}Xe，放射性の不活性ガス）は呼吸機能評価に使用される．その物理的半減期は 5.3 日で，肺での生物学的半減期は約 0.35 分である．肺中の ^{133}Xe の実効半減期を求めよ．

$$T_{\frac{1}{2}} = 5.3 \text{日} = 5.3 \times 24 \times 60 \text{分}$$

$$= 7632 \text{ 分}$$
$$T_{\frac{1}{2}}(\text{Bio}) = 0.35 \text{ 分}$$

したがって，式(10)より

$$\frac{1}{T_{\frac{1}{2}}(\text{eff})} = \frac{1}{7632} + \frac{1}{0.35}$$

$$T_{\frac{1}{2}}(\text{eff}) = 0.35 \text{ 分}$$

となる．

この例では，$T_{\frac{1}{2}}(\text{eff}) = T_{\frac{1}{2}}(\text{Bio})$ となった．$T_{\frac{1}{2}}(\text{Bio})$ か $T_{\frac{1}{2}}$ のどちらかが他方より非常に大きい場合(10倍以上)は，実効半減期 $T_{\frac{1}{2}}(\text{eff})$ は $T_{\frac{1}{2}}(\text{Bio})$ か $T_{\frac{1}{2}}$ のどちらか小さいほうに等しくなる．すなわち，

$$T_{\frac{1}{2}} \gg T_{\frac{1}{2}}(\text{Bio}) \text{ のとき } T_{\frac{1}{2}}(\text{eff}) \approx T_{\frac{1}{2}}(\text{Bio})$$

$$T_{\frac{1}{2}}(\text{Bio}) \gg T_{\frac{1}{2}} \text{ のとき } T_{\frac{1}{2}}(\text{eff}) \approx T_{\frac{1}{2}}$$

となる．

放射性壊変の統計

λはある一定の時間内に原子が壊変する確率である．ここまでの説明では，ある一定の時間内に壊変する放射性核種の数が正確に算出できることを暗黙に仮定してきたが，この仮定は正しくない．実際には，ある一定の時間 t 内に壊変する放射性核種の数は平均値の前後で変動するため，前項までの説明では平均値である N_t と R_t を使用して説明してきた．

核医学検査ではこのような統計的変動が常に存在するため，この変動によって全体の検査結果にどの程度誤差が生じるかを把握する必要がある．測定における誤差の要素は，系統誤差(systematic error)と偶然誤差(random error)に分けられる．系統誤差は，たとえば，装置の校正が不十分であったときに発生し，過小評価になったり過大評価になったりする．偶然誤差は制御不可能な要因によって発生するため，測定を何度も繰り返すと，誤差が分配される．「確度」(accuracy)は系統誤差の程度を表すのに用いられ，「精度」(precision)は偶然誤差の程度を表す用語である．ランダム事象である放射性核種の壊変を対象とする放射能測

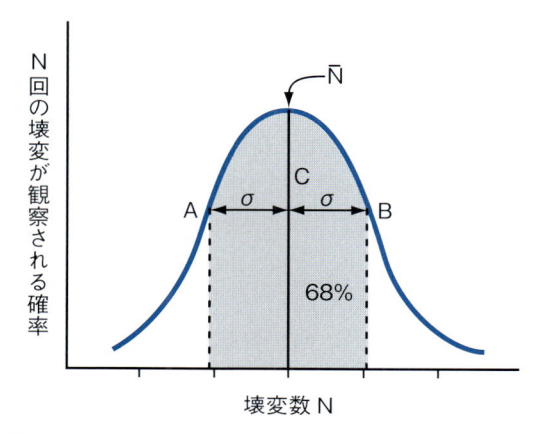

図3-3 ガウス分布(Nが大きい場合，ポアソン分布はガウス分布に近似される)．幅 σ(AC または BC)が標準偏差 SD である．N+σ から N−σ まで(A〜B間)で分布の面積の68%を占める．

定においては，系統誤差よりも偶然誤差の影響が圧倒的に大きいため，ここでは偶然誤差のみについて議論する．なお，ここでの誤差の議論は，放射線の計数に限らず，イメージング(画像化)においても重要である．

■ ポアソン分布・標準偏差・パーセント標準偏差

ある放射性のサンプルについて，壊変数の平均値が $\bar{N}$ のとき，時間 t において実際に N 回の壊変が起こる可能性はポアソン分布に従う．ポアソン分布の数学的な説明は少々複雑であるため，図3-3に示すようなガウス関数(正規分布)に近似されることが多い．正規分布は，平均値 $\bar{N}$ と標準偏差 σ の2つのパラメータを用いて，以下の式によって求められる．

$$P(N) = \frac{1}{\sigma\sqrt{2\pi}} \cdot e^{-\frac{1}{2}\left(\frac{N-\bar{N}}{\sigma}\right)^2}$$

P(N)はN回の壊変が観察される確率，$\bar{N}$ は壊変の平均数，σ は標準偏差 SD である．SD はガウス分布の広がりを決定するものであり，放射能測定の偶然誤差を見積もる指標として一般的に用いられる．

N−σ から N+σ の範囲(1 SD)は，測定値がこの範囲内にある確率が約68%であることを意味

している．範囲が 2 SD（N−2σ から N+2σ）に広がると 95％，3 SD（N−3σ から N+3σ）では 99％ の確率に増加する．

ポアソン分布の重要な特徴は，平均が分散に等しい，すなわち，壊変数の平均値 $\overline{N}$ と標準偏差 SD の関係が次のように表されることである：

$$\sigma = \sqrt{N} \quad (11)$$

$\overline{N}$ が大きい場合，個々の測定値 N で $\overline{N}$ を置き換えると，SD を速やかに計算できる．

SD よりも有用な統計誤差の指標は，パーセント標準偏差（%SD）である．測定値の %SD は以下のように決定される：

$$\%SD = \frac{\sigma}{N} \times 100 = \frac{\sqrt{N}}{N} \times 100 = \frac{100}{\sqrt{N}} \quad (12)$$

すなわち，この式はカウントする壊変数が増えるほど，放射能測定の精度が高まることを示している．たとえば，1分間の測定で，100回の壊変を観測した場合，%SD は

$$\frac{100}{\sqrt{100}}$$

すなわち 10％ となる．次に，観測時間を 100 倍長くして，ちょうどその間に 10,000 回の壊変を観測したとすると，%SD は

$$\frac{100}{\sqrt{10000}}$$

すなわち 1％ になる．この例では，観測時間を 100 倍に増加させることによって，統計誤差を 1/10 に抑えることができたが，現実的には観測時間は制約を受けることもあり，観測時間と精度の間で妥協点を見いだす必要がある．

■ 統計誤差の伝播

放射線計測の多くの応用において，2つ以上の測定値を加算，減算，乗算または除算することが多い．この場合，誤差はどのように伝播するだろうか？ 2つの測定値 N1 および N2 に対し，それぞれの SD と，四則演算した値の SD の関係は，以下のようになる．

$$SD(N1 \pm N2) = \sqrt{SD(N1)^2 + SD(N2)^2}$$

$$SD(N1 \times N2) = (N1 \times N2) \times \sqrt{\left\{\frac{SD(N1)}{N1}\right\}^2 + \left\{\frac{SD(N2)}{N2}\right\}^2}$$

$$SD(N1/N2) = (N1/N2) \times \sqrt{\left\{\frac{SD(N1)}{N1}\right\}^2 + \left\{\frac{SD(N2)}{N2}\right\}^2}$$

%SD は以下のようになる．

加算：

$$\%SD = \frac{100}{\sqrt{N1 + N2}} \quad (13)$$

減算：

$$\%SD = \frac{100 \cdot \sqrt{N1 + N2}}{N1 - N2} \quad (14)$$

乗算または除算：

$$\%SD = \sqrt{(N1 \text{ の } \%SD)^2 + (N2 \text{ の } \%SD)^2} \quad (15)$$

計数率における誤差

計数率 R は，測定時間 t の間に観察された計測値 N を時間 t で割った値である．

$$R = \frac{N}{t} \text{ すなわち } N = R \cdot t \quad (16)$$

t に含まれる誤差は非常に少ないであろうから，R の誤差は N に起因する．したがって，次の式が成り立つ．

$$\sigma_R = \frac{\sigma_N}{t} = \frac{\sqrt{N}}{t} \quad (17)$$

式(16)から N=R・t を代入すると次の式が得られる．

$$\sigma_R = \frac{\sqrt{R \cdot t}}{t} = \sqrt{\frac{R}{t}} \quad (18)$$

これは，計数率 R の誤差を減らすためには，測定時間 t を増加させなければならないことを意味している．計数率の %σ_R は次の式で得られる．

$$\%\sigma_R = \frac{\sigma_R \times 100}{R} = \sqrt{\frac{R}{t}} \cdot \frac{100}{R}$$

$$= \frac{100}{\sqrt{R \cdot t}} = \frac{100}{\sqrt{N}} \quad (19)$$

■ バックグラウンド

放射性サンプルが検出器の近くにないときでも，バックグラウンドとよばれるある程度の数の

放射線が計測される．これは，周囲の土壌や建材に微量の自然放射能が含まれていたり，宇宙からの高エネルギー放射線が室内に入射したりするからである．バックグラウンドは，検出器を遮蔽することによって，低減することができる．しかし，検出器構成物質や遮蔽材料自体にもわずかに放射性物質が含まれていること，高エネルギーの放射線を完全に遮蔽することは難しいことから，バックグラウンドを完全にゼロにすることはできない．バックグラウンドが放射線の計数値の10分の1以上である場合では，バックグラウンドが及ぼす影響を考慮に入れる必要がある．

例題：

（1）患者の甲状腺摂取率測定において，頸部では1分間あたり900の放射線がカウントされたとする．1分あたり2500カウントの放射線計数が投与前の ^{131}I の計測値だとして，甲状腺の摂取率と精度を算出せよ．

$$\%摂取率 = \frac{頸部の計測値}{投与前の計測値} \times 100$$
$$= \frac{900}{2500} \times 100 = 36\%$$

式(12)に代入すると

$$頸部の計測値の\%SD = \frac{100}{\sqrt{900}} = 3.3\%$$

$$投与前の計測値の\%SD = \frac{100}{\sqrt{2500}} = 2\%$$

式(15)に代入すると

$$甲状腺摂取率の\%SD = \sqrt{3.3^2 + 2^2} = \sqrt{11+4} = 4\%$$

したがって
甲状腺摂取率＝(36±4%)%であり
36の4%は1.4であるため，
甲状腺摂取率＝(36±1.4)%となる．

（2）ある放射性サンプルを計測した結果，1分でバックグラウンドを含め3200カウントを得た．一方，バックグラウンド値は，1分あたり1000であった．放射性サンプルの正味のカウントはいくつか？ また，総カウント，バックグラウンドおよび正味のカウントの%SDをそれぞれ求めよ．

放射性サンプルの正味のカウント

$$総カウント数 - バックグラウンド = 3200 - 1000 = 2200$$

式(12)より

$$総カウント数の\%SD = \frac{100}{\sqrt{3200}} = 1.7\%$$

と

$$バックグラウンドのカウント数の\%SD = \frac{100}{\sqrt{1000}} = 3.1\%$$

式(15)より

$$正味のカウント数の\%SD = \frac{100\sqrt{3200+1000}}{3200-1000}$$
$$= \frac{100\sqrt{4200}}{2200} = 2.9\%$$

このことから，バックグラウンドの存在は，放射線計測の精度を劣化させる要因であることがわかる．

Key Points

3-1. 放射能は壊変の割合で定義され，以前の単位はCi(3.7×10^{10}の壊変/秒)，現在のSI単位系ではBq(1壊変/秒)を用いる．

3-2. 時刻tでの放射能 R_t は，その瞬間に存在する放射性核種数 N_t と壊変定数 λ に依存し，式 $R_t = \lambda N_t$ が成立する．

3-3. N_t と R_t は，指数関数に従って減衰する($N_t = N_0 e^{-\lambda t}$, $R_t = R_0 e^{-\lambda t}$)．

3-4. 放射性核種の半減期と壊変定数の関係は $\lambda T_{\frac{1}{2}} = 0.693$ である．

3-5. 生化学物質あるいは放射性核種で標識された生化学物質に対しては，物理的半減期と

同様に，生物学的半減期と実効半減期を定義することができる．

3-6. 放射性壊変はランダム事象であり，その頻度はポアソン分布に従っている．よって，特定の時刻における壊変数を正確に予測することは不可能である．

3-7. 標準偏差 SD は，放射能測定における誤差を定量化するために用いられる指標である．

3-8. ポアソン分布において，SD と測定値の平均値との関係は SD＝（平均値）$^{1/2}$ である．

3-9. 1 SD は 68％，2 SD は 95％，3 SD は 99％ の信頼度を示す．

3-10. 放射能に関する 2 つの測定値が加算，減算，乗算または除算されるとき，誤差の伝播はそれぞれ式で計算できる．

Questions

3-1. 1 秒につき 10,000 の壊変率で壊変するサンプルの放射能を mCi と MBq で表せ．

3-2. ^{99m}Tc 標識された放射性医薬品 10 mCi の放射能量を，SI 単位で表示するといくらか？

3-3. 問題 1 の放射性核種の減衰定数が(a)1 秒あたり 0.1 または(b)1 時間あたり 0.1 の場合，どれくらいの放射性核種がサンプル中に存在するか？

3-4. ^{99m}Tc サンプル中の放射能が時刻 t＝0 に 370 MBq だった場合，(a)9 時間後，(b)12 時間後，(c)60 時間後の放射能を求めよ．

3-5. ^{99m}Tc 標識放射性医薬品の放射能は，午前 8 時の時点で 850 MBq/mL であった．患者への投与量は 1000 MBq とする．投与時間が，午前 9 時，午前 11 時 30 分，午後 2 時 15 分と午後 3 時の場合，必要な用量（mL）はそれぞれいくらか？

3-6. 放射性核種が(a)^{201}Tl，(b)^{99}Mo，(c)^{67}Ga である場合，放射能がその 25％ の値まで減衰するまでにどのくらいの時間がかかるか？

3-7. 肺における ^{99m}Tc 大凝集アルブミンの生物学的半減期は，6 時間である．肺における この核種の実効半減期を求めよ．

3-8. 標準偏差を 1％ にするために必要な計数カウント数はいくつか？

3-9. 1 分計測を 100 回試行し，平均カウント数 1600 を得た．これらのうち，1600±80 の範囲にある試行は何回か？

3-10. 毎分 1200 カウントで 3 分間の計測をするとき，99％ の信頼区間はいくつか？

3-11. 5 分間で 10,000 のカウントを得た場合，計数率の標準偏差はいくらか？

3-12. サンプル A の 1 分あたりのカウント数は 900 であり，サンプル B は 500 である．(a) $C=\dfrac{サンプル A のカウント数}{サンプル B のカウント数}$，(b)C＝サンプル A のカウント数－サンプル B のカウント数 の場合，値 C の標準偏差を求めよ．

3-13. 1 mCi の ^{99m}Tc サンプルから放出される 140 keV の γ 線の量を求めよ（**表 2-2** を参照）．

3-14. 1 MBq の ^{111}In から放出される 172 keV の γ 線の量を求めよ（巻末の**付録 A** を参照）．

3-15. 10 μCi の ^{131}I から放出される 364 keV の γ 線の量を求めよ（巻末の**付録 A** を参照）．

3-16. **1 章**の Question 1-7 で，生成される光子の SD と ％SD は，いくつか？

4 放射性核種の生成

　1896年に，Henry Becquerel(ヘンリー・ベクレル)は，ウランが放射能をもつということを発見した．そのすぐ後に，ラジウムやポロニウムのように自然界に存在する他の放射性核種が発見された．自然界に存在する放射性核種の大部分は半減期が長く(1000年より長い)，核医学では使用されない．一般的に核医学で使用される放射性核種は，人工的につくられたものであり(巻末の**付録D**，p.190を参照)，3つの基本的な方法によって生成される．

1. 原子炉内での安定核種への照射(原子炉での生成)．
2. 加速器またはサイクロトロン内での安定核種への照射(加速器またはサイクロトロンでの生成)．
3. 重い核種の核分裂(核分裂による生成)．

放射性核種の生成方法

■ 原子炉で生成される放射性核種

　原子炉は，多数の熱中性子の供給源である〔原子炉についての解説は，核分裂で生じる核種の項(p.33)を参照〕．熱中性子は，運動エネルギーが非常に小さい中性子である．そのエネルギーは，0.025 eV未満で，原子や分子の室温における運動エネルギーである．これらのエネルギーでは，中性子は中性の粒子であるため，正に荷電した原子核の反発的なクーロン力を受けずに安定核種に容易に捕獲される．核種$^{A}_{Z}X$による中性子の捕獲反応は，次の式のいずれかで表される．

$$(i)\ ^{A}_{Z}X + ^{1}_{0}n \rightarrow ^{A+1}_{Z}X + \gamma 線$$

$$(ii)\ ^{A}_{Z}X(n, \gamma)^{A+1}_{Z}X$$

　式(i)において，反応物は矢印の左側に，そして反応によって生成される生成物は右側に記されている．最初の式は，化学反応式のように記述したものであり，2番目の式は，同じ式を短く表記した式である．上記の核反応において，反応によって生じた核種$^{A+1}_{Z}X$の原子番号(化学的性質または元素名)は変化せず，質量数がA+1に増加する．この反応では中性子が加えられているので，結果として生じる核種がもし放射能をもつ場合，しばしばβ^{-}壊変を起こす．ここで，「もし放射能をもつ場合」としたのは，中性子捕獲反応では多くの場合，安定した核種が生じるからである〔たとえば，$^{12}_{6}C(n, \gamma)$，$^{13}_{6}C$〕．この場合は，$^{13}_{6}C$は安定核種である．原子炉で生成された核種のもう1つの特徴は通常，無担体ではないということである．核種が無担体の場合，生成したい放射性核種だけが，その他の同位体が混入することなく存在する．ヨウ素$^{131}_{53}I$の場合，他の安定同位体や放射性同位体がサンプル中に存在しない場合にのみ，そのサンプルは無担体とよばれる．

　核医学で使われる放射性核種のうち，原子炉で生成される放射性核種とその核反応の例を，以下に示す．

$$(i)\ ^{50}_{24}Cr + ^{1}_{0}n \rightarrow ^{51}_{24}Cr + \gamma 線$$

^{51}Crは赤血球を標識し，脾臓をスキャンする際

に使用する．

(ii) $^{98}_{42}\text{Mo} + ^1_0\text{n} \rightarrow ^{99}_{42}\text{Mo} + \gamma$ 線

^{99}Mo は核医学で頻用される ^{99m}Tc の原料である．これは，この核種を商用ベースで供給するための，唯一の生成方法である．北米ではすべての ^{99}Mo はある1つの原子炉だけで生成されているため，この原子炉が定期的にシャットダウンされると，この重要な放射性核種が不足してしまう．市販用の放射性核種を生成するため，他の方法が現在開発されている．

(iii) $^{132}_{54}\text{Xe} + ^1_0\text{n} \rightarrow ^{133}_{54}\text{Xe} + \gamma$ 線

^{133}Xe は，肺換気検査で使用される．

■ 加速器またはサイクロトロンで生成される放射性核種

加速器またはサイクロトロンは，p(陽子)，^2_1D(重陽子)，^3_2He(ヘリウム3)，α 粒子である ^4_2He のような多数の高エネルギー(MeV単位の)の荷電粒子の供給源である．加速器やサイクロトロンの違いは，荷電粒子の加速方法の違いであるが，ここでは関係ないため説明を省く．荷電粒子によって核反応が起こる確率は，粒子が衝突する際のエネルギーに大きく依存している．荷電粒子とその標的核種ごとにエネルギーの閾値が存在し，その閾値以下では核反応を全く起こさない．これは，正の荷電粒子と同じく正に荷電した標的核種の間に生じる，クーロン斥力のためである．通常，エネルギーの閾値は MeV の範囲にある．陽子の場合に最も頻度が高い反応は，

(i) $^A_Z\text{X} + ^1_1\text{p} \rightarrow ^A_{Z+1}\text{Y} + \text{n}$

または $^A_Z\text{X}(\text{p, n})^A_{Z+1}\text{Y}$

(ii) $^A_Z\text{X} + ^1_1\text{p} \rightarrow ^{A-1}_{Z}\text{Y} + 2\text{n}$

または $^A_Z\text{X}(\text{p, 2n})^{A-1}_{Z+1}\text{Y}$

である．

重陽子 ^2_1D の場合に最も頻度が高い反応は，短く表記すると以下のようである．

(iii) $^A_Z\text{X}(^2_1\text{D, n})^{A+1}_{Z+1}\text{Y}$

(iv) $^A_Z\text{X}(^2_1\text{D, p})^{A+1}_{Z}\text{Y}$

(v) $^A_Z\text{X}(^2_1\text{D, 2n})^{A}_{Z+1}\text{Y}$

^3_2He 粒子の一般的な核反応は

(vi) $^A_Z\text{X}(^3_2\text{He, n})^{A+2}_{Z+2}\text{Y}$

(vii) $^A_Z\text{X}(^3_2\text{He, p})^{A+2}_{Z+1}\text{Y}$

である．

α 粒子である ^4_2He で最も一般的な核反応は

(viii) $^A_Z\text{X}(^4_2\text{He, n})^{A+3}_{Z+2}\text{Y}$

(ix) $^A_Z\text{X}(^4_2\text{He, 2n})^{A+2}_{Z+2}\text{Y}$

である．

上記の反応は，大部分は 5～30 MeV のエネルギーの範囲内で起こっている．衝突する粒子のエネルギーがさらに増加すると，他の原子核反応を起こす．これらの新たな原子核反応もまた，放射性核種の生成に有効な場合がある．核医学で日常的に使われていて，加速器またはサイクロトロンで生成されるいくつかの放射性核種を下記に示す．

(i) $^{16}_{8}\text{O} + ^3_2\text{He} \rightarrow ^{18}_{9}\text{F} + \text{p}$

^{18}F は，陽電子放射断層撮影(PET)用の放射性医薬品を標識する際に使用される．

(ii) $^{68}_{30}\text{Zn} + \text{p} \rightarrow ^{67}_{31}\text{Ga} + 2\text{n}$

^{67}Ga は，軟部組織腫瘍や膿瘍などの検出に広く使われている．

(iii) $^{98}_{42}\text{Mo} + \text{D} \rightarrow ^{99}_{42}\text{Mo} + \text{p}$

これは現在，原子炉で生成される ^{99}Mo の代替物として研究されている．

上記の例では，放射性核種は特定の原子核反応の結果として直接生成される．まれに，放射性核種が，原子核反応で生成された他の放射性核種の壊変によって，間接的に生成される場合がある．このように間接的に生成される核種 ^{123}I と ^{201}Tl の例を2つ挙げる．

(1) ^{123}I の生成

(i) 核反応 $^{122}_{52}\text{Te} + ^4_2\text{He} \rightarrow ^{123}_{54}\text{Xe} + 3\text{n}$ (半減期2時間)

(ii) 壊変 $^{123}_{54}$Xe $\xrightarrow{\text{E.C.}\beta}$ ^{123}I（半減期 13 時間）

(2) ^{201}Tl の生成

(i) 核反応，$^{203}_{81}$Tl + p → $^{201}_{82}$Pb + 3n（半減期 9.4 時間）

(ii) 壊変 $^{201}_{82}$Pb $\xrightarrow{\text{E.C.}}$ $^{201}_{83}$Tl（半減期 73 時間）

荷電粒子による原子核反応の結果として生成される核種は，反応の標的となる核種とは普通は原子番号が異なっているため，標的核種と生成された核種を化学的に分離することができる．したがって，荷電粒子反応によって生成される放射性核種は，通常は無担体である．また，この反応では陽子が核種に加えられるので，普通は β^+ 壊変または電子捕獲を起こす放射性核種が生成される．

■ 核分裂で生じる核種

$^{226}_{88}$Ra のような自然界に存在する放射性核種による放射能が発見されたすぐ後に，$^{226}_{88}$Ra，$^{232}_{90}$Th や $^{210}_{84}$Po が，α 粒子の良好な供給源であることがわかった．$^{A}_{Z}$X$(\alpha, n)^{A+3}_{Z+2}$Y という α 粒子の反応によって，中性子が生成される．このように生成される中性子の反応が系統的に研究されたとき，意外な発見があった．多くのより重い原子核（A～200）が中性子を捕獲すると，より重い放射性核種を生成する代わりに，質量数が約 2 分の 1 の放射性核種を複数生成することが判明したのである．たとえば，^{235}U の場合は，$^{235}_{92}$U + $^{1}_{0}$n → $^{236}_{92}$U + γ という反応はあまり起こらず，代わりに $^{235}_{92}$U + $^{1}_{0}$n → $^{141}_{56}$Ba + $^{91}_{36}$Kr + 4$^{1}_{0}$n という反応が起こる頻度がずっと高い．

この重い原子核を 2 つの小さい原子核に分割する反応は，核分裂とよばれている．核分裂により生成される元素はバリウムとクリプトンだけではない．実際のところ，亜鉛（Z=30）からジスプロシウム（Z=66）までのすべての元素が，核分裂反応により生成されることが確認された．核分裂では，中間元素（Z=30～66）の放射性核種が生成されるほか，多数の中性子（上記の例では 4 個）が放出されることも重要である．中性子が捕獲されることによって核分裂が開始し，複数の中性子がその核分裂において放出される．この余分な中性子がさらなる核分裂を引き起こすことがあり，それによってさらに多数の中性子が生成される．このプロセスは連鎖反応で，理論的には核分裂性物質の供給が枯渇するまで続く．原子爆弾は，核分裂反応が抑制できない連鎖反応を利用したものである．しかしながら，制御された連鎖反応は多数の中性子とエネルギーの非常に良好な供給源であり，原子炉として知られている．核医学で用いられるヨード-131 は，核分裂によって生成される．核分裂によって生成される放射性核種のもう 1 つの例としては，^{99}Mo（^{99m}Tc の元の放射性核種）がある．サイクロトロンまたは加速器で生成された放射性核種のように，核分裂で生成された放射性核種も普通は無担体である．

放射性核種の生成における一般的な留意点

核反応で時間 t の間に生成される放射能 R_t の量は以下の因子によって決まる．

1. 粒子束(flux) I とよばれている照射粒子/s/cm^2 の数．
2. 照射を受けた標的核種の総数（n×V）．ここで，n は 1 cm^3 中の標的核種の数，V は照射を受けている標的材料の体積．
3. 照射時間 t．
4. 生成される放射性核種の半減期と壊変定数（すなわち，$T_{\frac{1}{2}}$, λ）．
5. 核反応断面積 σ とよばれる核反応の確率．核反応断面積の単位はバーン(barn)であり，10^{-24} cm^2 に等しい．

中性子捕獲反応（原子炉で生成される放射性核種）において，上記の因子と照射時間 t に生成される放射能とを関連づける式は

$$R_t = \sigma \cdot I \cdot n \cdot V(1 - e^{-\lambda t}) \quad (1)$$

である．

係数が $(1-e^{-\lambda t})$ であるため，放射性核種の半減期より長い時間をかけて標的に照射してもうまく生成できない．生成したい放射性核種の半減期が十分に長い（日単位）場合，上記の方程式はより単純な式にすることができる．

$$R_t = \sigma \cdot I \cdot n \cdot V \cdot \lambda \cdot t \quad (2)$$

荷電粒子による原子核反応も同様の方程式により記述することができる．実際には，荷電粒子の粒子束は，単位 s/cm² あたりの個数の代わりにμAmp（電流の単位）として測定される．この場合もまた，生成されるエネルギー量は，上記の5つの因子に依存する．普通は荷電粒子の反応によって生成される放射能の値は，MBq/μAmp/h の単位で表され，これは反応の収率である．特定の原子核反応の収率がより高いほど，容易に大量の放射性核種を生成できる．放射性核種を生成するうえで，最善の方法を選択する際，経済的な面から放射性核種の収率を考慮し，また生成物の科学的，生物学的使用方法に応じて，その純度と比放射能を考慮しなければならない．

ジェネレータを用いた半減期の短い放射性核種の生成

患者への放射線量を減少させるため，核医学では短い半減期の放射性核種を選択することが望ましいが，短半減期ゆえ課題も多い．たとえば，短半減期の放射性核種では，処理，輸送，貯蔵や品質管理のための時間が制限される．この理由から，半減期約110分の ^{18}F は，骨シンチグラフィ製剤ほどには普及していない．短半減期の ^{11}C（20.3分），^{13}N（10分）と ^{15}O（2分）は，魅力的な核種であるが，半減期が短く取り扱いは難しい．後述する放射性核種ジェネレータ（"カウ" ともよばれる）は，上記の問題を解消する手段であり，生成された場所（たとえば，サイクロトロンまたは原子炉）から遠く離れた場所での短半減期の放射性核種の使用を可能にする．

■ ジェネレータの原理

ジェネレータは，長半減期の放射性核種（親核種）が生成対象の短半減期の放射性核種（娘核種）に壊変する2段または3段の壊変系列である．

ジェネレータの例を以下に示す．(i) のジェネレータ・システムは，ガンマカメラ画像診断において，近年最も使用頻度が高い．(ii) のジェネレータは肺換気検査で使用される ^{81m}Kr を生成する．(iii) および (iv) のジェネレータは，PET において注目されている．(v) および (vi) のジェネレータは娘核種がおもに β 粒子を放出するため，さまざまな疾患に対する放射線治療で使われる．

(i) ^{99}Mo → ^{99m}Tc → ^{99}Tc → ^{99}Ru
半減期：67時間　6時間　長半減期　安定
(ii) ^{81}Rb → ^{81m}Kr → ^{81}Kr
半減期：4.7時間　13秒　安定
(iii) ^{68}Ge → ^{68}Ga → ^{68}Zn
半減期：275日　1.1時間　安定
(iv) ^{82}Sr → ^{82}Rb → ^{82}Kr
半減期：25日　75秒　安定
(v) ^{90}Sr　^{90}Y　^{90}Zr
半減期：28年　64時間　安定
(vi) ^{188}W → ^{188}Re → ^{188}Os
半減期：69日　16.7時間　安定

壊変系列において，放射性壊変によって生じた娘核種は親核種の壊変によって絶えず生成されていて，それ自身の壊変によって常に破壊されている．親核種の半減期が娘核種の半減期を超えるということが，核医学で使われるジェネレータにとって重要なことであり，親核種の半減期 $T_{\frac{1}{2}}$ が娘核種の $T_{\frac{1}{2}}$ より大きい場合，適当な時期に親核種と娘核種の間に放射平衡が成立する．この平衡状態では，2つの放射性核種の量（存在する放射性核種の数）の比率は一定になる．2つの放射性核種の半減期が全く異なる場合であっても，2つの放射能も時間とともに一定の比率（この比率は，通常は1に非常に近い）を維持する．実際は，娘核種はそれ自身の半減期よりもむしろ親核種の見かけ上の半減期で減衰する．たとえば，^{99}Mo-^{99m}Tc ジェネレータでは，^{99}Mo と平衡状態の ^{99m}Tc は，6時間よりもむしろ67時間の半減期で減衰する．ジェネレータにおける娘核種の生成と壊変は，正確には3章で示した壊変の法則によって予測できる．2種類の代表的なジェネレータの特性を図4-1および図4-2に示す．これより，平衡状態に達する時間は，^{99}Mo-^{99m}Tc ジェネレータでは約24時間，^{68}Ge-^{68}Ga ジェネレータでは4.4

時間であり，どちらも娘核種の半減期の約4倍の時間であることがわかる．また，図4-1，図4-2 からもわかるが，娘核種の放射能の増大と経過時間の関係は線形性を示さず，平衡状態の50％のレベルに達するためには娘核種の半減期の1倍，75％に達するためには娘核種の半減期の2倍，87％に達するためには娘核種の半減期の3倍の時間がかかる．同じことは，前述の他のジェネレータ・システムにも当てはまる．

なお，図4-1および図4-2は，親核種と娘核種の放射能を表しており，サンプルに存在する放射性核種の数でないことに注意が必要である．親核種の数は，娘核種の数より常に非常に大きく，たとえば ^{99}Mo-^{99m}Tc ジェネレータでは，ある時間に存在する ^{99}Mo は ^{99m}Tc の11倍にもなる．簡単にいえば，親核種の数より多くの娘核種をサンプル中に存在させることは不可能である．

親核種と娘核種の間に平衡状態が達成されるならば，2つの放射性核種は化学的方法で分離することができる．その化学的分離法は，娘核種の溶出または"ミルキング"とよばれる．化学的に分離された後，娘核種は再び増加し，娘核種の半減期の約4倍の時間後に親核種との間に再び平衡が達成される．つまり，前回のミルキング後に娘核種の半減期の4倍の時間が経過した後，また新たに同じようにミルキングを行うことができる．しかし，ミルキングの前に必ずしも娘核種の半減期の4倍の時間をあける必要があるわけではない．娘核種の半減期4回分の間隔は，ジェネレータからの収率を最大にするためであり，娘核種を早急に生成する必要があれば，ジェネレータからすぐに再度ミルキングを行ってもよい．たとえば，娘核種の半減期1回分の後に再度ミルキングすると，最大値の約50％の放射能を有する娘核種を得ることができる．

親核種と娘核種の間の平衡状態はときどき，一過性または永続性の2つのカテゴリーどちらかに分類される．親核種の半減期が娘核種の半減期と比較してそれほど長くないとき，平衡は一過性であり過渡平衡とよばれる．^{99}Mo-^{99m}Tc ジェネレータは，過渡平衡の一例である．一方では，親核種の半減期が娘核種よりも非常に長いとき，その平

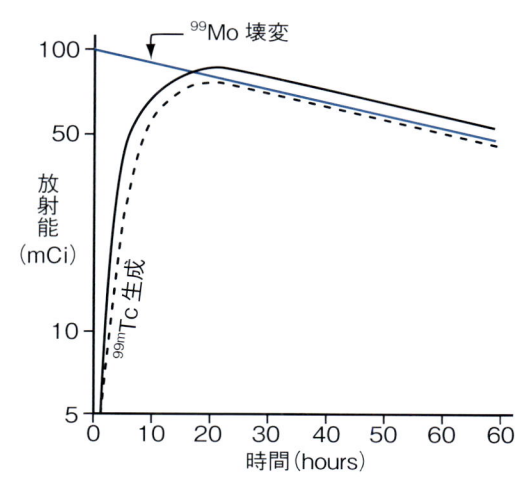

図4-1 ^{99}Mo の壊変における ^{99m}Tc 放射能の増加と壊変．平衡が成立するのに約24時間かかる．実線は，^{99}Mo のすべての壊変でテクネチウム(^{99m}Tc)が生成されると仮定した場合である．実際は，壊変する ^{99}Mo の92％だけが ^{99m}Tc を生成するので，^{99m}Tc の実際の放射能は破線のようになる．^{99}Mo 壊変の残りの8％は，半減期の短い励起状態を経て基底状態(^{99}Tc)となる．

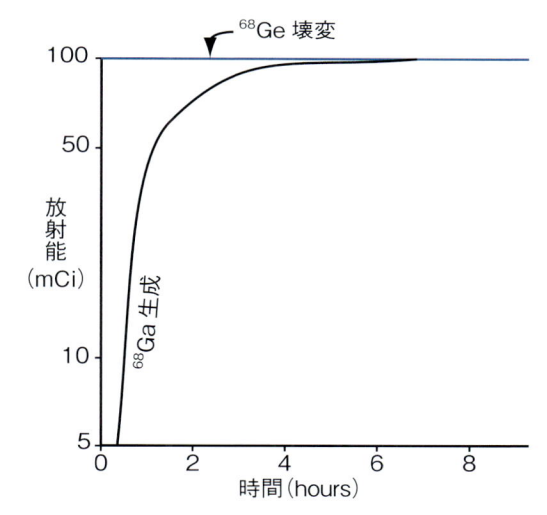

図4-2 ^{68}Ge の壊変における ^{68}Ga 放射能の増大と壊変．平衡が確立されるまでに約4.4時間かかる．

衡は永続性であるとされる．永続平衡の例は，^{68}Ge-^{68}Ga ジェネレータである．永続平衡では，親核種と娘核種の放射能はほとんど等しいが，過渡平衡では娘核種の放射能は親核種のそれよりわずかに高い．永続平衡と過渡平衡の違いは学術的

に興味深いが，実務のうえでは重要ではない．

ジェネレータの場合は，娘核種は親核種と化学的に分離されるので，娘核種はほぼ無担体に近い状態で生成される．ここでほぼ無担体というのは，放射性壊変によって生じた準安定状態の放射性娘核種は同じ元素（たとえば，$^{99m}Tc \rightarrow \, ^{99}Tc$）に壊変するからである．結果として，そして特にジェネレータがしばらくの間ミルキングされなかったときには，十分な量の安定同位体（あるいは長寿命放射性核種である^{99}Tcのようにほぼ安定した同位体）がジェネレータに蓄積され，ミルキング時に，この安定同位元素も標的の放射性同位体と一緒に抽出される．たとえば，^{99m}Tc溶出液は，少量だが常にある量の^{99}Tcを含んでしまう．したがって，そのようなサンプルは厳密にいうと無担体ではない．

■ 典型的なジェネレータについての解説

典型的なジェネレータは，アルミナ（Al_2O_3）のような適切な置換材料で満たされたガラスカラムから成る．ガラスカラムの一番下には，カラム内にアルミナを保持するために，多孔質のガラス板を付けている（図4-3）．その娘核種と親核種は，アルミナの上に確実に吸着される．娘核種は（溶出またはミルキングによって）適切な流速で特別な液体（溶離液）をカラムに通すことで，親核種から切り離される．娘核種は溶離液で分解されるが，親核種はカラムに保持される．

典型的な^{99}Mo-^{99m}Tcジェネレータにおいて，カラムはアルミナで満たされ，^{99}Mo（モリブデン-99）はモリブデン酸ナトリウムの分子の一部であり，そして溶離液は酸化性物質を含まない生理食塩水（0.9%の塩化ナトリウム溶液）である．テクネチウムの放射能は過テクネチウム酸ナトリウム（$Na^{99m}TcO_4$）の形で溶出される．これらのジェネレータで使用されるモリブデン-99は，中性子の^{98}Moへの照射によって，または，原子炉における^{235}Uの核分裂によって生成される．核分裂反応で生成されるモリブデン-99は基本的には無担体なので，非常に高い比放射能をもつ．一方で，^{98}Moへの中性子照射によって生成される^{99}Moは，通常は比放射能が低い．この2つのタイプの^{99}Mo間の差は，極微量の他の放射性核種（放射性の不純物）が存在することで生じる．中性子照射によって生成される^{99}Moにおいて，最も多い放射性の不純物は^{134}Cs, ^{60}Co, ^{86}Rb, ^{124}Sb, ^{95}Zrであるが，分裂で生産した^{99}Moにおいて最も多い不純物は^{131}I, ^{132}I, ^{89}Sr, ^{90}Sr, ^{103}Ruである．ジェネレータのミルキングを通じて若干の放射性核種が^{99m}Tcと一緒に溶出される場合があるため，^{99}Moサンプル中の不純物の量は最小限にとどめなければならない．

核医学で実運用されるどのようなジェネレータであっても，ミルキング過程は簡便かつ急速であるべきである．次の章で説明するように，溶離液は無菌かつ非発熱性で，そのpHは生理的範囲内（4.5～7.5）でなければならない．適切なジェネレータを選択する際は，いくつかの他の因子（たとえば，効率，親核種の漏出する量，放射線遮蔽や濃度など）を考慮しなければならない．これらの因子については，後述する^{99}Mo-^{99m}Tcジェネレータシステムに関連して解説する．

効率

ジェネレータの効率は，以下の方法で定義される：

$$効率 = \frac{溶出された放射能の量}{カラム中の娘核種の総放射能量} \times 100$$

これは，ジェネレータの収率ともよばれる．現代の^{99}Mo-^{99m}Tcジェネレータによる^{99m}Tcの収率は高く，70～90%である．

親核種の漏出

これは，娘核種と一緒に溶出される親核種の放射能量のことである．長半減期の放射性核種の混入はどんなに少量であっても，患者に有益性を提供することはなく，被ばく線量を増加させるだけなので，その量はできるだけ少なくするべきである．最大許容レベルは，おもに混入した核種による被ばく線量に依存する．^{99}Mo-^{99m}Tcジェネレータの場合，^{99m}Tcの1 mCi（37 MBq）あたりの^{99}Moの最大許容レベルは0.15 mCi（5.6 kBq）である．一般的な^{99}Mo-^{99m}Tcジェネレータにおける

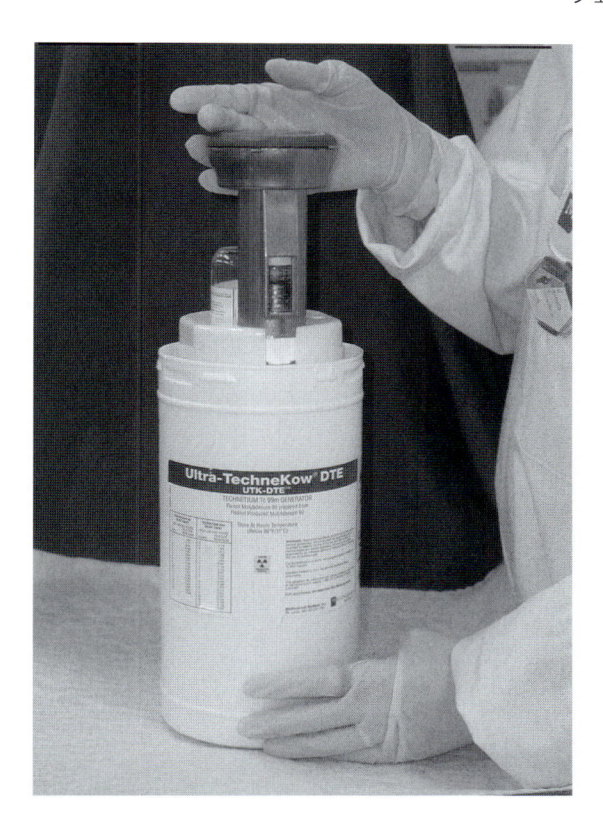

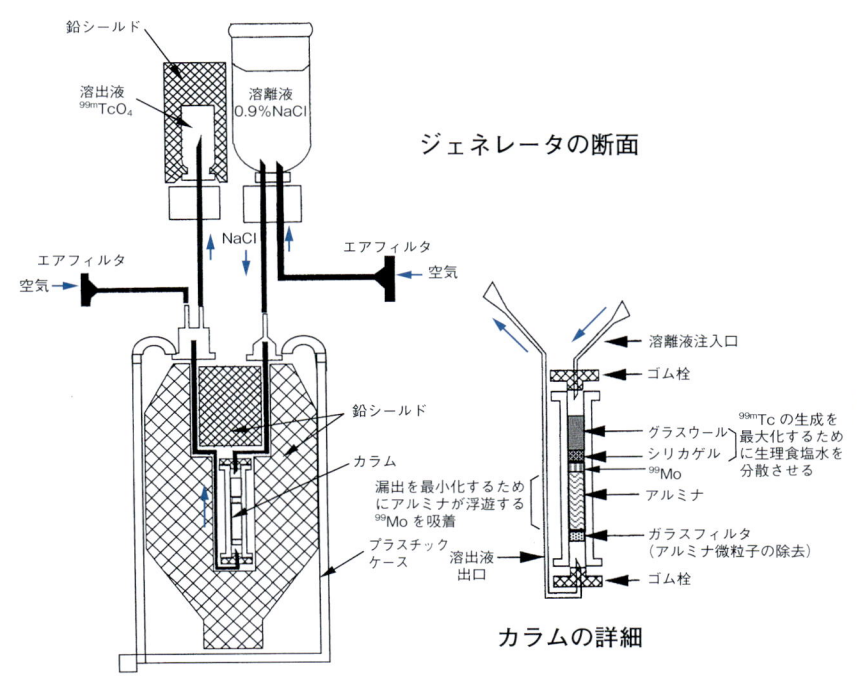

図4-3 典型的な ^{99}Mo/^{99m}Tc の写真と概略.（Bushberg JT, Siebert JA, Leidholdt EM Jr, et al. The Essential Physics of Medical Imaging. 2nd ed. Philadelphia：Lippincott Williams & Wilkins；2002 より許可を得て複製）

^{99}Mo の漏出は，最大許容レベルの約 10 分の 1 である．^{99}Mo の漏出は，**8 章**で記述される電離箱式放射能測定装置(dose calibrator)で，容易に確認できる．

化学的純度

ジェネレータには大量のアルミナが含まれるので，まれに少量のアルミニウムが 99m 過テクネチウム酸塩で溶出する場合がある．アルミニウムはその量によっては，コロイドを形成することがある．これは望ましくない化学的不純物であり，その量は検査するべきである．その量は，溶出液の 10 μg/mL を超えるべきでない．市販キットを利用すれば，溶出液中のアルミニウム濃度を簡単かつ迅速に測定することができる．

放射線遮蔽

現在日常的に使用されているジェネレータは，キュリー量単位の放射能を含むので，核医学従事者の安全のためにジェネレータは適切に遮蔽されるべきである．正確な遮蔽量は放射能の総量と親核種および娘核種からのγ線のエネルギーによって決まる．市販のジェネレータは，**16 章**に記述された放射線安全性規約を満たしている．

放射能濃度

放射能濃度は，ミルキングされた溶離液中の放射能の量 MBq/mL と定義される．この数は，次の 2 つの理由により通常は高くなくてはならない．

1. 心臓や脳血流などの動態検査において，投与する物質量自体を少なくすることが重要であるため．
2. 娘核種で種々の薬剤を標識する過程で希釈されてしまうため，ある濃度の標識化合物を得るためには，最初に必要な放射性核種の濃度は高くなくてはいけない．一方で，放射能があまりにも高濃度に存在するのは実用的ではない．

最近のジェネレータでは，GBq/mL 単位の濃度の ^{99m}Tc を生成することができる．

Key Points

4-1. 核医学で用いる放射性核種は，人工的なものであり原子炉，粒子加速器またはサイクロトロンで生成される．

4-2. 原子炉は，中性子の供給源である．大部分の放射性核種はβ$^+$壊変を起こし，大量の担体(安定同位体)を含んでいる．

4-3. ある種の核種は，中性子を捕獲して核分裂を起こす．核分裂では多数の無単体の放射性核種が発生する．

4-4. 粒子加速器またはサイクロトロンは，高エネルギーの荷電粒子の供給源である．荷電粒子反応を通して生成される放射性核種は，おもに陽電子放出や電子捕獲によって壊変し，無担体である．

4-5. 生成される放射能は標的の量，照射粒子の数，核反応断面積，照射の時間と娘核種の半減期によって決まる．

4-6. 放射性核種のジェネレータは，原子炉やサイクロトロンから距離が離れた病院などへ短半減期の放射性核種を供給する際に利用される．ジェネレータ(^{99}Mo–^{99m}Tc)において，長半減期の放射性核種(^{99}Mo)は，短半減期の核種(^{99m}Tc)に壊変する．これらの条件下では，一定時間後に親核種と娘核種の間で平衡状態が達成される．

4-7. 娘核種は，親核種から容易に分離できる．化学分離の後に新しい平衡が確立される．

4-8. 親核種の漏出は最低限に抑えるべきであり，その制御限度が決まっている．^{99}Mo の場合は，^{99m}Tc の 0.15 μCi/mCi 分である．

Questions

4-1. 原子炉内で核反応を引き起こす粒子は何か？ また，その典型的なエネルギーはいくらか？

4-2. サイクロトロンで使用されるのはどのような粒子か？ その粒子の典型的なエネルギーの範囲はどのくらいか？

4-3. 一般的に原子炉で生成された放射性核種は β^- 壊変し，加速器で生成された放射性核種は陽電子壊変または電子捕獲で壊変するのはなぜか？

4-4. 原子炉または加速器で生じる放射性核種の量を決定する因子を挙げよ．

4-5. 核医学で無担体の放射性核種が望ましいのはなぜか？

4-6. ^{99}Mo-^{99m}Tc 核種のジェネレータが核医学において普及しているのはなぜか？

4-7. ジェネレータから生じる ^{99m}Tc は，厳密に無単体か？

4-8. 親核種の混入は，ジェネレータ内部では望ましくなく，最小限に抑えるべきなのはなぜか？

4-9. ^{99}Mo-^{99m}Tc ジェネレータでの親核種の漏出で許容される量はどのくらいか？

4-10. ^{132}Te（半減期＝78 時間）と ^{132}I（半減期＝3.2 時間）から成るジェネレータは，過渡平衡の状態である．^{132}Te の放射能がこの時点で 16 GBq であり，その間にミルキングを行わない場合，156 時間後に得られる ^{132}I の放射能はいくらになるか？

4-11. Questions 4-10 のジェネレータは，156 時間たった時点で完全にミルキングされた．このように得られた ^{132}I を 16 時間壊変させた．このとき，^{132}I の放射能はいくらか？

4-12. Questions 4-10 のジェネレータから，最適な量の娘核種を得るためにはどのくらいの頻度でミルキングを行ったらよいか？

5 放射性医薬品

　核医学において，放射性核種はそのまま単体で使用されることはまれであり，化学物質と結合した放射性化合物として利用される．結合した化学物質の生化学的，生理学的な性質や代謝を利用した多数の放射性化合物が放射性医薬品として用いられている．すべての放射性医薬品は，U.S. Food and Drug Administration(FDA：米国食品医薬品局)で審査され臨床利用が承認される[†]．

　放射性医薬品は，治療目的ではなく，おもに診断の目的で利用される(例外もあるがこれについては章の最後に解説する)．放射性医薬品は，トレーサとしてわずかな量を1回投与するだけなので，通常の薬理効果はない．

放射性医薬品の設計

　放射性医薬品は放射性核種と医薬品という2つの特性を有するため，設計においては放射性核種と医薬品としての生化学的性質の両方を考慮しなければならない．

■ 放射性核種の選択

　放射性核種の選択において考慮すべきことは，被験者の被ばく量を最小化し，かつ投与した放射性核種から発生する放射線が核医学検査機器で十分に検出できることである．

[†] 訳注：米国でのこと．日本では医薬品医療機器総合機構（PMDA）で審査され，厚生労働省で薬事承認される．

　被験者の被ばく量を最小にするためには，検査対象の生理現象の時間スケールの範囲内で，なるべく物理的半減期の短い放射性核種を選択することが望ましい．たとえば，物理的半減期が1時間の放射性核種は，被ばく量は少なくて済むかもしれないが，数か月に及ぶような生理的あるいは代謝機能の測定には使えない．大まかにいうと，放射性核種が被験者に投与されたときから撮影を開始するまでの時間を T_{obs} としたとき，放射性核種の望ましい物理的半減期は $0.693 \times T_{obs}$ である．なお，粒子線（β線や転換電子）など粒子放射線を放出する放射性核種は，被ばくをもたらすだけでメリットはないので核医学検査には好ましくない．

　核医学検査に好ましい放射性核種は，100〜300 keV の単一の γ 線を放出する核種である．エネルギーの上限は，使用されるガンマカメラの性質にも関係する．すなわち，γ線のエネルギーが高すぎると透過性が高まり，検出器と相互作用しにくくなる．このような状態は検出器の感度を下げることになる．核医学検査において感度は重要なので後の章で解説する．エネルギーの下限は被験者体内の組織による吸収に関係する．つまり，γ線のエネルギーが低すぎると組織に吸収されて検出器にまで届かなくなる．

　放射性核種は容易に，安価で，かつ密封された状態で入手できる必要がある．^{99m}Tc(テクネチウム)は半減期が6時間で，粒子放射線の放出がほとんどなく 140 keV の γ 線を放出し，ジェネレータから容易に手に入れることができる．以上のことから，^{99m}Tc は核医学で最も有用な放射性核種

表 5-1　放射性医薬品の取り込み

機序	例
能動輸送	甲状腺シンチグラフィ（放射性ヨード）
コンパートメント局在	循環血漿量測定（ヒト血清アルブミン）
拡散	骨シンチグラフィ（^{99m}Tc 標識リン酸化合物）
貪食細胞の食作用	肝・脾・骨髄シンチグラフィ（コロイド）
微粒子の毛細血管内塞栓	肺血流シンチグラフィ〔大凝集ヒト血清アルブミン（径 8〜75 μm）〕
血球抑留破壊作用	脾シンチグラフィ（障害赤血球）
受容体結合／抗体-抗原	腫瘍シンチグラフィ（^{111}In-OctreoScan®：ソマトスタチン受容体，^{111}In-OncoScint®：腫瘍特異モノクローナル抗体）

となっている．

■ 化合物の選択

放射性核種に結合する化合物は，一定の臓器（または臓器の一部）に選択的に集積するという医薬品としての性質をもっている．疾患の集積パターンと正常の集積パターンの違いから疾患を診断することができる．よって，標的-バックグランド比が高いほど目的とする疾患を詳細に描出することができる（**13 章**を参照）．

また，医薬品として使うためには安全で副作用が少ないものでなければならない．化合物が臓器・組織に集積する機序が理解されていると，医薬品の設計に役立つ．化合物の生体内分布を考える際には，投与経路，血液中から目的臓器・組織への分布，組織からの排泄という 3 つの要素が重要である．放射性医薬品は，少数の例外を除けば，通常は経静脈的に投与される．経静脈投与により，化合物は直ちに血液循環系に入って全身に作用する．投与直後（10〜20 秒）は血流が薬物の臓器・組織への分布に影響を与える．また化合物と血漿蛋白質が結合すると組織分布や血液クリアランスが変化し，選択すべき臓器・組織への取り込みに影響を与える．血漿蛋白質と強く結合する化合物は血中に長い間（数時間あるいは数日間）とどまるため，より狭い範囲の組織に限局される．

薬剤あるいは化合物の組織への取り込みは，単純拡散，細胞膜輸送，能動輸送，受容体結合，食作用などの機序がある．**表 5-1** にこれらの機序と放射性医薬品開発の関係が示してある．

放射性医薬品の開発

適切な放射性核種と化合物の選択の後，後述する放射性医薬品開発のステップに進む．

■ 化学的試験

これらは，最良の標識法の確立，標識および生体外安定性確保のための条件最適化，放射化学純度の程度や性質の決定のために行われる．

■ 動物実験による体内分布と毒性試験

動物実験の目的は，放射性標識化合物の生体内分布を確定し，ヒトへの安全な投与量を決定することである．放射性化合物を動物（コントロールおよび疾患モデル）に投与した後，臓器・組織への取り込みを経時的に測定することにより，生体内分布を知ることができる．これにより投与量や投与後の撮影時間を定める．

■ 臨床試験

化合物の生体内分布はヒトと動物で異なる可能性がある．よって，第Ⅰ相試験では少数の健常成人を対象とし，被験薬の薬物動態（吸収，分布，代謝，排泄）や最適な撮影時間を確立する．第Ⅱ相試験は第Ⅰ相の結果を受けて，小規模の患者群を対象に，有効性・安全性の初期検証を行い，臓器ごとの放射線被ばく量の最終推定をする．第Ⅲ相試験は，大規模な患者群を対象にして，有効性

および安全性の確立を目指す．

臨床試験はFDAの探索的早期臨床試験として行われる．必要なデータが揃えば，FDAによる審査を受けて承認されると医薬品としての販売が可能となる．

放射性医薬品の品質管理

放射性医薬品はヒトに投与されるものであるから，厳しい品質管理が要求される．以下に挙げる項目が管理の対象となる．

■ 放射性核種の純度

理想的には，放射性医薬品は他の核種の混在がないのが望ましいが，それは容易ではなく，現実的には他の核種の混入量を最小化するよう努めることが重要である．核種の混入は，診断に有用でないばかりか，被ばく量を増やしたり，画質の低下を招いたりする．たとえば，^{123}Iの製造において^{124}Iの混入を避けることは難しい．^{124}Iは，被ばく量を増やすだけでなく，高エネルギーのγ線を出すことから画像の精度も低下する．

不純度は，目的とする放射性核種の放射能μCi (kBq)に対する異核種の放射能μCi(MBq)の割合で表される．不純度の許容値は政府機関などによって規定されていることが多く，たとえば^{99m}Tcでは，^{99m}Tc 1 mCiあたり^{99}Moは0.15 μCiを超えてはいけない．そのような規定がない場合は，大まかなルールとして，異核種による被ばく量が目的とする放射性核種による被ばく量の10％を超えないようにする．

もうひとつ注意しなくてはならないのは，半減期の違いにより，純度が時間の経過につれて変化することである．特に，目的とする放射性核種の半減期が異核種の半減期より短い場合には，放射性核種の純度は時間の経過とともに低下してしまう．たとえば，^{124}Iの半減期は^{123}Iより長いため，純度は^{123}I製造時に最も高く，時間が経つと純度が低下する．

放射性核種の不純物の測定法にはNaI(Tl)またはGe(Li)検出器を用いたγスペクトロスコピーがあり，これについては8章で解説する．

■ 放射化学的純度

放射性核種により複数の化合物が標識される可能性があるため，希望する化学形が標識されていることを確認する必要がある．目的以外の標識化合物の存在は正確に測定しなければならない．また，製造時には放射化学的純度が高くても，化合物自体の性質により純度はずっと一定とは限らない．放射化学的純度の低下を防ぐために，定められた基準に従って化合物を適切に保存する必要がある．たとえば，循環血漿量測定に使用される放射性ヨード標識ヒト血清アルブミンは，製造時は99.9％の純度であるが，時間経過とともに放射性核種が外れて遊離した状態となる．この現象は保存状態に依存し，室温で保存した場合は低温で保存した場合に比べ，遊離した放射性核種が増加する．放射性核種の遊離が大きいと，検査自体に影響を及ぼす可能性がある．

放射化学的純度の測定には薄層クロマトグラフィやペーパークロマトグラフィが用いられる．

■ 化学的純度

放射性医薬品は目的とする化合物のみが含まれるべきであるが，実際には目的以外の化合物が混在することがある．これらの化合物同士がお互いに作用してはいけないし，また被験者への安全性も確保されていなければならない．たとえば，^{99m}Tcをジェネレータから抽出する際に，液中にアルミニウムが混在することは化学的純度を下げる要因である．

■ 無菌状態

放射性医薬品は，被験者に投与する前に無菌状態であることを確認しなければならない．ただし，^{99m}Tcや^{113m}Inといった比較的短半減期の放射性核種を用いる場合では，標識化合物が無菌であるかを確認することは現実的でないこともあり，その代わり，標識の手技自体が無菌性を確保するう

■ 発熱物質の除外

放射性医薬品が無菌状態で製造されたとしても，何らかの発熱物質を含む可能性があり，被験者に経静脈投与された後，反応を起こす可能性がある．投与前に放射性医薬品の発熱物質を検査しなければならない．短半減期核種など検査が不可能な場合は，製造の過程が適切であるかどうか定期的に管理する必要がある．

^{99m}Tc による化合物標識

^{99m}Tc は化合物標識に有利な特徴をもつため，核医学で最も多用される放射性核種であるが，^{99m}Tc の標識機序は正確にはわかっていないケースもある．ジェネレータから得られる ^{99m}Tc の形は $^{99m}TcO_4^-$ のナトリウム塩($Na^{99m}TcO_4$)である過テクネチウム酸なので，標識の前に還元する必要がある．最もよく用いられる還元剤は塩化スズ($SnCl_2$)である．^{99m}Tc の半減期は6時間と短いことから，標識は"施設ごと"に行われる．無菌で発熱物質の除外された標識キットがあり，目的の化合物が非活性の大気(窒素)下で凍結乾燥した状態となっている．放射性核種以外のものは全部入っているという意味で，"cold kit"とよばれることが多い．必要な量の過テクネチウム酸をキットバイアルに入れると，数分で化合物が ^{99m}Tc で標識される．

キットの選択においては標識効率，インビトロおよびインビボでの安定性が重要である．標識効率はキット内の対象化合物のうち放射性標識された化合物の割合である．核医学において使用されるほとんどのキットは，至適条件下での標識効率は90%以上，時には99%に達する．残りの放射能には，目的化合物に標識しなかった ^{99m}Tc 混合物が存在する．塩化スズを還元剤とする ^{99m}Tc 標識キットを用いた場合，還元されなかった遊離の過テクネチウム酸および加水分解した ^{99m}Tc(還元されたが目的化合物に標識しなかった ^{99m}Tc)が混在する．キット内にスズが過剰に存在する場合，加水分解した ^{99m}Tc はコロイドを形成することがあり，放射化学純度に影響を及ぼす．

標識化合物のインビトロでの安定性が高ければ，貯蔵可能な時間を増やすことができ，一度の標識でも，時間差で多くの検査に用いることができて効率的である．標識効率とインビトロでの安定性は適正な使用方法を守ることで達成される．たとえば，酸素が存在すると還元剤が ^{99m}Tc を十分還元することができないため，酸素や空気の混入を避けることが必須である．標識キット内の反応バイアルには安定剤が添加されているものもあり，インビトロでの安定性を高めるのに有効である．また低温での保存も効果的である．

インビボでの安定性は，標識化合物と未標識の化合物が似た体内動態を示すかどうかを決定する．投与してから撮影が終了するまでの間，標識化合物と未標識の化合物は似た体内動態を示す必要がある．

^{99m}Tc 標識放射性医薬品

核医学検査で使用される一般的な ^{99m}Tc 標識放射性医薬品を以下に示す．ほとんどの薬品は市販の標識キットにより容易で迅速に標識することが可能である．

■ ^{99m}Tc-過テクネチウム酸($^{99m}TcO_4^-$)

^{99m}Tc-過テクネチウム酸($^{99m}TcO_4^-$)は ^{99}Mo-^{99m}Tc ジェネレータから生理的食塩水により抽出される．体内動態はヨードに似る．経口投与あるいは経静脈投与後，甲状腺，唾液腺，胃，脳室の脈絡叢に生理的に集積する．^{99m}Tc-過テクネチウム酸の血漿からのクリアランスは多重指数関数として表される．約50%は投与15～20分以内に速やかに血管外腔に移行する．残り50%は約3時間の半減期で血漿から離れていく．投与量の20～30%はゆっくりと便中に排泄される．

胃には投与4時間後に20～25%が集積する．よって，^{99m}Tc-過テクネチウム酸投与後に，他の ^{99m}Tc 標識放射性医薬品など170 keV以下のγ線

放出核種を使う検査を行う場合，24時間後に胃への集積が強く残っているときは，48時間以上待ってから検査を行うべきである．

^{99m}Tc-過テクネチウム酸は甲状腺，唾液腺，胃のイメージング(画像化)に使用される．脳のイメージングには使用されない．

■ ^{99m}Tc-硫化コロイド

^{99m}Tc-硫化コロイドは市販のキットで生成可能である．コロイドは一般的に網内系細胞に貪食される．各臓器への集積はコロイドの大きさ，性質，量，臓器への血流量によって左右される．また他の生理的あるいは病的な状態にも影響される．^{99m}Tc-硫化コロイド(粒子径〜0.3 μm)では，経静脈投与後10〜20分以内に投与量の70〜80%が肝臓に分布する．残りの3%が脾臓，15〜20%が骨髄に分布する．したがって，^{99m}Tc-硫化コロイドは肝，脾，骨髄シンチグラフィにも使用される．

■ ^{99m}Tc-大凝集ヒト血清アルブミン(^{99m}Tc-MAA)

^{99m}Tc-MAAは肺血流シンチグラフィに使用される．経静脈投与後数秒で投与量の90〜95%が肺に分布し肺毛細血管に微小塞栓を生じる．粒子径は15〜75 μmが望ましい．^{99m}Tc-MAAの実効半減期は8〜12時間である．肺血管に塞栓した^{99m}Tc-MAAは細片となり，体循環に入り肝臓や脾臓の網内系細胞により処理される．

■ ^{99m}Tc 標識リン酸化合物(ポリリン酸塩，ピロリン酸，ジホスホン酸)

^{99m}Tc 標識リン酸化合物は骨シンチグラフィに使用される．経静脈投与後15〜20分以内に投与量の50〜60%が骨に分布する．残りは軟部組織や血漿に分布し，やがて尿に排泄される．投与量の20〜30%は3時間以内に腎臓から排泄される．3種類のリン酸化合物のうちポリリン酸塩は血漿クリアランスが遅く，骨イメージングには適さない．メチレンジホスホン酸が最も血漿クリアランスが速い．

^{99m}Tc-ピロリン酸や^{99m}Tc-ジホスホン酸は急性期の心筋梗塞の診断に用いられる．

■ ^{99m}Tc- ヒト血清アルブミン(^{99m}Tc-HSA)

^{99m}Tc-HSAは経静脈投与後循環血液中に長くとどまるため，心プールシンチグラフィや胎盤シンチグラフィに使用される．しかし，^{99m}Tc 標識アルブミンは放射性ヨードや放射性クロミウム標識アルブミンに比べ生体内で安定しないため，循環血漿量の測定には用いられない．

■ ^{99m}Tc-標識赤血球

赤血球の放射性標識は複雑で時間がかかるものだが，近年^{99m}Tcによる簡便で迅速な赤血球標識法が開発された．このため，心機能評価には^{99m}Tc-HSAよりも^{99m}Tc-標識赤血球がよく使われるようになった．標識方法は2段階からなる．第1に約5分の1のRIを入れていない状態のピロリン酸のコールドキットを患者に経静脈投与することにより，患者の赤血球にスズイオン(Sn^{2+})を付着した状態にする．このコールドキットは生理的食塩水で抽出するだけでよい(この段階では放射性核種は必要ない)．第2に，コールドキット投与約30分後，至適量の^{99m}Tc-過テクネチウム酸(^{99m}TcO$_4^-$)を患者に経静脈投与する．過テクネチウム酸を還元することにより，スズを付着した赤血球が^{99m}Tcと結合する．少量の遊離した過テクネチウム酸またはテクネチウム酸が血液中に残存する．ほとんど(90%)の^{99m}Tcは患者赤血球と結合する．

この第2段階(^{99m}Tc 標識赤血球の形成)はインビトロでも行うことができる．スズを付着した赤血球を患者から採取し，至適量の^{99m}Tc-過テクネチウム酸とともに培養すればよい．標識された赤血球には障害赤血球が混在するかもしれないので，必要ならば50℃で30分過熱する．脾臓の血球抑留破壊作用を利用して，障害赤血球製剤は脾シンチグラフィに用いられる．障害赤血球製剤は

コロイド製剤のように肝臓が描出されることがなく，脾臓に特異性がある．

■ ^{99m}Tc-ジメルカプトコハク酸（^{99m}Tc-DMSA）

^{99m}Tc-DMSAはネフログラム（腎実質イメージング）に用いられる．^{99m}Tc-DMSAは経静脈投与後すぐに血漿蛋白と結合し，2時間後に投与量の40〜50％が腎皮質に集積し，15％は尿中に排泄される．血中半減期は1時間である．^{99m}Tc-DMSAはインビトロで変質しやすいため，標識後は冷蔵し30分以内に使用すべきである．

■ ^{99m}Tc-ジエチレントリアミンペンタアセテート酸（^{99m}Tc-DTPA）

^{99m}Tc-DTPAは腎シンチグラフィに用いられる．経静脈投与後速やかに腎臓から排泄される．DTPAの血液クリアランスは半減期が15分である．投与後2〜3時間の間に投与量の80％以上が尿中に排泄される．

■ ^{99m}Tc-グルコヘプトン酸

^{99m}Tc-グルコヘプトン酸は^{99m}Tc-DTPAと^{99m}Tc-DMSAの中間の性質をもつ．血漿クリアランスは，^{99m}Tc-DTPAより遅く^{99m}Tc-DMSAより速い．投与1時間後に投与量の25％が腎実質に集積する．残りの25％は尿中に排泄される．^{99m}Tc-グルコヘプトン酸は腎シンチグラフィに用いられる．ほかには急性期心筋梗塞（発症2〜3日）の診断に用いられる．3日以内の急性期には^{99m}Tc-ピロリン酸は梗塞の検出に有用でない．

■ ^{99m}Tc-メルチアチド（^{99m}Tc-MAG3）

^{99m}Tc-MAG3はヨード馬尿酸（^{131}I-OIH）に代わる腎機能検査用の放射性医薬品として開発された．経静脈投与後速やかに腎臓から排泄される．一部は糸球体より濾過され，一部は近位尿細管より能動的に尿中に分泌される．健常者では投与量の90％が尿中に排泄される．^{99m}Tc-MAG3は血漿蛋白に結合するが，この結合は可逆的であり血漿クリアランスは速い．

■ ^{99m}Tc-2,6-dimethyl acetanilide iminodiacetic acid（^{99m}Tc-HIDA）と関連化合物：diethyl-IDA，PIPIDA，DISIDA

^{99m}Tcで標識したイミノ二酢酸（iminodiacetic acid）化合物は，肝胆道シンチグラフィに用いられる．健常者では，^{99m}Tc-HIDAは肝細胞により急速に血漿から取り込まれる．血中半減期は数分である．肝細胞から胆道系への移行，腸管への移行も速い．経静脈投与1時間以内に投与量の70％以上が腸管に排泄される．およそ15％は1時間以内に尿中に排泄される．残りは便中に排泄される．diethyl-iminodiacetic acid（Diethyl-IDA）の尿中排泄はp-isopropyl-iminodiacetic acid（PIPIDA）やdisopropyl iminoacetic acid（DISIDA）に比べて少ない．これらの化合物の胆道系への排泄は胆道系の疎通性（patency）を示す．

■ ^{99m}Tc-セスタミビ（^{99m}Tc-MIBI）（カーディオライト®）

^{99m}Tc-MIBIは心筋血流シンチグラフィに用いられる．乳がんなどの腫瘍イメージングにも用いられる．^{99m}Tc標識化合物は^{201}Tlよりもエネルギーが高く，同じ被ばく線量でより良好な画像を記録することができるため，^{201}Tlよりも心臓シンチグラフィに適している．^{99m}Tc-MIBIは経静脈投与後に血流に応じて心筋に集積する．初回循環時の心筋抽出は^{201}Tlに比べてやや劣るが，^{201}Tlで認める再分布現象は認めず，心筋からの洗い出しは緩徐である（投与3時間後まで心筋に集積する）ため，より長い時間のプラナーイメージングや単光子放出コンピュータ断層撮影（single-photon emission computed tomography：SPECT）が可能である．心筋以外には肝臓および腎臓に集積がみられる（肝臓に20％，腎臓に14％）．肝胆道系および腎臓より排泄される．

近年，腫瘍の検出にも使用されるようになった．特に乳腺が発達している例ではマンモグラフィで腫瘍性病変を検出できず，^{99m}Tc-MIBI で腫瘍が検出されることがある．

■ ^{99m}Tc-テトロホスミン（マイオビュー®）

^{99m}Tc-テトロホスミンは最も新しく承認された心筋イメージング製剤である．経静脈投与後，速やかに骨格筋，心臓（1％），肝臓（7.5％），腎臓（6.2％）に集積する．投与量の5％未満が血中を循環する．唾液腺や甲状腺にも集積がみられる．投与48時間以内に投与量の75％が体外に排泄される（うち40％は尿，35％は便に排泄される）．運動負荷後に骨格筋の集積が増加する．^{99m}Tc-テトロホスミンを使用すると安静時と運動負荷時検査を同日に行うことができる（負荷時検査を先行し，4時間後に安静時検査を施行する）．

■ 脳血流シンチグラフィ用の ^{99m}Tc 標識製剤（エキサメタジム，HMPAO，ECD）

脳血流測定用の ^{99m}Tc 標識製剤〔エキサメタジム（セレブロテック®），HMPAO（hexamethylpropyleneamine oxime），ECD（ethyl cysteinate dimer）〕は脳血液関門を通過し脳内に集積する．これらの製剤は脳血流を反映するため，SPECTを用いることで脳機能を評価することができる．^{99m}Tc-エキサメタジムの経静脈投与後，1分で7％が脳に集積する．残りは全身に分布するが，特に筋と軟部組織に集積する．そして，消化管および腎臓からほぼ同量が排泄される．

放射性ヨード標識化合物

^{99m}Tc 標識放射性医薬品の登場により，^{131}I 標識放射性医薬品の需要は減少している．しかし，^{123}I および ^{131}I は甲状腺疾患の診断によく使用される．^{131}I は甲状腺機能亢進症や甲状腺がんの治療にも用いられる．診断においては，甲状腺へ与える被ばくの程度が ^{131}I よりも少ない ^{123}I（半減期13時間，エネルギー160 keV の γ 線を放出する）が用いられる．^{123}I の欠点は高額であることと，ときに ^{124}I などが混在する可能性があることである．^{124}I の混在により被ばく線量が増加するうえ，得られる画像の質も低下する．

■ ^{131}I 標識ヨウ化ナトリウムと ^{123}I 標識ヨウ化ナトリウム

^{131}I または ^{123}I で標識したヨウ化ナトリウムは，高活性でほぼ無担体の状態の経口カプセルまたは静注用製剤がある．ヨードイオンは胃から吸収されるため，一般的にヨウ化ナトリウムは経口投与される．経静脈注射後，ヨードイオンは速やかに細胞外液に分布し，そこから緩徐に甲状腺，胃，腸，唾液腺，脈絡叢に集積する．腎臓から尿中に排泄される．投与24時間後には75％が排泄され，15％が甲状腺，4～5％が消化管に集積し，1～2％が血中を循環する．甲状腺は，ヨードを取り込み有機化することにより T_3 や T_4 といった甲状腺ホルモンを合成する．甲状腺機能亢進症や腎不全といった疾患において，放射性ヨードの集積は変化する．甲状腺機能亢進症では投与量の90％が甲状腺に取り込まれる．一方，甲状腺機能低下症では微量（時に投与量の1～2％）しか取り込まれず，95％が排泄される．

■ その他の ^{123}I 標識放射性医薬品

核医学で用いられるその他の ^{123}I 標識放射性医薬品には，^{123}I-Hippuran，^{123}I-MIBG（metaiodobenzylguanidine），^{123}I-BMIPP〔β-methyl-p-(^{123}I)-iodophenylpentadecanoic acid〕がある．^{123}I-Hippuran は速やかに腎臓で排泄されるため，レノグラムによる腎機能評価に用いられる．レノグラムは，シンチレーションカメラもしくは2つの放射線検出器（シンチレーション検出プローブ）により測定される．^{123}I-MIBG は神経内分泌腫瘍や副腎髄質病変の検出に用いられる．^{123}I-BMIPP は脂肪酸アナログであり脂肪酸代謝を評価するのに使用される．特に急性冠動脈疾患のイメージングに有用である．

その他の放射性医薬品

■ クエン酸ガリウム ^{67}Ga

^{67}Ga シンチグラフィは軟部腫瘍や炎症性疾患の診断に用いられる．クエン酸ガリウム ^{67}Ga 経静脈投与後，血中の 30％が血漿蛋白（トランスフェリン）に結合する．残りは速やかに細胞外液に分布し，ゆっくりと腎臓から排泄される．24 時間後には投与量の 15％が尿中に排泄され，10％が血中を循環する．残りは腎臓，骨，肝臓，リンパ節に集積する．ガリウムの生物学的半減期は 1～2 週間であるため，投与 2 週間後も放射性核種が体内に残存する．また，尿中排泄（1 週間後に 25％）および便への排泄（10％）は腹部領域の画像評価に影響を及ぼす．^{67}Ga の腫瘍や炎症への集積機序については，現在でも完全には解明されていない．

■ 塩化タリウム ^{201}Tl

^{201}Tl は心筋梗塞や心筋虚血の診断に用いられてきた．タリウムはカリウムと同様の挙動を示す．すなわち，心筋細胞内に能動的に摂取される．カリウムと同様に，経静脈投与後タリウムイオンは速やかに血管外に染み出し（血中半減期 $T_{\frac{1}{2}}$ は 4 分），血流量に応じてさまざまな臓器に集積する（ただし，脳は例外でほとんど集積がみられない）．投与後 15～20 分で投与量の 4％は心筋に集積し，12％は肝臓，4％は腎臓，残りは全身の筋に集積する．生物学的半減期は 10 日間である．心筋への集積が血流量に比例し心筋細胞のバイアビリティを反映することから，^{201}Tl は心筋イメージングに用いられる．つまり，^{201}Tl の集積低下は，心筋血流の低下（虚血）あるいは心筋細胞の壊死（梗塞）を意味する．

■ ^{51}Cr 標識赤血球

^{51}Cr 標識赤血球は循環赤血球量と赤血球寿命の測定に用いられる．^{51}Cr による赤血球の標識は患者ごとにその施設で行わなければならないため，複雑な工程を要する．まず，患者血液を採血し，抗凝固剤である acid dextrose（ACD）およびクロム酸ナトリウム ^{51}Cr と混和し，37～39℃で 10 分間培養する．クロム酸ナトリウム ^{51}Cr は赤血球膜を通過し，3 価 ^{51}Cr に還元されヘモグロビンと結合する．一部のクロム酸ナトリウム ^{51}Cr は赤血球膜を通過しないが，アスコルビン酸を加えることにより 3 価 ^{51}Cr に還元される．血液，ACD，アスコルビン酸の混和液が準備できたら，患者に静注する．静注後は ^{51}Cr 標識赤血球のみが血中を循環し，少量の未標識の 3 価 ^{51}Cr は速やかに腎臓より尿中に排泄される．

■ ^{111}In 標識血小板と ^{111}In 標識白血球

^{111}In 標識血小板は血栓の診断，^{111}In 標識白血球は膿瘍の診断に用いられる．^{111}In による血小板あるいは白血球の標識技術はとても複雑である．まず，血液中から血小板と白血球を分離しなければならない．分離した血小板あるいは白血球に ^{111}In-oxine を加え，室温で 30 分間培養する．標識技術が複雑であるため，この検査はあまり普及していない．

■ ^{111}In-DTPA pentetreotide（OctreoScan®）

^{111}In-DTPA pentetreotide はソマトスタチン受容体を発現する腫瘍の診断薬として開発された．経静脈投与後，速やかに血中から消失し（投与 10 分後に投与量の 30％が血中に存在する），軟部組織に分布する．投与 4 時間後には腎臓に 7％，脾臓に 2.5％，肝臓に 2％集積する．下垂体や甲状腺にも集積がみられ，おもに尿中に排泄される（24 時間後に 85％が排泄される）．撮影は投与 24 時間後に行われる．

■ 標識モノクローナル抗体および標識ペプチド

放射性核種で標識したモノクローナル抗体やその fragment（構成体）をがんの診断や治療に用い

るというアイデアは，古くからある．腫瘍関連抗原を認識する抗体を放射性核種で標識し，担がん患者に投与すると，標識抗体はがん細胞に特異的に集積する．^{111}In 標識や ^{99m}Tc 標識抗体は診断に用いられ，^{131}I 標識抗体は治療に用いることができる．抗体は蛋白質であるため，^{99m}Tc-ヒト血清アルブミン（^{99m}Tc-HSA）と同様に，循環血液中に長くとどまる．がん診断用のいくつかの標識抗体が FDA により承認されている．これらは ^{111}In か ^{99m}Tc で標識されている．^{99m}Tc 標識では，^{99m}Tc 標識 CEA（がん胎児性抗原）抗体，^{99m}Tc-Verluma，^{99m}Tc-Neotect がある．Acutect®（^{99m}Tc 標識製剤）は深部静脈血栓の診断に使用される．^{111}In 標識では，^{111}In-OncoScint® や ^{111}In-ProstaScint® がある．非ホジキンリンパ腫治療用の標識抗体も承認されている．ゼヴァリン®（^{90}Y 標識）と Bexxar®（^{131}I 標識）の 2 つである．

放射性ガスおよび放射性エアロゾル

放射性ガスのうち ^{133}Xe ガスは，容易に手に入り検査に適した性質をもつことから，核医学において最もよく使用される．^{133}Xe ガス吸入あるいは ^{133}Xe 注射溶液が用いられる．^{133}Xe ガスは肺換気の評価，^{133}Xe 注射溶液は経静脈投与され肺血流の評価に用いられる．^{133}Xe 注射溶液を経動脈投与した場合は，動脈灌流による臓器の血流量を測定することができる．^{133}Xe の生物学的半減期は数分である．ごく微量（〜2％）が体内の脂肪に移行するとより長い半減期（10 時間）を示す．

また，^{99m}Tc-DTPA エアロゾルやテクネガスも肺換気シンチグラフィに用いられる．市販のネブライザーによる ^{99m}Tc 標識エアロゾルは粒子径が 1〜3 μm であり肺換気シンチグラフィに適している．90％のエアロゾルは呼気中に残り，10％が肺に取り込まれる．テクネガス発生装置は容易に手に入る．テクネガスの粒子径はナノメートルオーダーとエアロゾルより小さく，より良い肺換気イメージングが可能である．

PET 用放射性医薬品

これまで述べた放射性医薬品はいずれも SPECT 検査用の放射性核種（単光子放出核種）であった．陽電子（positron）を放出する陽電子放出核種は，壊変によって放出された陽電子と周囲の電子の対消滅によって，2 つの 511 keV の放射線を同時にほぼ正反対方向に放出する．陽電子放出核種に特徴的な同時計数については 14 章で解説する．

PET 検査用の理想的な放射性核種とは，γ 線を放出せず，なるべくエネルギーの小さい陽電子のみを放出するものであり，さらにジェネレータで産生できるものが望ましい．さらに，単光子放出核種では得られない臨床的あるいは生理学的な画像情報を得られることが重要である．SPECT 検査で用いられる単光子放出核種（^{99m}Tc，^{67}Ga，^{201}Tl）は，生理活性物質の基本的な構成元素（水素，炭素，窒素，酸素，リン）ではない．一方，PET においては，これらの元素の陽電子放出核種（^{11}C，^{13}N，^{15}O）が利用できる利点がある．しかし，これら 3 つの放射性核種は半減期が短く（表 5-2），ジェネレータで産生されない．そのため，放射性核種の産生，化合物への標識，撮影といったすべての工程を数十分〜1 時間以内に行わなければならない．サイクロトロンを施設内に有していたとしても，すべての工程を短時間で行うのは難しいことから，これら核種を臨床検査で用いるのはハードルが高い．したがって，これらの陽電子放出核種の利用は臨床研究に限られてきた．

一方，^{18}F は生体の基本的な構成元素ではないものの，半減期が 110 分（放射性壊変の詳細については 2 章を参照）と比較的長いことから，^{18}F-FDG（フルオロデオキシグルコース）として臨床に広く用いられている．^{18}F はジェネレータ産生核種ではないが，約 2 時間の半減期はちょうどよく，近距離の配送も可能である．よって，都市部の病院に ^{18}F 標識放射性医薬品を適切な価格にて商業的に提供することが可能である．フッ素自体は生体の基本的な構成元素ではないが，水酸基と置換することで，グルコースのように，重要な生理活性分子の生理活性を大きく変えずに導入する

表 5-2 ポジトロン放出核種の特徴

放射性核種	半減期（分）	陽電子放出率（%）	E_{max}(MeV)	最大飛程距離（mm）
^{11}C	20.4	99	0.96	0.28
^{13}N	10	100	1.19	0.45
^{15}O	2	100	1.72	1.04
^{18}F	110	97	0.64	0.22
^{68}Ga	68	87	1.88	1.07
^{82}Rb	1.3	96	3.15	1.99

E_{max}：陽電子の最大エネルギー

ことができる．その結果，^{18}F 標識放射性医薬品でしか得られない重要な情報を提供することが可能となる．

また，^{68}Ga や ^{82}Rb といったポジトロン放出核種はジェネレータで産生可能であり，核医学検査において重要である．各ポジトロン放出核種の特徴を表5-2に示した．^{68}Ge-^{68}Ga ジェネレータは市販されており，多くの ^{68}Ga 標識化合物が研究開発中である．特に，ソマトスタチンアナログである ^{68}Ga-Dotatoc（DOTA-DPhe1-Tyr 3-Octreotide）は，さまざまな腫瘍の診断に有用とされる．^{82}Sr-^{82}Rb ジェネレータは，半減期1.3分の ^{82}Rb を産生する．^{82}Rb は血流の評価に利用可能であり，半減期が短いことから数分のうちに何度も検査を繰り返すことができる．

^{18}F-FDG（2-deoxy-fluoro-D-glucose）

FDG は PET 検査に用いられる主要な放射性医薬品であり，脳疾患，脳代謝の定量解析，心筋バイアビリティ，さまざまながんの検出および病期決定など種々の目的に利用される．FDG の合成は他の放射性医薬品とは異なり，複雑である．しかし，最適な条件で速く高い収率を達成する自動合成装置が開発されている．FDG は経静脈投与後すぐに血液から各臓器に分布する．血液からのクリアランスは多重指数関数的であり，最も速いコンポーネントの半減期は10〜15秒，2番目のコンポーネントの半減期は12分，3番目のコンポーネントは小さく半減期は長い．FDG 集積の対象臓器/血液比は投与20〜90分後に最適となる．したがって，撮影はこの時間内に行われる．

グルコースと同様に，FDG は細胞膜のグルコーストランスポーターにより細胞質内に取り込まれ，ヘキソキナーゼによりリン酸化され，FDG-6リン酸となる．グルコース-6リン酸と異なり，FDG-6リン酸はそれ以上解糖系で代謝を受けず（肝臓，脾臓，腎臓においては例外である），細胞内に長い時間蓄積される．この性質は疾患の検出に有用であり，体内分布から定量評価も可能である．

妊娠中あるいは授乳中の適用

放射性医薬品は一部胎盤を通過し胎児に移行する，また母乳から乳児に移行する．移行する放射性核種の量は母体の臓器に集積した量に比べれば少ないため，母体の画像評価には影響を及ぼさない．15章で胎児および授乳による乳児への放射性被ばくの影響，7章（p.75）で一般的な放射性医薬品による胎児の被ばく量，16章（p.180）では放射線被ばくから授乳による乳児を防護する方法について解説する．

治療を目的とする放射性医薬品

核医学の主目的は放射性核種を利用した画像診断であるが，治療を目的として患者に放射性核種を投与する，非密封核種内照射療法（内用療法ともいう）について解説する．

表 5-3　非密封核種内照射療法に使用する放射性医薬品

放射性核種と化合物	投与量(mCi)と投与経路	投与量(MBq)	対象疾患
^{131}I ヨード	3〜10 経口	111〜370	甲状腺機能亢進症
^{131}I ヨード	50〜200 経口	1850〜7400	甲状腺がん
^{32}P-orthophosphate	3〜20 静注	111〜740	多血症, 骨転移, 白血病
^{90}Sr-塩化ストロンチウム	3〜5 静注	111〜185	骨転移
^{32}P, ^{153}Sm, ^{90}Y, ^{177}Lu, ^{188}Re 標識コロイド(粒子径 0.01〜50 μm)	10〜150 血管内, 腔内, 間質内投与	370〜5550	悪性腫瘍, 慢性関節性リウマチ
^{131}I 標識抗体(Bexxar®)	5 持続静注		非ホジキンリンパ腫
^{90}Y 標識抗体(ゼヴァリン®)	20〜30 持続静注		非ホジキンリンパ腫

■ 非密封核種内照射療法のための放射性医薬品の設計

　非密封核種内照射療法のための放射性医薬品の設計においては，診断用の放射性医薬品と同様に，生理学的および生化学的性質を考慮する必要がある．治療と診断いずれの目的であっても，高い病変/正常臓器比が求められることに変わりはない．治療の対象は，腫瘍細胞である．

　非密封核種内照射療法の目的は，照射により腫瘍細胞を選択的に治療することであり，放射性核種の物理学的な性質は診断用の放射性核種とは異なる．治療用の放射性核種は α 線または β 線の粒子放射線が望ましく，物質の透過力が大きい X 線や γ 線は適さない．しかし，全体の被ばく量の 10% 以下の程度であれば，100〜300 keV のエネルギーをもつ X 線や γ 線の放射は許容してもよく，治療用核種の集積分布および照射量の推定に利用することができる．

■ 問題点と利用法

　非密封核種内照射療法において問題となるのは，対象への照射量(Gy または rad)の算定である．正確な照射量の推定のためには，放射性核種の物理的半減期や生体内分布を正確に知る必要がある(**7 章**を参照)．物理的半減期の取得はたやすいが，患者における生体内分布を算定するのは困難である．通常は，少量をトレーサとして投与して体内分布を評価する．血液クリアランス，尿および便排泄の測定，SPECT などによる生体内分布を取得することにより，照射量を算定することができる．しかし，治療量(トレーサ量の 100〜1000 倍)を投与した場合の体内分布は，トレーサ量の場合と同じとは限らず，トレーサ量から推定した照射量は実際の照射量とかけ離れることがある．その他の算定不能な因子として，患者によって治療に対する生物学的反応が異なるという点がある．

　正確な照射量(Gy または rad)を算定することはできないものの，非密封核種内照射療法はさまざまな疾患で成功を収めている．**表 5-3** に非密封核種内照射療法で使用する放射性医薬品の例を示した．これらの一部は ^{188}W-^{188}Re や ^{90}Sr-^{90}Y といったジェネレータで産生される．

放射性医薬品の誤投与

　放射性医薬品が過剰に投与されたり，間違った薬品が投与されたり，投与経路が違ったり，といった人為的ミスは起こらないとは言い切れない．FDA で承認された放射性医薬品およびその他の放射性核種の使用については，U.S. Nuclear Regulatory Commission(NRC：米国原子力規制委員会)またはそれに類する州の機関によって，誤投与の原因や過程が明らかにされている．誤投与は，^{125}I 標識または ^{131}I 標識ヨウ化ナトリウム，その他の診断用放射性医薬品，その他の治療用放射性

医薬品の3つのカテゴリーに分類される．

1. ^{125}I 標識または ^{131}I 標識ヨウ化ナトリウム
   (a) 1.1 MBq (30 μCi) 以上投与した場合，投与する患者を間違えた場合，投与経路を間違えた場合，(b) 本来投与するべき量の 120% を超える量，あるいは投与量より 1.1 MBq (30 μCi) 以上多く投与した場合．

2. その他の診断用放射性医薬品
   (a) 投与する放射性医薬品を間違えた場合，投与する患者を間違えた場合，投与経路を間違えた場合，(b) 実効線量当量が 50 mSv (5 rem) を超えた，あるいはいずれかの臓器の実効線量が 500 mSv (50 rem) を超えた場合 (被ばく線量については 7 章を参照)．

3. その他の治療用放射性医薬品
   (a) 投与する放射性医薬品を間違えた場合，投与する患者を間違えた場合，投与経路を間違えた場合，(b) 本来投与するべき量の 120% を超える量が投与された場合．

米国では，誤投与が判明した場合は，翌日までに NRC または州の機関に報告し，15 日以内に報告書 (誤投与の原因やその後の対応を含む) を提出しなければならない．

これらの規制については Code of Federal Regulations の Title 10，part 35 (10CFR35) に書かれており，さらなる詳細については問い合わせの必要がある．

Key Points

5-1. 核医学で用いる理想的な放射性核種を決める観点は，被ばく量と検査機器の検出能力の2つである．すなわち，粒子放射線を発せず，100〜300 keV の単光子の X 線または γ 線を発し，半減期が短い放射性核種が望ましい．

5-2. 放射性医薬品としての原理は，放射性核種により標識された化合物の一定の臓器に選択的に集積する性質にある．化合物の集積機序には，能動輸送，コンパートメント局在，単純拡散，細胞膜輸送，食作用，微粒子の毛細血管内塞栓，血球抑留破壊作用，受容体結合がある．

5-3. 放射性医薬品の品質管理のためには，放射性核種の純度，放射化学的純度，化学的純度，無菌状態，発熱物質の除外が重要である．

5-4. 市販の ^{99m}Tc 標識キットを用いた場合，還元されなかった遊離の ^{99m}TcO$_4^-$ および加水分解した ^{99m}Tc (還元されたが目的化合物に標識しなかった ^{99m}Tc) の混在を検査する必要がある．

5-5. ^{99m}Tc 標識の放射性医薬品は，核医学診断において最もよく使用される．

5-6. ^{18}F-FDG による PET 検査も普及している．

5-7. 非密封核種内照射療法においては，^{131}I ヨードが最もよく利用される．

Questions

5-1. 理想的な核医学診断用の放射性核種の特徴を挙げよ．

5-2. 次の3つの放射性核種が利用可能だとする．(a) 半減期 3 分，180 keV の γ 線 (70%) 放出核種．(b) 半減期 1 日，250 keV の γ 線 (100%) 放出核種，少量の転換電子 (5%) あ

り．(c) 半減期 2 日，300 keV の γ 線 (20%) と最大 2.0 MeV の β 線放出核種

そのとき以下の核医学検査に最適な核種はどれか？

(1) 腫瘍集積が投与 18 時間後に最大となるような腫瘍集積の評価
(2) 臓器の血流灌流の評価
(3) 放射線治療（非密封核種内照射療法）

5-3. 放射性医薬品の臓器への集積に影響を及ぼす要因を挙げよ．

5-4. 放射性核種が血漿蛋白に強く結合する場合，組織への集積を (a) 亢進する．(b) 妨げる．(c) 影響しないのどれか？

5-5. 目的とする放射性核種の半減期が，混在する異核種の半減期より長い場合には，放射性核種の純度は時間が経つにつれてどのように変化するか？

5-6. ^{99m}Tc 標識放射性医薬品の純度を下げる代表的な混合物を 2 つ挙げよ．

5-7. ^{99m}Tc 標識において酸素の混入が及ぼす影響は何か？

5-8. 次の臓器を対象とする診断用の放射性医薬品を挙げよ．

肝臓，骨，骨髄，心筋，循環血液量，循環血漿量，腎臓，肺，肝胆道系，甲状腺，脾臓，腫瘍，脳

5-9. ポジトロン放出核種（^{11}C，^{13}N，^{15}O）を核医学検査で用いるときに問題となるのは何か？

5-10. ^{18}F-FDG の最適な撮影タイミング（投与から撮影までの時間）は？

5-11. ポジトロン放出核種はジェネレータによって産生できるか？

5-12. 非密封核種内照射療法に適する放射性核種の特徴を述べよ．

5-13. 非密封核種内照射療法で問題となるのは何か？

5-14. FDA（米国食品医薬品局）と NRC（米国原子力規制委員会）による放射性医薬品の規制について述べよ（米国での事情）．

5-15. 放射性医薬品の誤投与が判明した場合，何日以内に報告書を NRC または州の機関に提出しなければならないか（米国での事情）？

6 高エネルギー放射線と物質との相互作用

相互作用というのは自然界における基本的な事象であり，たとえば，私たちが見たり，聞いたり，匂いを感じたり，味わったりすることができる能力も相互作用の結果によるものである．本章では，高エネルギー放射線と物質との相互作用のメカニズムについて述べる．なお，ここでいう放射線とは，粒子線(荷電粒子，中性子など)と，X線やγ線といった電磁放射線の両方を含む．

本章では，高エネルギー放射線の検出，影響(特に生物学的影響)，防護を理解するための基礎を説明する．物質は本来複雑なものなので，ここでは特徴的なものを取り上げて解説する．以下，理解しやすいよう，(1) e, e^+, p, α, ^{2}D といった荷電粒子(10 keV～10 MeV)の相互作用，(2) X線やγ線といった高エネルギー光子による相互作用，(3) 中性子の相互作用，の3つの項目に分けて解説する．

荷電粒子(10 keV～10 MeV)の相互作用

■ 相互作用のメカニズム

荷電粒子が物質(ターゲット)を通過するとき，ターゲットの分子や原子の負電荷をもつ電子や正電荷をもつ原子核と相互作用を起こす．入射粒子はクーロン力により軌跡付近の電子や原子核と引き合ったり反発したりする．押されたり引っ張られたりすること(こうした作用を一般に非弾性衝突という)により，荷電粒子のエネルギーは失われ，軌跡付近のターゲット原子の電子に吸収される．ターゲット原子によるこのエネルギー吸収は，原子のイオン化や励起を引き起こす．このエネルギー範囲(10 keV～10 MeV)では，励起よりもイオン化のほうが優勢であるため，励起を無視できるほどではないが，しばしば電離放射線(ionizing radiation)とよばれる．一般的には非弾性衝突の確率が高ければ，それほど分厚い物質でなくても荷電粒子を完全に止めることができる．

■ 軽い粒子線と重い粒子線の違い

すべての荷電粒子は同じように相互作用するのか？ という問いの答えは"Yes"でもあり"No"でもある．なぜなら，本質的にこのエネルギー範囲の荷電粒子の相互作用は同じである(非弾性衝突する)という意味では"Yes"だが，質量が電子オーダー(電子や陽電子)か，それ以上か(たとえば陽子やα粒子)では相互作用の現れ方が大きく異なるという意味では"No"である．ターゲット原子の電子と非弾性衝突すると，軽い粒子はエネルギーを失うと同時に，重い粒子に比べて大きく散乱する傾向がある．そのため，2種の粒子の飛跡には大きな差が出る(図6-1)．重い粒子の飛跡はおおむね直線になるが，軽い粒子は曲がりくねったジグザグの飛跡になる．(軽い)荷電粒子が大きく散乱したときは，ターゲットの電子に受け渡されるエネルギーも大きくなり，エネルギーを受け取った電子も高エネルギーの荷電粒子のように振る舞い，ターゲット媒質中にその飛跡が形成され

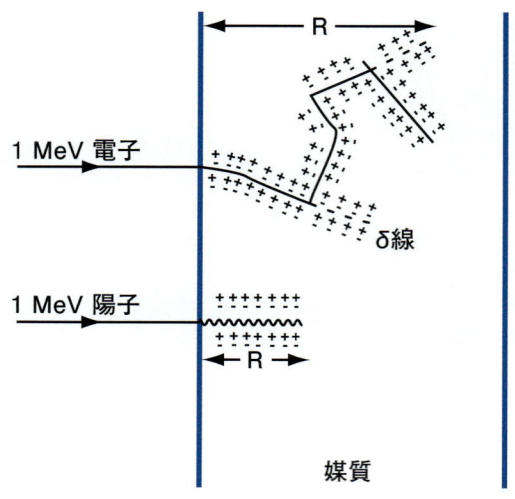

図 6-1 荷電粒子の飛程 R．重い粒子（陽子など）はほぼ直進しながらそのエネルギーを失っていく．軽い粒子（電子など）はジグザグに進みながらエネルギーを失う．軽い荷電粒子は媒質中の電子との 1 回の衝突で多くのエネルギーが移動し δ 線を生じる．プラスとマイナスの印は媒質中の原子の電離を示している．（図では，電子が陽子よりはるかに媒質中を進んでいるが，その飛程の違いを正確に示しているものではない）

る．この高エネルギーの二次電子で形成される飛跡が δ 線で，図 6-1 では破線で示してある．陽子や，より重い重粒子の場合，このようなエネルギー移動はまれである．

■ 荷電粒子の飛程 R

荷電粒子は媒質中を長く進行するにつれて，より多くのエネルギーを失い，それゆえ，さらにターゲット原子が飛跡に接近しやすくなり，電離や励起を引き起こす．最終的に荷電粒子はすべての運動エネルギーを失い，ほぼ完全に停止する．こうして荷電粒子が入射方向に進行する平均距離を飛程 R（range）と定義する．この飛程 R の定義が厳密に正確になるのは，α 粒子のような重い荷電粒子のみであり，軽い粒子では飛程 R を正確に定めることは難しい．ただ，ここでの目的として，電子のような軽い粒子や陽子が貫通しない最小限の厚さを考えるうえでは十分である．この飛程 R の概念は放射線防護，放射線検出器の設計，線量測定において，とても有用である．

重い荷電粒子は，おおむね直進するため，飛程 R は媒質中の平均移動距離とほとんど等しくなるが，軽い粒子では，曲がりくねった動きになるため，飛程 R は平均移動距離よりも短くなる（図 6-1）．表 6-1 に，種々のエネルギー，媒質中の α 粒子および電子のおおよその値を示した．

飛程の基本的な考え方は，$E_{\beta max}$ を最大エネルギーとしてさまざまなエネルギーの β 粒子を放出する β 放出核種で利用される．この場合，飛程は $E_{\beta max}$ によって大まかに決定される．

■ 飛程 R に影響を与える要因

荷電粒子の飛程 R はさまざまな要因に影響を受ける．そのうち重要な 4 つ（E, M, Q, d）を以下に挙げる．

エネルギー（E）

飛程 R は粒子の初期のエネルギーが増加するにつれ長くなる．たとえば，5 MeV の電子の飛程は 1 MeV の電子の飛程の約 6 倍になる．R と

表 6-1 荷電粒子のおおよその飛程

| エネルギー（keV） | 飛程，R（cm） ||||
| | 軟部組織 || 空気 ||
	電子・陽電子	α	電子・陽電子	α
10	2×10^{-4}	$< 10^{-5}$	1.6×10^{-1}	1×10^{-2}
100	2×10^{-2}	1.4×10^{-4}	16	1×10^{-1}
1,000	4×10^{-1}	7.2×10^{-4}	3.3×10^{2}	5×10^{-1}
10,000	5	1.4×10^{-2}	4.1×10^{3}	10.5

Eの正確な関係は複雑になるが，今，我々が考えているエネルギー範囲では，Rは荷電粒子の初期エネルギーEに対して直線性を有している．すなわち，R＝AE＋Bで，ここでA, Bは定数である．

質量(M)

軽い粒子は，同じエネルギーと電荷をもつ重い粒子よりも長い飛程を有する．1 MeVの陽電子(e^+)の飛程は，1 MeVの陽子p^+(e^+の2,000倍の質量をもつ)の飛程よりもはるかに長い．質量の飛程への依存性は，速度による依存性としても表すことができる．1 MeVの陽電子は1 MeVの陽子に比べ，はるかに高速で移動し，荷電粒子の飛程Rは荷電粒子が高速になるにつれ大きくなる．

電荷(Q)

電荷が大きい粒子より，電荷が小さい粒子のほうが長く移動する．たとえば，^3_1H(電荷1，質量数3)の粒子は，同じエネルギーをもつ^3_2He(電荷2，質量数3)よりも長い飛程をもつ．正確にはR∝$(1/Q^2)$という関係があり，それゆえ，^3_1H粒子は^3_2He粒子の4倍の距離を移動する．電荷の正負は飛程には影響しない．

媒質の密度(d)

荷電粒子の飛程Rは通過する媒質の密度に大きく依存する．より密度の高い媒質では，荷電粒子の飛程はより短くなる．つまり，Rは媒質の密度dに反比例する．すなわち，R∝$(1/d)$である．したがって，荷電粒子の飛程は，液体中や固体中に比べて気体中で長くなる．

■ 制動放射線の発生

非弾性衝突によりエネルギーを失う際，荷電粒子は制動放射(bremsstrahlung)過程によりエネルギーを失う．荷電粒子が原子核の電場で急に加速もしくは減速されると，高エネルギーの光子(X線)が放出されることがある．ここで我々が考えているエネルギー範囲では，そのような相互作用が起こる可能性は，電子や陽電子が高周期元素の物質(鉛や鉄など)と相互作用する場合を除けば，実際にはきわめて小さい．原子番号Zの物質中で，エネルギーE(MeV)の電子によってX線として放出されるエネルギーfは，近似的に以下の式で表される．

$$f = \frac{Z \cdot E}{1400} \text{(EはMeV単位)}$$

タングステンターゲット(Z＝74)のX線管に100 keVのエネルギーの電子が入射した場合，電子の総エネルギーのうち，0.5％だけがX線に変換される．1 MeVの電子が水中(Z＝7.4)を通過した場合も同じ割合で電子のエネルギーがX線に変換される．ただし，X線スペクトル(放出されたX線のエネルギー)はX線管の場合とは大きく異なる．核医学に関していえば，このメカニズムによる高エネルギーの光子の発生はきわめて少ないので，無視して構わない．

■ 阻止能(S)

しばしば荷電粒子の飛程Rの代わりに，別のパラメータとして阻止能S(stopping power)がよく用いられる．阻止能は，荷電粒子がある媒質中の微小な距離dxを移動する間に失うエネルギー量dEと，その距離dxの比で定義される．すなわち，以下の式で表される．

$$S_{medium} = -\frac{dE}{dx}$$

飛程Rと阻止能Sは反比例の関係にある(すなわち，より高い阻止能をもつ媒質であれば，その媒質中での飛程Rは小さくなる)．この関係から阻止能Sもまた飛程Rと同じ要因(E, M, Q, d)に依存し，おおむね飛程Rと逆の関係性をもっている．

■ 線エネルギー付与(linear energy transfer：LET)

線エネルギー付与(LET)は，放射線生物学で重要なパラメータである．LETは，荷電粒子が微小距離dxを進行した間に飛跡近傍のターゲット原子に移動したエネルギー量dE_{local}と，その距離dxの比で定義される．すなわち，

6章 高エネルギー放射線と物質との相互作用

$$\text{LET} = -\frac{dE_{\text{local}}}{dx}$$

である．

■ LET と阻止能の違い

阻止能 S は荷電粒子がすべてのエネルギーを失った場合についての値であるが，LET は荷電粒子からの局所的な（飛跡近傍）のエネルギー移動についての値である．このため，重い粒子では，S と LET はほとんど等しくなる．これに対して，軽い粒子では，この 2 つの値は大きく異なる．なぜなら，δ 線や制動放射でエネルギーを失う場合，そのエネルギーが局所的に移動することはないからである．阻止能 S と LET はともに同じ単位（keV/μm）で表される．

■ 陽電子の消滅

媒質中でエネルギーを失うということについては，電子も陽電子も違いは全くないが，陽電子は一度エネルギーを失うと，安定ではなくなり直ちに電子と結合して消滅する．電子と陽電子の質量エネルギーは，**図 6-2** に示す対方向の 511 keV の 2 本の γ 線へと変換される．ここで覚えておきたいのは，陽電子の消滅は，そのエネルギーのほとんどが失われたときにのみ起こるということである（つまり，媒質中の飛程の末端付近で起こる）．

X 線と γ 線の相互作用（10 keV〜10 MeV）

光子は電荷はもっていないが，それにもかかわらず，荷電粒子と相互作用し，その結果，荷電粒子から構成される媒質は光子と相互作用することになる．光子と物質との相互作用の起こる確率とその形式は，光子のエネルギーに強く依存している．本項では，高いエネルギーをもつ光子（X 線や γ 線）と物質の相互作用に着目する．

X 線や γ 線と原子の相互作用が起こる確率は，一般的には，高エネルギー荷電粒子の場合に比べると，はるかに小さい．そのため，X 線や γ 線は荷電粒子に比べ，物質を貫通する能力が高い．そのため，阻止能や飛程といった概念を使うことはあまり現実的ではない．そこで，代わりの概念として，線減弱係数 $\mu_{(\text{linear})}$ と半価層（half-value layer：HVL）がよく用いられる．

■ X 線と γ 線の減弱と透過

図 6-3 に示すような簡単な実験を考えてみよう．ここでは，エネルギー $E\gamma$ をもつ X 線あるいは γ 線が断面 1 cm^2，厚さ x cm の薄いスラブに平行に入射している（**図 6-3**）．γ 線がこのスラブを通過するとき，3 つの事象が起こりうる：(1) γ 線が完全に物質に吸収される，(2) γ 線がエネ

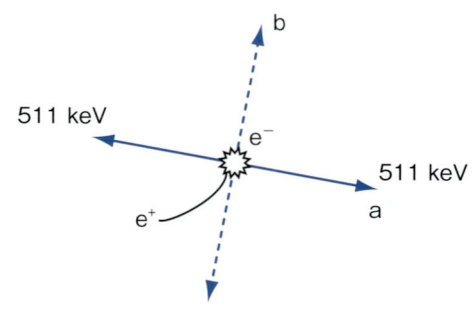

図 6-2 陽電子がそのエネルギーのほとんどを失い，飛程末端で電子と結合して消滅すると，511 keV の 2 本の γ 線が発生する．γ 線の方向は決まっていないが，この図の a や b のように，あらゆる方向に常にほぼ反対向きに発生する．

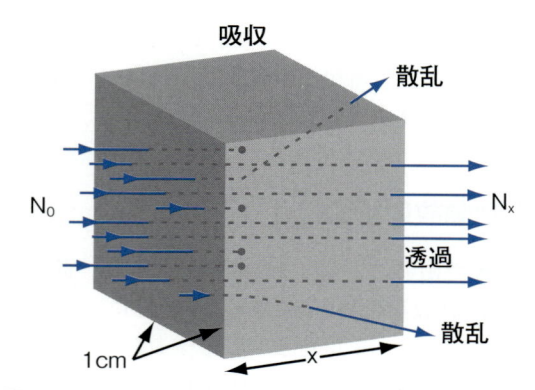

図 6-3 γ 線の減弱．γ 線の光子束 N_0 が厚さ x cm の物質に入射すると，物質（破線）によって減少した光子束 N_x が透過する．残りの γ 線は物質に吸収されたり，散乱されたりする．

ルギーをいくらか失いながら，あるいは失わずに反射する(散乱する)，(3) γ線は相互作用することなく通り抜ける．はじめの2つの過程は減弱とよばれる過程であり，3つ目は透過とよばれる過程である．エネルギー Eγ の γ線が前述の厚さ x を透過するとき，その透過性は，物質の性質(密度や原子番号)とスラブの厚さ x にのみ依存する．ある物質において，異なる厚さのスラブを透過してきた γ線(エネルギーを失ったり偏向していないもの)の数を測定することで，実験的に厚さ x の影響を求めることができる．このような実験の結果から，以下の数式の関係があることがわかる．

$$\frac{N_x}{N_0} = e^{-\mu_{(linear)} x} \qquad (1)$$

ここで N_0 および N_x は，それぞれ，スラブに入射した γ線の数，厚さ x のスラブを透過した γ線の数である．線減弱係数 $\mu_{(linear)}$ は，厚さ 1 cm の単位面積当たりを通過する γ線の相互作用する確率を表す物理量であり，γ線のエネルギー Eγ と物質の性質(密度と原子番号)に強く依存する．ここで，式(1)は数学的に時間と放射性壊変の関係式と同様であることに注意したい(3章 p.23)．しかしながら，これは完全に異なる物理過程を記述している．すなわち，ある厚さ x の物質の γ線の透過度を表している．図 6-4 に，4種類の物質の線減弱係数のエネルギー依存性を示す．

実験的には，線減弱係数 $\mu_{(linear)}$ を決定するよりも半価層(HVL)を求めるほうが容易である．半価層は「入射した γ線が 1/2 に減弱される物質の厚さ」として定義される．式(1)を参照すると，

$$\frac{N_x}{N_0} = \frac{1}{2}, \quad x = \text{HVL 層}$$

である．

半価層は $\mu_{(linear)}$ を用いて，以下のように表すことができる．

$$\text{HVL} = \frac{0.693}{\mu_{(linear)}} \qquad (2)$$

これは放射性核種の半減期 $T_{\frac{1}{2}}$ と壊変定数 λ の関係式に似ている．この線減弱係数 $\mu_{(linear)}$ の単位は cm^{-1} であり，半価層は cm である．式(1)，

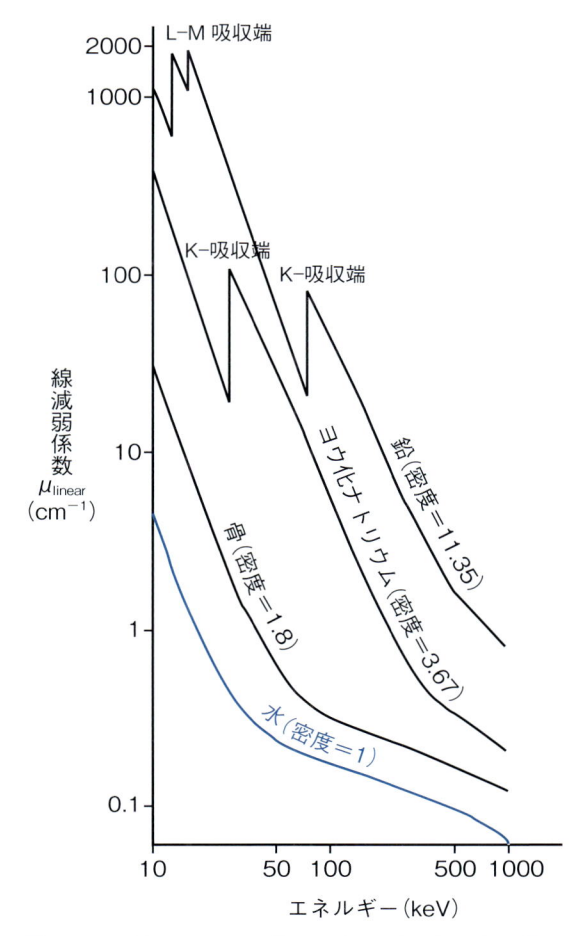

図 6-4 X線あるいは γ線のエネルギーと，水，骨，ヨウ化ナトリウム，鉛の線減弱係数 $\mu_{(linear)}$ の関係

あるいは 3 章(p.24)で述べた指数関数を含んだ問題を解いた式を用いることで，半価層あるいは $\mu_{(linear)}$ のどちらかがわかれば，厚さ x の物質を平行に通過する γ線の減弱を求めることができる．

例:

NaI(Tl) の 140 keV の γ線の半価層は約 0.3 cm である．140 keV の平行な γ線が 1.2 cm (約 1/2 インチ)の NaI(Tl) 結晶を透過する割合を求めよ．

厚さ 1.2 cm は，$\frac{1.2}{0.3} = 4$ 半価層[NaI(Tl) 中の 140 keV の γ線について]で，1 半価層は，$\frac{N_x}{N_0} = \frac{1}{2}$ であるので，4 半価層分では，$\frac{N_x}{N_0} = \left(\frac{1}{2}\right)^4 = \frac{1}{16}$ である．それゆえ，γ線の透過する割合は，$\frac{100}{16}$ あるいは 6% である．言い換えれば，94% の γ線

■ 不均一な媒質における減弱

式(1)は均一な媒質を通った場合の減弱を記述している．図6-5に示すような異なる媒質，異なる厚さの層状の不均一媒質を透過した場合の減弱は，次の式で与えられる．

$$I_t = I_0 \cdot e^{(-\mu_1 x_1 - \mu_2 x_2 - \mu_3 x_3)} \quad (3)$$

ここで，厚さの合計を $t = x_1 + x_2 + x_3$ とし，$x_1 = x_2 = x_3$ であれば，

$$I_t = I_0 \cdot e^{-(\mu_1 + \mu_2 + \mu_3)x} \quad (4)$$

である．

核医学領域では，不均一な媒質がほとんどである．たとえば，心臓を撮影しているとき，γ線は異なる厚さの心臓の筋肉，肺，骨などを通過する．これらが補正されなければ，誤った画像になってしまう．

■ 質量減弱係数 $\mu_{(mass)}$

線減弱係数 $\mu_{(linear)}$ は，物質の密度に依存した値であるのに対し，質量減弱係数 $\mu_{(mass)}$ は，線減弱係数の密度の影響を除いた値として重要である．質量減弱係数は，物質の単位質量あたりの相互作用の確率を反映している．質量減弱係数は線減弱係数を用いて，以下のように表される．

$$\mu_{(mass)} = \frac{\mu_{(linear)}}{密度}$$

なお，質量減弱係数の単位は $\frac{cm^2}{mg}$ である．

■ 原子減弱係数 $\mu_{(atom)}$

上述の2つの相互作用の確率を示す線減弱係数 $\mu_{(linear)}$，および質量減弱係数 $\mu_{(mass)}$ は，1g，あるいは1cm^3 といった巨視的なレベルのγ線の相互作用を表している．それでは，これら2つの値を原子レベルで関連づける値はどのようになるだろうか？ 1つの原子とγ線が相互作用する確率 $\mu_{(atom)}$ について考える．物質1g中の原子の数は原子量Aでアボガドロ数 N_{av} を割った値で求めることができる．すなわち，1g中の原子の数 $= N_{av}/A$ である．そして，$\mu_{(atom)}$ は，$\mu_{(mass)}$ を物質1gあたりの原子数で割ることで求めることができる．

$$\mu_{(atom)} = \frac{\mu_{(mass)}}{\frac{N_{av}}{A}} = \frac{\mu_{(mass)} \cdot A}{N_{av}}$$

ここで，$\mu_{(atom)}$ の単位は cm^2 である．

■ 相互作用のメカニズム

ここまで，X線あるいはγ線の減弱について，また，その減弱を引き起こしているメカニズムについては明らかにしてこなかった．このエネルギー範囲（10 keV〜10 MeV）では，物質と光子が相互作用するメカニズムは大きく3つある．それは，光電効果，コンプトン散乱，電子対生成である．これら3つのうち，どの相互作用が支配的になるかは，光子のエネルギーと相互作用する物質の原子番号に依存している．

X線とγ線が，上述の3つのいずれかによって物質と相互作用する際の大きな特徴は，これまで述べてきたように，電離や励起という形でエネルギーを失い，高いエネルギーをもつ粒子（電子あるいは陽電子）が発生するという点である．このため，X線やγ線は間接電離放射線とよばれることもある．

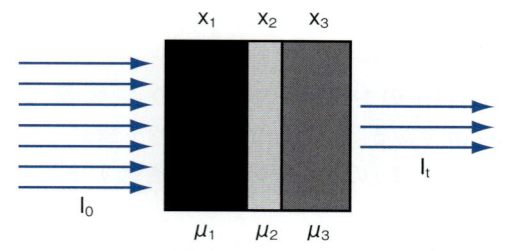

図6-5 異なる物質3層の透過．厚さがそれぞれ，x_1, x_2, x_3，減弱係数がそれぞれ μ_1, μ_2, μ_3 の異なる物質で構成されている．厚さの合計を t，入射，および透過したX線あるいはγ線の光子束をそれぞれ，I_0, I_t とする．

光電効果(photoelectric effect)

　入射した光子が標的原子と光電効果とよばれる相互作用をすると，原子の電子の1つにすべてのエネルギーが移動する(つまり，光子が完全に原子に吸収された場合)．この様子を図6-6に示す．エネルギーが原子に吸収され，電子が放出されることにより電離が起こる．その電子の運動エネルギー E_e は，光子のエネルギー $E\gamma$ から，その殻の電子の結合エネルギー(BE)を引いたものになる(すなわち，$E_e = E\gamma - BE$ である)．電子はいずれの殻からも放出されうるが，もし，内側の殻(たとえばK殻)から放出されると，その殻に空孔ができ，続けて，より外側の殻(たとえばL，M殻)の電子により穴埋めされる．これについては1章，2章で述べた．この結果，特性X線，あるいはオージェ電子が原子から放出される．一方，外側の殻の電子が光電効果を起こすと，その原子は単にイオン化されるだけである．原子によって光電効果が起こる確率 $\tau_{(atom)}$ は，光子のエネルギー $E\gamma$ と相互作用をする原子の原子番号 Z に強く依存している．

$E\gamma$ への依存　光電効果による相互作用の確率 $\tau_{(atom)}$ は，X線あるいはγ線のエネルギーの増加にともなって急激に小さくなる．これはγ線のエネルギーのおおよそ3乗に反比例している．すなわち，$\tau_{(atom)} \propto (1/E_\gamma^3)$ である．それゆえ，45 keV のγ線が光電効果を起こす確率は 90 keV のγ線と比べて8倍高くなる．つまり，$(90^3)/(45^3) = 8$ である．しかしながら，この3乗の式には1つ例外がある．γ線のエネルギー $E\gamma$ が原子のいずれかの殻の電子の結合エネルギーと等しくなると，光電効果の確率は急激に高くなる．たとえば，45 keV のγ線が鉛原子と光電効果で相互作用する確率は，90 keV のγ線に比べて，$1/E_\gamma^3$ の規則に従えば8倍高くなるはずであるが，鉛原子の K 殻の電子の結合エネルギーは約 88 keV であるため，90 keV のγ線の光電効果の確率は，45 keV のγ線の場合とほぼ同じくらいまで上昇する．80 keV のγ線が鉛と相互作用する確率は，90 keV のγ線と比べ，後者のほうがエネルギーが高いにもかかわらず約6倍低くなる．$1/E_\gamma^3$ の規則が適用できない範囲を吸収端といい，γ線が相互作用する原子の原子番号 Z に依存している．たとえば，K 吸収端(K 殻の電子)は鉛では約 88 keV に現れるが，ヨウ素の場合はわずか 32 keV で生じる(図6-4)．

原子番号 Z への依存　光電効果による相互作用の確率 $\tau_{(atom)}$ は原子の原子番号に強く依存している．それは原子番号のおおよそ4乗に比例している．すなわち，$\tau_{(atom)} \propto Z^4$ である．たとえば，50 keV のγ線が鉛原子(Z=82)と相互作用する確率は酸素原子(Z=8)の場合と比べて，$(82^4)/(8^4) = 11,000$ であるから，11,000倍高くなる．もちろん，γ線のエネルギーがその原子の吸収端に近い場合は，この規則も変わってくる．

コンプトン散乱(compton scattering)

　コンプトン散乱では，図6-7に示したように，ビリヤードのボールのように電子によって光子が散乱される．この散乱された電子はエネルギーを受け取り，入射した光子はエネルギーを失う．この電子が受け取るエネルギー量，あるいは光子が失うエネルギー量は，入射した光子のエネルギー

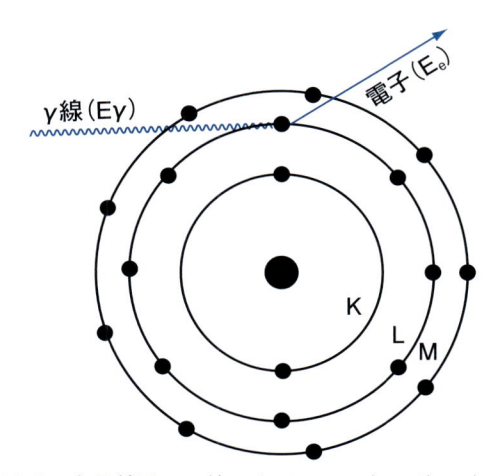

図6-6　光電効果．γ線のすべてのエネルギーが，吸収した原子の軌道電子に移り，その結果原子はイオン化される．放出された電子はエネルギー E_e をもち，これはγ線のエネルギー $E\gamma$ から軌道電子の結合エネルギーを差し引いた値である．イオン化によって内側の電子軌道に空孔ができると，特性X線，あるいはオージェ電子が続けて放出される．

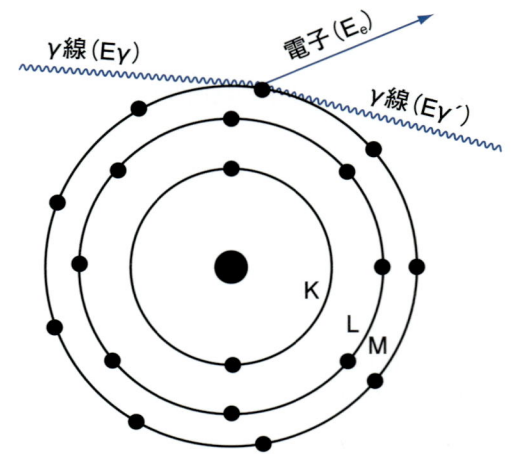

図6-7 コンプトン散乱．γ線はそのエネルギーの一部だけが（基本的には外側の殻の）軌道電子に移動する．散乱されたγ線のエネルギー $E_{\gamma}' = E_{\gamma} - E_e$ となる．なお，E_{γ} ははじめのγ線のエネルギーで，E_e は散乱された電子のエネルギーである．

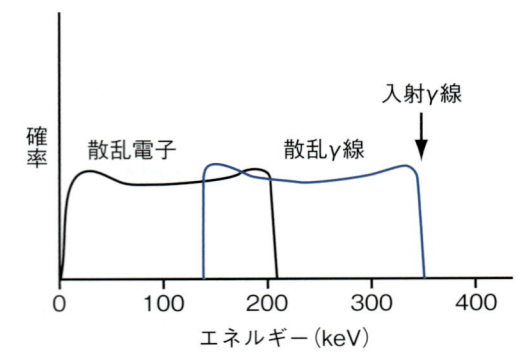

図6-8 364 keV のγ線によるコンプトン散乱における散乱γ線と散乱電子のエネルギー分布．この過程で，364 keV のγ線から電子に移動するエネルギーの最大量は，210 keV であることがわかる．

と散乱角に依存している．一般的に，散乱角が大きくなるほど，光子は多くのエネルギーを失う．したがって，光子から電子へ移動するエネルギーが最大になるのは，光子が180°方向に散乱されるときである（つまり，後方散乱される場合）．後方散乱された光子のエネルギー（散乱された光子がもつ最小エネルギー）は入射する光子のエネルギー E_{γ} と以下の関係がある．

$$E_{\gamma\,minimum} \simeq \frac{E_{\gamma}}{1+4E_{\gamma}} \quad (E_{\gamma} \text{の単位はMeV})$$

入射光子のエネルギーが 1 MeV だった場合，散乱光子の最小エネルギーは，0.200 MeV となる．0.360 MeV の光子であれば 0.148 MeV，0.140 MeV の光子であれば 0.090 MeV，0.080 MeV であれば 0.060 MeV となる．これらの例として挙げた $E_{\gamma\,minimum}$ の値は NaI(Tl) 検出器（8章を参照）のγ線のエネルギー分析の関係から得られる．散乱光子のエネルギーはこの最小値から入射エネルギーの範囲に分布する．図6-8には，360 keV で入射した光子がコンプトン散乱を起こした場合の，散乱光子と散乱電子のエネルギー分布を示した．

E への依存 コンプトン散乱の確率 $\sigma_{(atom)}$ はエネルギー E が増加するにつれて，はじめゆるやかに上昇し，そのあと急激に下がる．

Z への依存 各原子は，原子番号の数の電子をもっているので，原子によるコンプトン散乱の確率 $\sigma_{(atom)}$ は原子番号に正比例する．つまり $\sigma_{(atom)} \propto Z$ である．

電子対生成（pair production）

この相互作用が起きるためには，γ線のエネルギーが 1.02 MeV より大きくなければならない．1.02 MeV を超えるγ線が原子核の電場中を通過するとき，電子と陽電子が生じる（つまり，γ線のエネルギーの一部部分が質量のあるものに変わる）．この過程は電子対生成とよばれる（図6-9）．γ線の余分なエネルギー分（$E_{\gamma} - 1.02$ MeV）は電子と陽電子がそれぞれ運動エネルギーとしてもつことになる．

E への依存 電子対生成が起こる確率 $\kappa_{(atom)}$ は 1.02 MeV 未満ではゼロである．1.02 MeV よりも大きくなると $\kappa_{(atom)}$ は E が大きくなるにつれて大きくなり，10 MeV 以上では，これが主要な相互作用となる．

Z への依存 ある原子に対して電子対生成が起こる確率 $\kappa_{(atom)}$ は，Z^2 に正比例する．

X線とγ線の相互作用（10 keV 〜 10 MeV） **63**

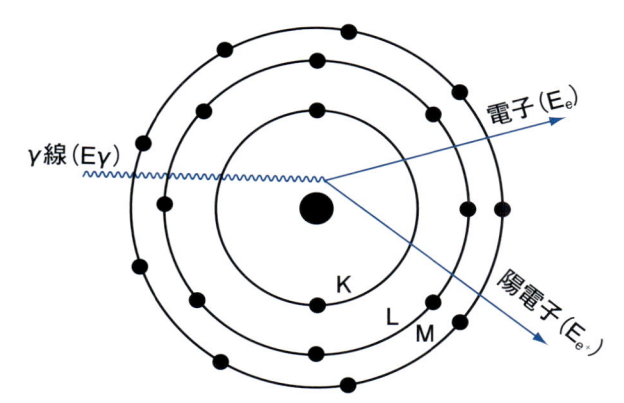

図6-9 電子対生成．原子核の正電荷の影響下で，1.02 MeV 以上のエネルギー Eγ をもつγ線が消滅し，Eγ－1.02 MeV のエネルギーをもつ粒子のペア（電子と陽電子）が生じる．陽電子は物質中では引き続いて p.58 で示した形式で消滅する．

■ 質量減弱係数 $\mu_{(mass)}$ と線減弱係数 $\mu_{(linear)}$ の原子番号 Z への依存

ここまでそれぞれの相互作用について，原子減弱係数 $\mu_{(atom)}$ の原子番号 Z への依存関係を考えてきたが，線減弱係数および質量減弱係数は原子番号によって変化しないのだろうか？　実は，線減弱係数 $\mu_{(linear)}$ と質量減弱係数 $\mu_{(mass)}$ も原子番号 Z に関係しており，光電効果，コンプトン散乱，電子対生成は，それぞれ，Z^3，Z^0（つまり Z に依存していない），Z に依存している．コンプトン散乱がどのようなときに支配的になるか覚えておくことは重要であり，コンプトン散乱が支配的になると，どんな物質（水，ヨウ素，骨，鉛）でも単位重量あたりの X 線あるいはγ線の減弱量は同程度になる．ただし，それぞれの物質の 1 cm³ あたりの減弱は密度に比例して異なる．

■ 3つの過程の相対的重要性

相互作用が起こる合計の確率 $\mu_{(atom)}$ は3つの確率 $\tau_{(atom)}$，$\sigma_{(atom)}$，$\kappa_{(atom)}$ の和となる．すなわち，$\mu_{(atom)} = \tau_{(atom)} + \sigma_{(atom)} + \kappa_{(atom)}$ である．$\mu_{(atom)}$ のγ線のエネルギー Eγ や原子番号 Z との関係はさまざまであり複雑になるので，一般的には，与えられるγ線のエネルギーと物質の原子番号によって，いずれかの相互作用が支配的になる．**図6-10** は，10 keV から 1 MeV のエネルギー範囲で，核医学上で重要な4物質〔水（組織に相等），骨，ヨウ化ナトリウム［NaI(Tl)］，鉛（Pb）〕における，相互作用の割合を示している．水や骨では，50 keV を超える X 線やγ線のおもな相互作用は

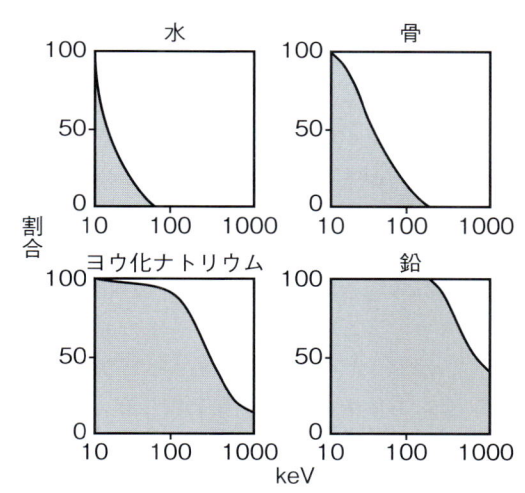

図6-10 光電効果とコンプトン散乱の相対的な寄与を示す．水（組織），骨，ヨウ化ナトリウム，鉛のそれぞれの総減弱係数をエネルギーの関数として表している．水や骨では，50 keV を超える範囲ではほとんどすべての相互作用がコンプトン散乱である．一方，ヨウ化ナトリウムや鉛では，300 keV まで光電効果が支配的であるのがわかる．

コンプトン散乱である．鉛では，1 MeV に至るまで光電効果が支配的であるが，このあたりまで来るとコンプトン散乱も重要になってくる．NaI(Tl) 中では，光電効果が 300 keV まで支配的である．

中性子の相互作用

中性子は全く電荷をもっていないため，荷電粒子と引き合ったり反発したりすることがない．その代わり，ビリヤードボールのように原子核と相互作用する(直接ぶつかる)．中性子のエネルギーがとても低い場合は，原子核に入り込みやすく，その結果，放射性核種をつくる．しかしながら，中性子の相互作用は核医学領域では大きな役割をもたないので，中性子捕獲反応による放射性核種の生成(4 章参照)を除き，本書ではこれ以上述べない．

Key Points

6-1. 荷電粒子は物質と非弾性衝突によって相互作用し，飛程(貫通する距離) R が定まる．

6-2. 飛程 R はエネルギーの増加とともに長くなり，粒子の質量や電荷 Q が大きくなると短くなる．また，飛程は相互作用する物質の密度が増加すると短くなる．飛程は Q^2 に応じて増加するが，電荷の正負には依存しない．

6-3. 荷電粒子の線エネルギー付与(LET)は生物学的影響の重要な指標となる．

6-4. 電子と陽電子は同一の形式で相互作用するが，陽電子はその飛程の終端で電子と結合して消滅する．この消滅で 2 本の 511 keV の γ 線を生じる．この γ 線はそれぞれほぼ反対方向に放出される．

6-5. 制動放射は，荷電粒子の二次的な相互作用メカニズムである．電子やその他の荷電粒子が原子核の近傍を通過するときにさまざまなエネルギーの X 線を生じる．

6-6. X 線や γ 線は，相互作用する距離が明確に定まらないが，その代わりに，X 線や γ 線が 50％ に減弱される物質の厚さで定義される半価層(HVL)という値がよく用いられる．

6-7. 核医学領域でのエネルギー範囲では，X 線および γ 線と物質との相互作用においては，3 つの相互作用が支配的である．すなわち，光電効果(γ 線の全エネルギーが電子に移動する)，コンプトン散乱(γ 線のエネルギーが電子と散乱 γ 線に分配される)，電子対生成(γ 線のエネルギーが電子と陽電子の 2 つに変換される)である．

6-8. 鉛やヨウ化ナトリウムといった原子番号の大きい(50 より大)物質と，500 keV 以下のエネルギーの γ 線との相互作用においては，光電効果が支配的である．

6-9. コンプトン散乱は原子番号の小さい軟部組織や骨で 100 keV より大きい場合に支配的となる．

6-10. 電子対生成は高いエネルギーの場合にのみ重要になる(1022 keV 以上)．

Questions

6-1. 以下の放射線を貫通力の高い順に並び替えよ：1 MeV の X 線，1 MeV の電子，1 MeV の α 粒子，50 keV の特性 X 線，400 keV の γ 線．

6-2. 荷電粒子の飛程に影響する要因を挙げよ．

6-3. 水中での荷電粒子の飛程がわかっている場

合，他の媒質中での飛程を求めるためにはどのような情報が必要か？　また，水中のγ線の線減弱係数がわかっている場合，同様の情報で，他の媒質中における同じγ線の線減弱係数を求めることができるか？

6-4. 陽電子が消滅したとき，結果として何が起こるか？

6-5. 組織，ヨウ化ナトリウム，鉛に対する300 keVのγ線の線減弱係数はそれぞれ0.12, 0.8, 4.5 cm^{-1}である．それぞれの物質の半価層を求めよ．

6-6. 50および150 keVの放射線が5 cmの組織を通過する割合を求めよ．ただし，線減弱係数をそれぞれ0.30, 0.12 cm^{-1}とする．

6-7. 140 keVの放射線が，3 cmの軟部組織，5 cmの肺組織，2 cmの骨組織を含む，厚さ合計10 cmの不均一な層を透過する割合を求めよ(軟部組織，肺組織，骨組織の線減弱係数はそれぞれ0.12, 0.21, 0.04 cm^{-1}とする).

6-8. 鉛に対する140 keVと750 keVの放射線の線減弱係数は，それぞれ22.7, 1.13 cm^{-1}である．3 mm厚の鉛を透過する割合を求めよ．

6-9. 光電効果の影響は，一般にγ線のエネルギーに従って急激に下がる．この法則が適用できなくなるエネルギー範囲は？

6-10. 入射したγ線のエネルギーが100 keV, 500 keV, 1 MeVのとき，後方散乱γ線のエネルギーを求めよ．

6-11. 氷，水，蒸気の線減弱係数の間にはどのような関係があるか？

6-12. 100 keVのγ線に対して，骨の線減弱係数は0.2 cm^{-1}である．100 keVのγ線が2 cm厚の骨と全く相互作用することなく透過する割合を求めよ．

6-13. Question 6-12において，骨との相互作用の80％が光電効果によるもので，20％がコンプトン散乱によるものであるとしたとき，100 keVのγ線の光電効果とコンプトン散乱の割合をそれぞれ求めよ．

6-14. γ線が電子対生成による相互作用を起こしたとき，γ線は少なくともどのくらいのエネルギーを有しているか？

6-15. なぜ，線エネルギー付与(LET)は重要であるのか述べよ．

7 線量測定

　放射線は生体に有害な影響を及ぼすことが知られている．したがって，核医学検査を受ける患者の利益とリスクを評価し，利益がリスクを明らかに上回ることを示す必要がある．ここで，「利益」とは，その検査によって疾患を発見することを指す．放射線障害の程度や，将来に障害が起こる確率を決定する要因として，放射線量(radiation dose)がある．これは，放射線が生体組織と相互作用を起こした結果，その組織に吸収されたエネルギーを指す．よって，それぞれの核医学検査による放射線量がわかれば，リスクの評価は可能である．この章では，放射性核種や放射性医薬品の投与による患者の内部放射線量を測定する方法について説明する．放射線量の評価では，放射線の種類やエネルギーによる人体に及ぼす影響の違いや，組織・臓器の感受性を考慮しなければならない．これについては **15章** で解説する．また，外部被ばく線量およびそれに伴う障害については，**16章** で解説する．

放射線量とは

　核医学検査において，放射線検出器により被ばく線量を直接測定することはほぼ不可能であると考えていい．その代わりに，放射線量計算のために開発された計算式により，物理的，生物学的データを用いて放射線量を計算する．しかし，この計算の精度はさまざまな要因の影響を受ける．具体的には，正確な物理学的データが得られたとしても，必要な生物学的データを得ることは難しく，通常は動物実験あるいはごく限られたヒトのデータを外挿することが多い．また，この計算法には，放射能が均一に分布する，あるいは放射性医薬品が瞬時に臓器に集積し単一指数関数的に集積が低下するなど，実際とは異なるさまざまな仮定の元に成り立っている．そして，この計算は実際には存在しない"標準人体ファントム"を使用する．標準人体ファントムの体重や臓器重量といった詳細については巻末の**付録 E**(p.191)に示した．これらの数値は実際とはかけ離れている可能性がある．最後に，計算された放射線量は各臓器の平均値から得られたものであり，臓器は比較的大きい($1\,cm^3$ 以上)ので，細胞レベルの線量計測(microdosimetry)とは異なる．

　上記のような要因が組み合わさることで，放射線量計算は不正確なものとなってしまう．本書では，一定のルールに従って平均的な線量を求めることとするが，この値は実際のケースと比較して2倍もしくはそれ以上の誤差を含むものと考えるべきである．

定義と単位

　放射線量を計算するためには，放射線量と放射線量率，さらに使用される単位を理解しなくてはならない．

■ 放射線量，D

　放射線量，すなわち吸収線量は，放射線が物質

7章 線量測定

表 7-1 放射線量の計算に用いられるパラメータと略語

パラメータ	略語	単位
ある放射性核種から放出される個々の放射線	i	—
放出される放射線の数	n	—
放射線 i のエネルギー	E_i	MeV
放射線 i の放出頻度†	n_i	/壊変
平均放射線量定数	Δ_i	g・rad/μCi・時間
吸収率	$\phi_i(T \leftarrow S)$	—
自己吸収率	ϕ_i	—
標的臓器	T	—
線源臓器	S	—
標的臓器の重量	M	g
時間 t における放射線量率	dD/dt	rad/時間
放射線量	D	rad
ある時間 t における放射能	A(t)	μCi
時間 0 における放射能	A_0	μCi
線源臓器への集積率	f	—
核種の物理的半減期	$T_{\frac{1}{2}}$	時間
生物学的半減期	$T_{\frac{1}{2}}(Bio)$	時間
線源における有効半減期	$T_{\frac{1}{2}}(eff)$	時間

†訳注：ある核種から放射線 i が放出される割合

と相互作用を起こした結果，その物質の単位質量あたりの吸収されたエネルギーを指す．SI 単位としてグレイ(Gy)が用いられる．1 Gy は物質 1 kg 中に 1 ジュール(J)のエネルギーの吸収があるときの放射線量を指す(J/kg)．一般的にセンチグレイ($cGy=10^{-2} Gy$)やミリグレイ($mGy=10^{-3} Gy$)がよく用いられる．旧単位としてラド(rad)が用いられ，1 rad は 1 g の組織または物質に 100 erg のエネルギーが吸収されたときの放射線量と定義される．rad と Gy には次のような関係がある．1 rad＝1/100 Gy＝1 cGy あるいは 1 Gy＝100 rad．

■ 放射線量率，dD/dt

放射線量率 dD/dt は，単位時間内における放射線量の増加であり，mGy/分，cGy/時間，Gy/日といった単位で表される．

必要なパラメータとデータ

一般的な核医学検査においては，決まった量の放射性医薬品が投与される．そのうち割合 f の放射性医薬品が対象臓器に集積すると考えれば，対象臓器およびその他の臓器にどれだけの線量が集積したかが推定できる．この計算のためには，放射性核種の減衰と放射性医薬品の生体内分布および排泄に関するデータが必要である．表 7-1 に，計算に必要なさまざまなパラメータ，略語，その単位を示した．いくつかのパラメータは 2 章と 3 章ですでに示したものである．ここではそれ以外のパラメータについて解説する．放射線量計算に用いるデータには旧単位で示された古いデータが多く，最終的な数式・表・SI 単位で示されたデータを旧単位に変換するほうが容易であるため，旧単位を用いた．

放射線量の計算

放射線量を計算するためには，投与された放射線核種から放出される全エネルギーのうち，単位質量(g)あたりの標的臓器に吸収される平均のエネルギーを決定しなければならない．X線やγ線は粒子線よりも透過性が高いため，体内のどこかに少量の集積がある場合，その線源により全身の臓器が被ばくする．たとえば，X線やγ線放出核種が肝臓のみに集積したとしても，肝臓(線源臓器S)だけでなく全身の各臓器(標的臓器T)が被ばくする．したがって，放射性医薬品がさまざまな臓器に集積する場合(多線源)，それぞれの線源から各臓器(標的臓器)への放射線量を計算しなければならない．以下に放射線量の計算方法を示す．

1. ある放射性核種から放出される放射線のエネルギーの割合(erg/時間)を計算する．
2. この放射線エネルギーが標的臓器に吸収される割合を計算する．
3. 放射線量率 dD/dt の平均を計算する．
4. 放射線量 D の平均を計算する．

この方法は吸収率(absorbed fraction)法とよばれている．最初の3段階では放射線の減衰，臓器の形や大きさといった物理的データが，第4段階では生体内の集積分布情報が必要である．

■ ステップ1：放出エネルギーの割合

まず，一度の壊変でエネルギーE(MeV)の1種類の放射線しか放出しない放射頻度1の核種を考えてみよう．この核種1 μCi(3.7×10^4 壊変数/秒)では，放出される放射線のエネルギーの割合は $3.7\times10^4\times E$ MeV/秒である．ここでエネルギーの単位 MeV を erg(1 MeV$=1.6\times10^{-6}$ erg)に置き換え，秒を時間(1時間$=3600$秒)に置き換えると，放出される放射線のエネルギーの割合は $3.7\times10^4\times1.6\times10^{-6}\times3600\times E$ erg/(時間・μCi)，すなわち 213 E erg/(時間・μCi)となる．

通常の核種は数種類の放射線を放出するので，その核種から放射線1, 2, 3, …, n が放出される割合(放射頻度)を $n_1, n_2, n_3, …, n_n$，放射線のエネルギーを $E_1, E_2, E_3, …, E_n$ とすると，放出される放射線のエネルギーの割合は核種1で $213\,n_1\,E_1$ erg/(時間・μCi)，核種2で $213\,n_2\,E_2$ erg/(時間・μCi)となる．

■ ステップ2：吸収エネルギーの割合

線源臓器Sからの放射線エネルギーが標的臓器Tに吸収される割合を計算するには，吸収率 $\phi_i(T\leftarrow S)$ の定義が必要である．吸収率 $\phi_i(T\leftarrow S)$ は，線源臓器Sに集積した放射線iからの放射線エネルギーが標的臓器Tに吸収される割合，すなわち，

$$\phi_i(T\leftarrow S)=\frac{\text{標的臓器 T に吸収されるエネルギー}}{\text{線源臓器 S から放出される放射線 i の全エネルギー}}$$

である．

核医学検査では，標的臓器T自体に集積した放射能が最も問題となる(標的臓器T＝線源臓器S)．その場合，吸収率は自己吸収率とよばれ，単に ϕ_i と表記される．

吸収率 $\phi_i(T\leftarrow S)$ がわかったら，標的臓器Tに吸収されるエネルギーは，吸収率に線源臓器Sから放出される放射線iのエネルギー(ステップ1より $213\,n_i\,E_i$)を乗することで求められる．

放射線iから標的臓器Tに吸収されるエネルギーの割合＝

$$213\,n_i\,E_i\,\phi_i(T\leftarrow S)\\=213\,n_i\,E_i\,\phi_i(T\leftarrow S)\,\text{erg}/(\text{時間}\cdot\mu\text{Ci})$$

放射線1, 2, 3, …, n から標的臓器Tに吸収されるエネルギーは，それぞれの放射線から吸収されるエネルギーを合計すればよく，以下の式で表される．

$$213\,n_1\,E_1\,\phi_1(T\leftarrow S)+213\,n_2\,E_2\,\phi_2(T\leftarrow S)+\cdots\\213\,n_n\,E_n\,\phi_n(T\leftarrow S)\,\text{erg}/(\text{時間}\cdot\mu\text{Ci})$$

すなわち，

$$213\sum_{i=1}^{n}n_i E_i \phi_i(T\leftarrow S)\,\text{erg}/(\text{時間}\cdot\mu\text{Ci})$$

表 7-2　γ線のエネルギーと各臓器の自己吸収率 ϕ_i

	エネルギー（keV）						
	15	30	50	100	200	500	1000
膀胱	0.885	0.464	0.201	0.117	0.116	0.116	0.107
胃	0.860	0.414	0.176	0.101	0.101	0.101	0.093
腎臓	0.787	0.298	0.112	0.066	0.068	0.073	0.067
肝臓	0.898	0.543	0.278	0.165	0.158	0.157	0.144
肺	0.665	0.231	0.089	0.049	0.050	0.051	0.045
膵臓	0.666	0.195	0.068	0.038	0.042	0.044	0.040
骨	0.893	0.681	0.400	0.173	0.123	0.118	0.110
脾臓	0.817	0.331	0.128	0.071	0.073	0.077	0.070
甲状腺	0.592	0.149	0.048	0.028	0.031	0.032	0.029
全身	0.933	0.774	0.548	0.370	0.338	0.340	0.321

吸収率 $\phi_i(T\leftarrow S)$ をどのように決定すればいいだろうか？　吸収率の決定には，**6 章**で解説した物質と放射線の相互作用についての理解が必要である．線源臓器 S と標的臓器 T にはいくつもの組み合わせがあり，それぞれの吸収率 $\phi_i(T\leftarrow S)$ を計算するのは難しく，容量の大きなコンピュータが必要である．*Journal of Nuclear Medicine* には，放射線の種類・線源臓器・標的臓器の関係について多くの表が示されている．**表 7-2** に γ 線のエネルギーと各臓器の自己吸収率 ϕ_i を示した．計算には標準人体ファントムを用いている．線源臓器 S と標的臓器 T の組み合わせによるそれぞれの吸収率 $\phi_i(T\leftarrow S)$ については，原著を参照されたい（*Journal of Nuclear Medicine* Suppl. No. 1, 1968；Suppl. No. 3, 1969；Suppl. No. 5, 1971）．

吸収率 $\phi_i(T\leftarrow S)$ について

吸収率 $\phi_i(T\leftarrow S)$ の最大値は 1 である．これは，放出される放射線の全エネルギーが標的臓器 T に吸収された場合である．最小値は 0 であり，吸収が全くない場合である．

β 線，内部転換電子，α 線では，集積部位（線源臓器）の体積が 1 cm³ 以上の場合，ほとんどの放出エネルギーは線源臓器に吸収される．したがって，標的臓器 T の吸収率 $\phi_i(T\leftarrow S)$ は 0 であり，線源臓器 S の自己吸収率 ϕ_i は 1 である．エネルギーが 10 keV 以下の X 線や γ 線にも同じことが当てはまる．つまり，これらの放射線により線源臓器以外の臓器が被ばくすることはない．

10 keV より高エネルギーの X 線や γ 線では，各臓器の吸収率 $\phi_i(T\leftarrow S)$ は，放射線のエネルギー，線源臓器および標的臓器の大きさや密度，線源と標的の距離によって左右される．一般的に，X 線や γ 線のエネルギーが高いほど ϕ_i は低くなり，ある程度のところで横ばいになる．**表 7-2** にあるように，エネルギーが高くなると 100 keV までは ϕ_i が極端に低下し，100～500 keV ではほとんど変化がない．

■ ステップ 3：線量率，dD/dt

吸収率 $\phi_i(T\leftarrow S)$〔標的臓器 T に放射線エネルギーが吸収される割合，単位は erg/（時間・μCi）〕を質量 M で割ると，臓器の質量 g あたりの線量率 dD/dt となる．これを 100 で割って erg/g を rad に換算すると，単位は rad/（時間・μCi）となる．つまり，下記の式で表される．

$$\frac{dD}{dt} = \frac{2.13}{M}\sum_{i=1}^{n} n_i E_i \phi_i(T\leftarrow S) \ \mathrm{rad}/(時間 \cdot \mu \mathrm{Ci})$$

ここで平均線量定数 $\Delta_i = 2.13\, n_i E_i$ と定義すると，

$$\frac{dD}{dt} = \frac{1}{M}\sum_{i=1}^{n} \Delta_i \phi_i(T\leftarrow S) \ \mathrm{rad}/(時間 \cdot \mu \mathrm{Ci}) \quad (1)$$

ある時間 t における，線源臓器内の放射能が A(t) μCi のとき，A(t) からの線量率 dD/dt は次の式で表される．

図 7-1　経静脈投与後の放射線医薬品の体内動態（時間-放射能曲線）．血液または血漿中の放射能は時間とともに低下する．放射能は臓器1や臓器2に分布する．ここには示していないがそれ以外の臓器への分布もある．コンパートメント解析では，数式(3)のような単一指数関数に当てはまる曲線はない．その場合，被ばく線量解析には累積放射能 Ã が必要である．Ã はグラフ法あるいは多指数関数曲線を当てはめる方法により計算される．

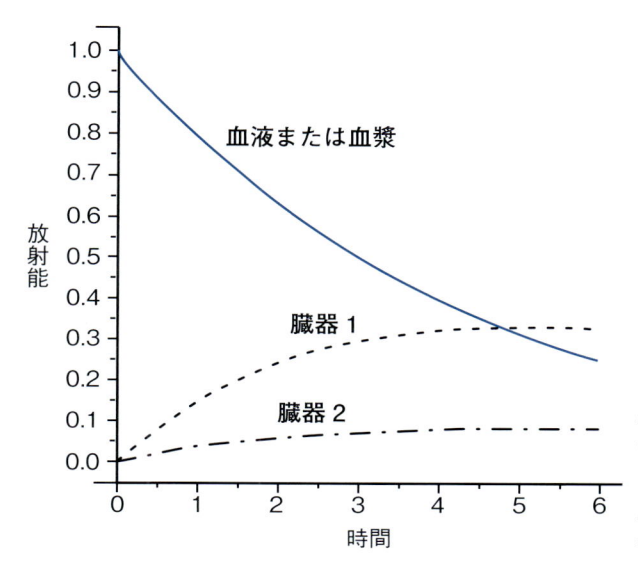

$$\frac{dD}{dt} = \frac{A(t)}{M} \sum_{i=1}^{n} \Delta_i \phi_i (T \leftarrow S) \, \text{rad}/時間 \quad (2)$$

■ ステップ4：平均線量，D

ある時間 t における線源臓器内の放射能 A(t) は，時間0においては A_0（投与量）×f（集積率）であり，有効半減期 $T_{\frac{1}{2}}$(eff) に従って減衰していくとすると，下記の式で表される．

$$A(t) = f \cdot A_0 \cdot e^{\frac{-0.693\,t}{T_{\frac{1}{2}}(\text{eff})}} \mu\text{Ci} \quad (3)$$

したがって，線量率 dD/dt は時間とともに低下し，最終的に0となる．時間が投与時(t=0)から始まり，線量率 dD/dt が0になる時点までの線量の合計を計算するにはどうすればよいか？線量率 dD/dt を時間 t=0 から無限大(∞)まで積分するか，もしくは放射線量 $D = \int_0^\infty (dD/dt)\,dt$ を計算すればよい．これには A(t) の積分が含まれるので，式(3)を用いれば下記の式になる．

$$D(T \leftarrow S) = 1.44\,T_{\frac{1}{2}}(\text{eff}) \cdot \frac{fA_0}{M} \cdot \sum_{i=1}^{n} \Delta_i \phi_i (T \leftarrow S) \, \text{rad} \quad (4)$$

線源臓器 S と標的臓器 T が同じ場合には，放射線量 D は下記のようになる．

$$D = 1.44\,T_{\frac{1}{2}}(\text{eff}) \cdot \frac{fA_0}{M} \cdot \sum_{i=1}^{n} \Delta_i \phi_i \, \text{rad} \quad (5)$$

式の中の $\frac{fA_0}{M}$ は，標的臓器に集積した放射能の濃度である．$\frac{fA_0}{M}$ は濃度であり臓器内の全放射能ではない．また，$\frac{fA_0}{M}$ は放射線量の一次決定因子となる．

放射線量の計算式から，**放射線量を最低限に抑えるためには**，投与時の放射能 A_0 が小さく，放射性医薬品の有効半減期 $T_{\frac{1}{2}}$(eff) が短く，低い吸収率 ϕ_i を示す核種（100 keV 以上の高エネルギー γ 線を放出し粒子線を出さない核種）が望ましい（これについてはすでに 5 章 p.41 で解説した）．

累積放射能 Ã

上記の式(4)と(5)は，放射能が瞬時に線源臓器に集積し式(3)のように単一指数関数的に集積が低下するという仮定で成り立っている．実際にはそのように単純ではなく，放射能の体内分布と動態はもっと複雑である．図 7-1 に示した例では，血液・血漿中の放射能，臓器1・臓器2の放射能の動態を説明するのに式(3)では不足である．この場合，時間−放射能曲線 A(t) は，累積放射能 Ã を計算するのに用いられる．

$Ã = \int_0^\infty A(t) \cdot dt$ である．Ã の単位は時間・μCi である，A(t) は時間あたりの μCi で表される．この計算は複雑なのでここでは詳細は割愛する．

S値を用いた放射線量計算

Snyderらは，臨床において放射線量計算を簡易化するために，核種から放出される複数の放射線といった物理的データと，さまざまな標的臓器と線源臓器の組み合わせによるそれぞれの吸収率を組み合わせた（"S"値とよぶ）．実際，S値は式(1)で示した放射線量率 dD/dt（単位累積放射能あたりの標的臓器Tへの放射線量率）であり，次の式で表される．

$$S(T \leftarrow S) = \frac{dD}{dt} = \frac{1}{M} \sum_{i=1}^{n} \Delta_i \phi_i (T \leftarrow S) \, \text{rad}/(時間 \cdot \mu \text{Ci}) \quad (6)$$

これを式(4)に当てはめることにより下記の放射線量の式が得られる．

$$D(T \leftarrow S) = 1.44 \cdot f \cdot A_0 \cdot T_{\frac{1}{2}}(\text{eff}) \cdot S(T \leftarrow S) \, \text{rad} \quad (7)$$

図7-1に示したような複雑な体内動態を示す放射性医薬品の場合，各臓器の累積放射能は体内動態の実測値から求めるべきである．したがって，放射線量の式は下記のようになる．

$$D(T \leftarrow S) = \tilde{A} \cdot S(T \leftarrow S) \, \text{rad} \quad (8)$$

S値は物理的データのみで決定され，放射性核種および人体ファントムの各臓器ごとに決まっている．よって，核種ごとに線源臓器Sと標的臓器Tの組み合わせによるS値が決まっている．Snyderらは核医学領域で重要なほとんどの核種についてS値を計算した．この値は *Journal of Nuclear Medicine* Supplement 11 に載っている．表7-3に ^{99m}Tc のS値を示した．他の核種については原著を参照されたい．S値の単位は rad/(時間・μCi)である．これは Gy/(時間・MBq)のような SI 単位に容易に変換可能である．それぞれのS値を3.7で割ればよい．

S値を用いると放射線量計算は容易である．線源臓器に集積した放射能 $f \cdot A_0$，有効半減期 $T_{\frac{1}{2}}$(eff)，式(7)のS値さえわかれば，放射線量が計算できる．

注意：小児のように明らかに標準人体ファントムと体格が異なる場合は，S値は使用できない．

具体例

例1：

ある患者に 2 mCi の ^{99m}Tc-硫化コロイドを投与して肝シンチグラフィを施行した．経静脈投与後，投与量の90％が肝臓に集積し有効半減期 $T_{\frac{1}{2}}$(eff) が6時間であったとして，式(5)を用いて肝臓の放射線量を計算する．

計算：この患者の肝臓の質量がわからないので，人体ファントムの値を当てはめる．巻末の付録Eより，M＝1800 g である．投与直後(t＝0)に分布した肝臓の放射能は

A_0(肝臓)＝0.90×2000 μCi＝1800 μCi (66.6 MBq) であり，有効半減期 $T_{\frac{1}{2}}$(eff)＝6時間である．^{99m}Tc の n_i, E_i, Δ_i, 肝臓の ϕ_i といったパラメータおよび $\Sigma \Delta_i \phi_i$ の計算結果は表7-4にある．これらの値を式(5)に入力すると，肝臓の放射線量 D(肝臓)＝(1800/1800)×1.44×6×0.078 ＝0.67 rad (6.7 mGy) となる．

肝臓に集積しなかった残りの10％がすぐに体外に排泄されなければ，これも肝臓への線源として計算しなければならない．しかし，この値は微量であるため，ここでは無視する（実際の計算では必要となるため，表7-4に似た表を作成する必要がある）．

例2：

例1と同じ患者にS値を用いて肝臓，骨髄，卵巣，精巣の放射線量を計算する．

例1と同じのパラメータ：A_0(肝臓)＝1800 μCi (66.6 MBq), $T_{\frac{1}{2}}$(eff)＝6時間．

表7-3より
S(肝臓←肝臓)＝4.6×10^{-5}
S(骨髄←肝臓)＝1.6×10^{-6}
S(卵巣←肝臓)＝4.5×10^{-7}
S(精巣←肝臓)＝6.2×10^{-8}

これらの値を数式(7)に入力すると，
D(肝臓←肝臓)＝1.44×1800×6×4.6×10^{-5}
＝0.72 rad (7.2 mGy)
D(骨髄←肝臓)＝1.44×1800×6×1.6×10^{-6}

表7-3 おもな標的臓器と線源臓器の組み合わせによる ^{99m}Tc の S 値 rad/(時間・μCi)[a]

標的臓器	膀胱	胃	腎臓	肝臓	肺	骨髄	骨	脾臓	甲状腺	全身
膀胱壁	$1.6×10^{-4}$	$2.7×10^{-7}$	$2.8×10^{-7}$	$1.6×10^{-7}$	$3.6×10^{-8}$	$9.9×10^{-7}$	$5.1×10^{-7}$	$1.2×10^{-7}$	$2.1×10^{-9}$	$2.3×10^{-6}$
骨	$9.2×10^{-7}$	$9.0×10^{-7}$	$1.4×10^{-6}$	$1.1×10^{-6}$	$1.5×10^{-6}$	$4.0×10^{-6}$	$1.1×10^{-5}$	$1.1×10^{-6}$	$1.0×10^{-6}$	$2.5×10^{-6}$
胃壁	$2.7×10^{-7}$	$1.3×10^{-4}$	$3.6×10^{-6}$	$1.9×10^{-6}$	$1.8×10^{-6}$	$9.5×10^{-7}$	$5.5×10^{-7}$	$1.0×10^{-5}$	$4.5×10^{-8}$	$2.2×10^{-6}$
腎臓	$2.6×10^{-7}$	$3.5×10^{-6}$	$1.9×10^{-4}$	$3.9×10^{-6}$	$8.4×10^{-7}$	$2.2×10^{-6}$	$8.2×10^{-7}$	$9.1×10^{-6}$	$3.4×10^{-8}$	$2.2×10^{-6}$
肝臓	$1.7×10^{-7}$	$2.0×10^{-6}$	$3.9×10^{-6}$	$4.6×10^{-5}$	$2.5×10^{-6}$	$9.2×10^{-7}$	$6.6×10^{-7}$	$9.8×10^{-7}$	$9.3×10^{-8}$	$2.2×10^{-6}$
肺	$2.4×10^{-8}$	$1.7×10^{-6}$	$8.5×10^{-7}$	$2.5×10^{-6}$	$5.2×10^{-5}$	$1.2×10^{-6}$	$9.4×10^{-7}$	$2.3×10^{-6}$	$9.4×10^{-7}$	$2.0×10^{-6}$
骨髄	$2.2×10^{-6}$	$1.6×10^{-6}$	$3.8×10^{-6}$	$1.6×10^{-6}$	$1.9×10^{-6}$	$3.1×10^{-5}$	$6.6×10^{-6}$	$1.7×10^{-6}$	$1.1×10^{-6}$	$1.1×10^{-6}$
卵巣	$7.3×10^{-6}$	$5.0×10^{-7}$	$1.1×10^{-6}$	$4.5×10^{-7}$	$9.4×10^{-8}$	$3.2×10^{-6}$	$8.5×10^{-7}$	$4.0×10^{-7}$	$4.9×10^{-9}$	$2.4×10^{-6}$
脾臓	$6.6×10^{-7}$	$1.8×10^{-5}$	$8.6×10^{-6}$	$9.2×10^{-6}$	$2.3×10^{-6}$	$9.2×10^{-7}$	$5.8×10^{-7}$	$3.3×10^{-4}$	$1.1×10^{-7}$	$2.2×10^{-6}$
精巣	$4.7×10^{-6}$	$5.1×10^{-8}$	$8.8×10^{-8}$	$6.2×10^{-8}$	$7.9×10^{-9}$	$4.5×10^{-7}$	$6.4×10^{-7}$	$4.8×10^{-8}$	$5.0×10^{-6}$	$1.7×10^{-6}$
甲状腺	$2.1×10^{-9}$	$8.7×10^{-8}$	$4.8×10^{-8}$	$1.5×10^{-7}$	$9.2×10^{-7}$	$6.8×10^{-7}$	$7.9×10^{-7}$	$8.7×10^{-8}$	$2.3×10^{-3}$	$1.5×10^{-6}$
全身	$1.9×10^{-6}$	$1.9×10^{-6}$	$2.2×10^{-6}$	$2.2×10^{-6}$	$2.0×10^{-6}$	$2.2×10^{-6}$	$6.6×10^{-7}$	$2.2×10^{-6}$	$1.8×10^{-6}$	$2.0×10^{-6}$

[a] SI 単位 (Gy/時間・MBq) に変換するには値を 3.7 で割る．

表7-4 $\Sigma \Delta_i \phi_i$ の計算結果：例1(^{99m}Tc)

放射線 i	n_i	E_i	$\Delta_i{}^a$	ϕ_i	$\Delta_i \phi_i$
γ線1	—	—	—	—	0
内部転換電子	0.986	0.002	0.004	1	0.004
γ線2	0.883	0.140	0.264	0.16	0.042
K-内部転換電子	0.088	0.119	0.022	1	0.022
L-内部転換電子	0.011	0.138	0.003	1	0.003
M-内部転換電子	0.004	0.140	0.001	1	0.001
γ線3					
内部転換電子	0.01	0.122	0.003	1	0.003
K(α)特性x線	0.064	0.018	0.003	0.88	0.0026
K(β)特性x線	0.012	0.021	—	0.87	—
KLL オージェ電子	0.015	0.015	—	1	—
LMM オージェ電子	0.106	0.002	—	1	—
MXY オージェ電子	1.23	0.0004	—	1	—
			$\Sigma \Delta_i \phi_i = 0.078$ [b]		

[a] $\Delta_i = 2.13\, n_i E_i$
[b] すべての $\Delta_i \phi_i$ の和

$$= 0.025\ \text{rad}\,(0.25\ \text{mGy})$$
$$D(卵巣 \leftarrow 肝臓) = 1.44 \times 1800 \times 6 \times 4.5 \times 10^{-7}$$
$$= 0.007\ \text{rad}\,(0.07\ \text{mGy})$$
$$D(精巣 \leftarrow 肝臓) = 1.44 \times 1800 \times 6 \times 6.2 \times 10^{-8}$$
$$= 0.001\ \text{rad}\,(0.01\ \text{mGy})$$

この例ではS値を用いて簡単に放射線量を計算した．表7-4のような表を作成せずとも，臓器の放射線量を計算することが可能である．なお，例1と同様，肝臓以外に分布した10％の放射能を無視して，臓器への分布とその有効半減期を用いて直接，放射線量を計算した．例2で得られた肝臓の放射線量は例1よりもやや高い．これは，S値には標準人体ファントムが使われており，もともとの肝臓の吸収率 ϕ_i とは異なるためである．

例3：

甲状腺機能亢進症の患者に治療の目的で5 mCiの ^{131}I を投与した．甲状腺の重量が30 g，有効半減期 $T_{\frac{1}{2}}$(eff)が4日，甲状腺への ^{131}I の取り込みが45％であったとして，この患者の甲状腺の放射線量を計算する．

計算：甲状腺の重量(30 g)が標準人体ファントム(20 g)と異なるため，ここではS値は使えない．甲状腺の重量 M=30 g である．投与直後(t=0)に分布した甲状腺の放射能は A_0(甲状腺)$= 0.45 \times 5000\ \mu\text{Ci} = 2250\ \mu\text{Ci}\,(83.25\ \text{MBq})$ であり，有効半減期 $T_{\frac{1}{2}}$(eff)=4日=4×24=96時間である．^{131}I の n_i，E_i，Δ_i，甲状腺の ϕ_i といったパラメータおよび $\Sigma \Delta_i \phi_i$ の計算結果は**表7-5**にある．これらの値を式(5)に入力すると，甲状腺の放射線量 D(甲状腺)$= (2250/30) \times 1.44 \times 96 \times 0.433 = 4489\ \text{rad}\,(44.89\ \text{Gy})$ となる．

ここで重要なのは，もし ^{131}I が粒子線のみを放出するとして計算すると(**表7-5**)，放射線量は4043 rad となることである〔^{131}I から放出される放射線のうち90％は粒子線(おもに β^-)である〕．よって，^{131}I は非密封核種内照射療法に適した核種であるといえる．

一般的な核医学検査における放射線量

表7-6 に一般的な核医学検査における放射線量(成人の平均値)を示した．投与された放射性核種は全身の臓器に分布するが，通常は全身および最も高い放射線量を示す重要臓器の放射線量を表す．核医学検査のリスクを評価するには，全臓器の放射線量を計算し，**15章**で解説する実効線量

表 7-5　$\Sigma \Delta_i \phi_i$ の計算結果：例 3(^{131}I)

放射線 i	n_i	E_i	Δ_i [a]	ϕ_i	$\Delta_i \phi_i$
β 線 1	0.016	0.070	0.002	1	0.002
β 線 2	0.069	0.095	0.014	1	0.014
β 線 3	0.005	0.143	0.001	1	0.001
β 線 4	0.905	0.192	0.369	1	0.369
β 線 5	0.006	0.286	0.004	1	0.004
γ 線 1	0.017	0.080	0.003	0.035	—
K-内部転換電子	0.029	0.046	0.003	1	0.003
γ 線 2					
内部転換電子	0.004	0.129	0.001	1	0.001
γ 線 3	0.047	0.284	0.029	0.03	0.001
K-内部転換電子	0.002	0.250	0.001	1	0.001
γ 線 4	0.002	0.326	0.001	0.03	—
γ 線 5	0.833	0.364	0.646	0.03	0.019
K-内部転換電子	0.017	0.330	0.012	1	0.012
L-内部転換電子	0.003	0.359	0.002	1	0.002
γ 線 6	0.003	0.503	0.003	0.03	—
γ 線 7	0.069	0.637	0.093	0.03	0.003
γ 線 8	0.016	0.723	0.025	0.03	0.001
K(α) 特性 x 線	0.038	0.030	0.002	0.15	—
				$\Sigma \Delta_i \phi_i$=	0.433 [a]

[a] すべての $\Delta_i \phi_i$ の和

を計算する必要がある．放射線量のリスクを決定するのは実効線量である．

小児における放射線量

　成人と同じ投与量を用いて小児の放射線量を計算すると(表 7-6)，患児の年齢で体型が異なるために放射線量が高く計算されることがある．若くて体型が小さいほど放射線量は高くなる．小児は成人よりも体表面積や体重が小さいので，放射性医薬品の投与量は常にそれに合わせて減らすべきである．結果として，小児でも成人と似たような臓器集積(放射能/g)を示す．それでも，小児の臓器自体が小さいため，放射線量は成人とやや異なる(高かったり低かったりする)．**15 章**で解説するが，同じ放射線量でも小児は成人に比べて放射線障害のリスクが高い．

胎児における放射線量

　胎児は成人よりも放射線への感受性が高いので，通常は妊婦に放射性医薬品を投与すべきではない．しかし，診療にどうしても必要な場合は，放射性医薬品を投与する．あるいは，妊娠していることに気づかないこともある．その場合，胎児への放射線量を計算することは必須である．胎児の放射線量は，母体に分布した放射能と胎盤を介して胎児に集積した放射能の両方を考慮する必要がある．多くの ^{99m}Tc 標識放射性医薬品〔^{99m}Tc-過テクネチウム酸(^{99m}TcO$_4^-$)を除く〕は胎盤をほとんど通過せず，投与した放射能のほとんどは母体内にとどまる．その場合，母体に 10 mCi(370 MBq)投与したときの胎児の放射線量は 100〜400 mrad(2〜4 mGy)と推定される．

　^{131}I，^{67}Ga，^{201}Tl，^{18}FDG などの核種は胎盤を通過するため，妊娠の週数によっては比較的多くの放射能が胎児に移行する．妊娠初期(妊娠 3 か

表 7-6 一般的な核医学検査における放射線量

放射性医薬品	投与量 mCi	投与量 MBq	放射線量(全身) rad	放射線量(全身) mGy	放射線量(高線量臓器) rad	放射線量(高線量臓器) mGy	高線量臓器
⁹⁹ᵐTc 標識							
過テクネチウム酸	10.0	370.0	0.15	1.5	2.5	25.0	胃
グルコヘプトン酸	20.0	740.0	0.15	1.5	4.5	45.0	膀胱
リン酸化合物	10.0	370.0	0.1	1.0	1.5	15.0	膀胱
硫化コロイド	3.0	111.0	0.05	0.5	0.9	9.0	肝臓
MAA(大凝集ヒト血清アルブミン)	3.0	111.0	0.05	0.5	1.0	10.0	肺
DMSA(ジメルカプトコハク酸)	6.0	222.0	0.1	1.0	4.0	40.0	腎臓
DTPA(ジエチレントリアミンペンタアセテート酸)	20.0	740.0	0.1	1.2	3.5	35.0	膀胱
赤血球	20.0	740.0	0.4	4.0	0.4	4.0	全身
HIDA	5.0	185.0	0.05	0.5	1.6	16.0	小腸
メルチアチド(MAG3)	10.0	370.0	0.07	0.7	4.8	48.0	膀胱
セスタミビ(MIBI)(カーディオライト®)	30.0	1110.0	0.5	5.0	5.4	54.0	上部大腸
テトロホスミン(マイオビュー®)	30.0	1110.0	0.4	4.0	3.6	36.0	胆嚢壁
エキサメタジム(セレブロテック®)	20.0	740.0	0.3	3.0	5.2	52.0	涙腺
クエン酸ガリウム ⁶⁷Ga	5.0	185.0	1.3	13.0	4.5	45.0	下部大腸
¹¹¹In-DTPA pentreotide (OctreoScan®)	3.0	111.0	0.5	5.0	7.4	7.4	脾臓
ヨウ化ナトリウム ¹²³I	0.1	3.7	0.004	0.04	2.2	22.0	甲状腺
¹²³I-MIBG	10.0	370.0	0.3	3.0	3.5	35.0	膀胱壁
¹³³Xe ガス	10.0	370.0	0.001	0.0	0.3	3.0	肺
塩化タリウム ²⁰¹Tl	3.0	111.0	0.7	7.0	4.5	45.0	腎臓
¹⁸FDG	10.0	370.0	0.6	7.0	7.0	70.0	膀胱壁

HIDA：2,6-ジメチルアセトアニリドイミノ二酢酸(2,6-dimethyl acetanilide iminodiacetic acid)，MIBG：メタヨードベンジルグアニジン(metaiodobenzylguanidine)

月以内)では胎盤の通過は少なく，**表7-6**に示した ^{67}Ga 製剤，^{201}Tl 製剤，^{18}FDG 投与による胎児の放射線量は 1〜2 rad(10〜20 mGy)である．一方，^{131}I による核医学診断の場合は比較的投与量が少ないので(0.05 mCi)，胎児の放射線量は 30 mrad(0.3 mGy)と少ない．妊娠後期では胎児の放射線量は増加する．

Key Points

7-1. 放射線の放射線量は放射線による生物学的影響(放射線障害)を決定するのに重要な物理的パラメータである．

7-2. 放射線量の SI 単位としてグレイ(Gy)が用いられる．1 Gy は物質 1 kg 中に 1 ジュール(J)のエネルギーの吸収があるときの放射線量である(J/kg)．旧単位として用いられてきたラド(rad)とは次のような関係にある．1 rad＝1/100 Gy

7-3. 放射線量計算には4段階あり，ある放射性核種から放出される放射線のエネルギーの割合，この放射線エネルギーが標的臓器に吸収される割合，放射線量率，放射線量である．

7-4. 放射性医薬品の投与量が多く，臓器における有効半減期が長いと，放射線量が高くなる．標的臓器の質量や核種から放出されるエネルギーにも左右される．

7-5. 一般的な核医学検査では，全身の放射線量は 1 cGy(1 rad)以下，高放射線量臓器では 10 cGy(10 rad)以下である．

Questions

7-1. 次の旧単位を SI 単位に変換せよ：(a) 350 rad，(b) 120 mrad，(c) 5 rad．

7-2. ある放射性医薬品を投与したときの肝臓の平均放射線量を計算せよ(肝臓の重量は 1.6 kg，肝臓に吸収されるエネルギーは 0.12 J)．

7-3. 次の平均放射線量を計算せよ．ある核医学検査を受けて(a) 98 J のエネルギーを吸収した成人(体重 70 kg)，(b) 30 J のエネルギーを吸収した小児(体重 15 kg)．

7-4. 放射性医薬品の放射線量に影響する因子を挙げよ．

7-5. 放射線量計算の精度に最も影響するデータは何か？

7-6. 同じ体積の β 線放出核種が(a) 球体，(b) 円柱，(c) 立方体，に均一に分布しているとき，放射線量は同じか？ 異なるか？

7-7. Question 7-6 が γ 線放出核種であった場合はどうか？

7-8. 標的臓器の吸収率に影響する因子を挙げよ．

7-9. 多指数関数による減衰〔式(3)〕で，累積放射能 $\tilde{A}$，f，A_0，$T_{\frac{1}{2}}$(eff) の関係を数式で表わせ．

7-10. S 値による放射線量計算について説明せよ(なぜ，他の方法より簡単なのか？ その限界は？)．特定の患者の放射線量を計算するのに S 値は使えるか？

7-11. 100 MBq の ^{99m}Tc-MAA を投与し，肺に均一に集積したとして，肺の放射線量を計算せよ〔$T_{\frac{1}{2}}$(eff)＝3 時間，S 値＝1.4×10^{-5} Gy/MBq・時間〕．

7-12. ある γ 線放出核種が肝臓に集積したとき，その他の臓器(脳，甲状腺，肺，脾臓，精巣，卵巣)は被ばくするか？ もし，被ばくする場合は，最も高いあるいは最も低い放射線量を示す臓器はどれか？

7-13. 一般的な核医学検査のなかで最も放射線量が高い検査を挙げよ．

8 高エネルギー放射線の検出

　高エネルギー†の放射線が物質と相互作用したとき，物理的あるいは化学的な変化が起きる．これらの変化は一時的なものもあれば，長期間続くものもあり，高エネルギー放射線検出の基礎になっている．しかし，一般的にはこれらの変化は非常に小さく，我々の感覚では直接感知できるものではない．よって，放射線を検出するために高度かつ複雑な方法が開発されてきた．ここでは核医学で用いられる放射線検出器について説明する．その前に，放射線の特徴で何が重要かと，検出器の特性で何が重要かについて考える．

放射線について知りたいこと

■ 放射線の存在

　ここに放射線があるのか？　このことは核医学においては通常問題とはならない．なぜなら，既知の放射性核種を患者に投与しているからである．しかし，周囲の環境や人体が放射能汚染されているかどうかを知りたいとき，そのような疑問をもつだろう．そして当然ながら，どんな放射線に対しても次のような疑問をもつだろう．

■ 放射線の量

　どのくらいの量の放射能が存在しているか？

---

†訳注：診断用としては高エネルギーだが，物理学や治療分野と比較すると高エネルギーではない．

核医学において，放射能を扱うときはこの問いに答えなくてはならない．もし，その値が絶対的な量でない場合でも，ある基準に対しての相対値を知る必要がある．時間変化を追う動態(dynamic)計測においては，この問いは，ある時間にどのくらいの放射能が存在するのかということになる．この場合は，計数率や放射能の時間変化を測定する必要がある．

■ 放射線のエネルギー

　核物理学とは異なり，核医学では放射線のエネルギーにはあまり注目しない．しかしながら，エネルギーを測定することは，次に挙げる2つの観点から重要である．まず，エネルギーを測定することで，たとえば，散乱してきたγ線など好ましくない事象(event)を区別できる．また，異なる2つの放射性核種を見分けることができることもある．

■ 放射線の特性

　一般的に核医学検査では，どのような放射線を扱うかあらかじめわかっているが，汚染が発生した場合は，放射線の種類(たとえば，α線なのかβ線なのか)を特定する必要がある．
　残念ながら，万能の放射線検出器はない．ある検出器は，測定したい個々の放射線はカウントできるが，そのエネルギーを知ることはできない〔たとえば，GM(Geiger-Mueller)計数管〕．シンチ

8章 高エネルギー放射線の検出

レーション検出器ではその両方を測定することができる．電離箱(ionization chamber)は放射線のカウント数やエネルギーを測定することはできないが，被ばく量の測定のように，さまざまな環境下での測定に有用である．被ばく量は，検出器と相互作用する放射線のエネルギーやカウント数の両方によって決まる．これは，放射線防護を考えるうえで非常に重要である(**16章**を参照)．

どの検出器を使うのがよいのか？

この問いの答えは，放射線検出器の目的による．次に挙げる検出器の特性は非常に重要である．

■ 固有効率

固有効率(intrinsic efficiency または intrinsic sensitivity)E_i は検出能力の限界を表すものであり，通常，検出された放射線の数と有感領域に入射した放射線の数との比で表される．

$$E_i = \frac{検出された放射線の数}{検出器の有感領域に入射した放射線の数}$$

固有効率が50％(0.5)とは，検出器の有感領域に入射した放射線のうち，半分しか検出されず，残りは相互作用せずに通り過ぎたということである．核医学では固有効率が高ければ高いほど良いといえる．また，高い固有効率は，撮影時間の短縮や患者の被ばく低減，あるいはその両方をもたらす．固有効率は，おもに有感領域の線減弱係数(linear-attenuation coefficient)μ や厚さによって決まる．

■ 不感時間

不感時間(dead time)または分解時間(resolving time)は，強い放射能による高計数時において，正確に計測できる限度を表している．どんな検出器も，わずかではあるが，放射線が検出器と相互作用する時間や個々の事象を処理するために必要な応答時間がある．この時間が不感時間あるいは分解時間である．検出器が1つ目の放射線の処理をしている最中に，次の放射線が検出器と相互作用してしまったとき，どうなるのだろうか？このような状況にある検出器の反応は，おもに，麻痺型(paralyzable)と非麻痺型(nonparalyzable)に分けられる．実際の検出器では，両者の概念が混ざったものになることもある．

麻痺型の検出器では，不感時間内に2つ目の放射線が入射した場合，2つ目の放射線と反応した時間からさらなる不感時間が発生する．たとえば，不感時間が100μ秒の検出器において，2つ目の放射線が1つ目の放射線との反応から30μ秒後に反応した場合，検出器の全不感時間は30+100＝130μ秒になる．ここでは，この時間内に3つ目の放射線は入っていないと仮定しているが，もし，3つ目あるいはそれ以上の放射線が続けば不感時間はもっと長くなる．したがって，真の計数率(検出器に入射する放射線の頻度)が一定以上を超えると，実際の計数率(記録される放射線の頻度)はむしろ低下してしまう．

非麻痺型の場合，検出器が放射線に対して不感になっている時間は，2つ目の放射線の到着時間には影響されない．この時間に到達した2つ目の，あるいはそれ以上の放射線は失われるが，不感時間は変化しない点がポイントである．**図8-1**は，麻痺型と非麻痺型の検出器の，さまざまな計数率に依存する不感時間の影響を示した例である．非麻痺型検出器の応答，つまり観測される計数率は，計数率が低い場合，真の計数率と同様に直線的に増加し，やがて停滞する．一方，麻痺型検出器の場合は，はじめは非麻痺型と同じであるが，ピークに達した後，真の計数率の増加とともに観測される計数率は減少する．つまり，麻痺型の検出器では，2つの異なる真の計数率(あるいは放射能)に対して同じ観測値が得られることがある．その1つは高い計数率でもう1つは低い計数率であり，このことに気づかなければ非常に深刻な間違いの原因となってしまう．

不感時間が短く，計数損失なしに高い計数率でも観測できるのが理想である．核医学検査における通常の放射性薬剤の投与の場合，不感時間は10μ秒程度が許容範囲であろう．しかし，心臓の動態検査の場合は，より高い計数率での撮影が行われ，10μ秒以下(2～3μ秒程度)の不感時間をも

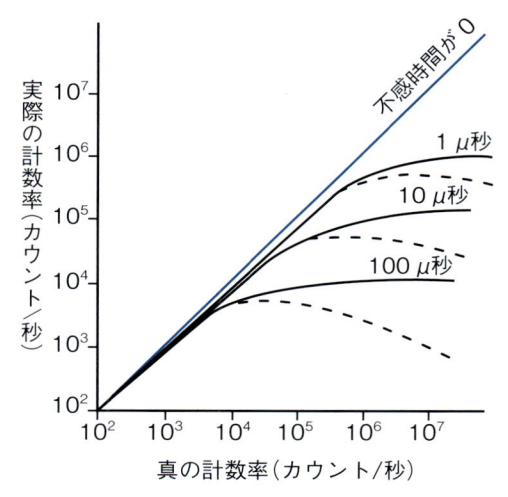

図 8-1 検出器の不感時間と，観測される計数率と真の計数率の関係．実線は非麻痺型を，破線は麻痺型検出器を表している．非麻痺型と麻痺型の両方が混在する検出器では，破線と実線の間をとる．不感時間が増えると，使用できる計数率の範囲(直線部分)が小さくなることに注意する．

つ検出器が好ましい．

■ エネルギー分解能

検出器の特性として，2つの異なるエネルギーをもつ放射線を識別できる能力を，エネルギー弁別能(energy discrimination capability)あるいはエネルギー分解能(energy resolution)という．本章の最後に説明する半値幅(full width at half maximum：FWHM)はエネルギー分解能の大きさを表す指標としてよく用いられている．半値幅は，異なるエネルギーをもつ放射線を見分けるために必要な最小差異を表している．FWHM が20 keV の検出器だった場合，エネルギー差が20 keV 以下の2つのγ線は，この検出器では十分に見分けることができない．すなわち，エネルギー分解能の FWHM の値が小さいことは，より優れたエネルギー弁別能をもつことを意味する．エネルギー分解能の FWHM は，特定の X 線やγ線(単一なエネルギーであることが望ましい)のエネルギーを測定して，その測定値の誤差から計算することができる．誤差が小さいほど，γ線の

エネルギーを正確に決めることができ，より小さいエネルギーの差を検出することができる．

■ そのほかに考慮すべきこと

多くの検出器は電子機器を使っており，しばしば電圧や環境温度の変動の影響を受ける．こういった変動に対して安定的な検出器が望まれる．用途にもよるが，検出器は持ち運び可能で，操作性に優れ，言うまでもなく安価であることが好ましい．

検出器の種類

放射線検出器は，ガス検出器，シンチレーション検出器，半導体検出器に大別される．おもな特徴と用途を**表 8-1** にまとめる．

ガス検出器(ガス封入検出器)

6 章で論じたように，高エネルギー放射線と物質との間で最初に起こる相互作用は電離である．一般的には，物質中で発生する電離量を測定することは，気体や半導体以外では不可能である．気体中での電離量を測定するガス検出器(gas-filled detector)には，電離箱(ionization chamber)，比例計数管(proportional counter)，GM 計数管(GM counter)がある．

■ ガス検出器のメカニズム

ガス検出器のメカニズムを説明するために，V ボルトの電圧をかけた2つの電極間に気体が満たされている状態を考える(**図 8-2**)．この気体中で放射線や粒子によって電離が生じたときに何が起きるか考えてみる．電極間電圧が0のとき，放射線によって生成されたイオン対は再結合して通常の原子や分子になり，回路に電流は流れない．一方で，電圧がかかっている場合，電極間の電場によって，いくつかのイオン対が電極に到達し，回路に過渡電流(電流パルス)が流れる．この電流量を決める要因はいくつかある．たとえば，印加電

8章　高エネルギー放射線の検出

表 8-1　一般的なγ線検出器の特徴

検出器	固有効率	不感時間	エネルギー識別能力	核医学での用途
電離箱	非常に低い	—[a]	できない	放射能測定装置（dose calibrator）
比例計数管	非常に低い	〜ミリ秒	中程度	あまり使われない
GM 計数管	中程度	〜ミリ秒	できない	汚染検査
NaI(Tl) シンチレータ	高い	〜μ秒	中程度	井戸型検出器やシンチレーションカメラとしてよく使われる
Ge(Li) 半導体検出器	中程度	<1 μ秒	非常に良い	中性子による放射化の解析
CdTe 半導体検出器 } CZT 半導体検出器 }	高い	<μ秒	非常に良い	手術用プローブや SPECT

[a] カウンター（計数器）としては使われない

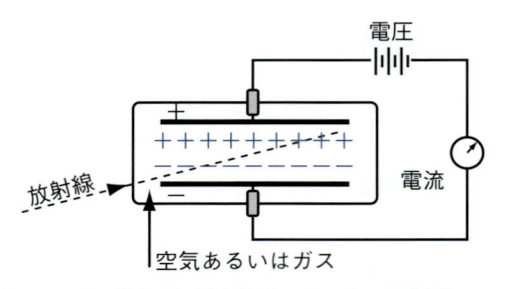

図 8-2　ガス検出器の概略図．ガス中で放射線によって生成したイオン対は 2 つの電極に集められる．

圧，電極間の距離，ガスの種類，ガスの体積，圧力，温度，電極やガス充填容器の形状などである．最も重要な要因は印加電圧である．典型的なガス検出器における，印加電圧と放射線による電離によって流れた電流量の関係を図 8-3 に示す．この関係は少々複雑であり，5 つの領域に分けて説明する．ここでイオン対が生成されなければ，印加電圧に関係なく電流は流れないことに注意する．

領域 I（再結合領域）

印加電圧が低い場合，いくつかのイオンが放射線や粒子線によって生成（一次イオン対とよぶ）されても，すぐに再結合し，元の原子や分子になる．つまり，一次イオン対を電極に集めることができない．印加電圧を上げていくと，多くのイオン対を電極に集めることができ，電流が流れるようになる．

領域 II（電離飽和領域）

この領域では，印加電圧は一次イオン対を電極

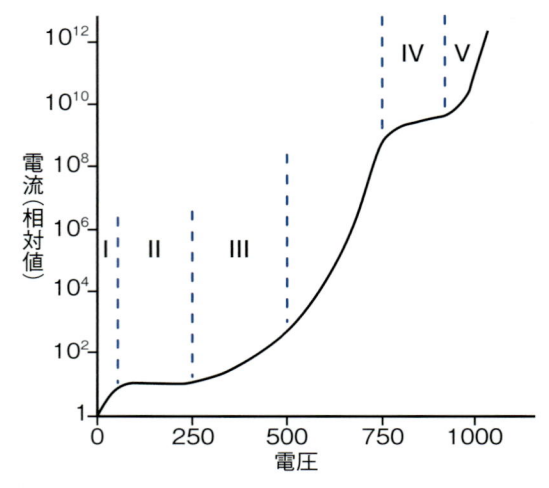

図 8-3　図 8-2 の電極に電圧 V をかけたときの電流値．I，II，III，IV，V 領域の詳細は本文で説明している．領域 I は再結合領域，II は電離飽和領域，III は比例領域，IV は GM 領域，III と IV の間の領域は実用的でない．

に引き付けるのに十分高く，再結合はわずかである．また，電圧が増加しても電流量はそれほど変わらない．なぜなら，放射線によって生成された一次イオン対はすべて電極に集められるからである．しかし，1 本の放射線や粒子線（生成された一次イオン対）によって得られる電流は小さく，多くの放射線や粒子線からの電流をまとめないと検出できない．

領域 III（比例領域）

印加電圧がさらに高いこの領域では，一次イオン対をすべて集めるだけでなく，いくつかの一次

粒子とガス中の原子や分子との衝突によって生成される二次イオン対を集めることができる．この二次イオン対の量は，一次イオン対のエネルギーつまり印加電圧によって決まる．この領域では，1本の放射線の検出ができるほどに電流値は高くなっている．またこの電流値は，放射線のエネルギーとも比例している．しかし，印加電圧がさらに増加すると(ⅢとⅣの間の領域†)，この関係は比例しなくなってしまう．

領域Ⅳ(GM領域)

印加電圧をさらに高くすると，一次イオン対のエネルギーは，多くの二次イオン対の生成や気体分子の励起を引き起こすほど高いエネルギーを獲得する．この気体分子の脱励起の際に紫外線が放出され，さらなるイオン対生成が起きる．その結果，気体は一時的な放電状態になり，その時に流れる電流は印加電圧や放射線のエネルギーにはあまり依存しなくなる．

領域Ⅴ

印加電圧が高すぎて，放射線の検出には適さない．このような高電界下では，電子が原子の殻から引き抜かれ，原子や分子がイオン化される．つまり放射線がなくても放電状態が形成される．

■ 電離検出器(電離箱)

電離箱は昔からあるガス検出器である．動作電圧は図8-3の領域Ⅱに相当する．この領域では，電流値は小さな電圧変化にはさほど影響しない．そのため電離箱は安定であり，さまざまな形状やサイズで製作され，比較的安価である．しかしX線やγ線に対する固有検出効率が低いこと，エネルギー弁別ができないことが欠点といえる．また1本の放射線では電離量が小さいため，放射線を1パルスごとに検出することはできず計数器(カウンター)としては使用できない．したがって，おもな用途としては，放射線治療や放射線診断における放射線被ばく(放射線量)の測定に用いら

---

†訳注：制限比例領域とよばれることがある．

れ，核医学においてもmCiからCi程度の電離箱式放射能測定装置(dose calibrator，キューリーメータともよばれる)として用いられる．個人の被ばく測定のためのポケット線量計としても用いられる(16章を参照)．

電離箱式放射能測定装置

一般的な電離箱式放射能測定装置は，高圧(20大気圧)のアルゴンガスを充填した円柱型の電離箱である．高圧にすることでガスの密度を上げ，固有効率を上げている．円柱の軸に沿って中心まで小さな穴が空いており，そこにサンプル(測定対象)を置くようになっている(図8-4, 8-5を参照)．このような形状は四方八方に放出される放射線を検出するのに都合がよく，4π検出器とよばれることもある(9章を参照)．電離箱の外側は，外から入射する放射線の影響を減らすために適切に遮蔽されている．

電離箱式放射能測定装置の動作原理や操作は簡単である．出力される電流は，放射性核種やサンプルの測定位置が同じであれば，放射能に比例する．しかし，放射能が同じでも，放射性核種が異なると得られる電流値も異なる．これは，γ線のエネルギーの違いや放出頻度の違いによるものである．したがって，放射能測定装置として電離箱を使用する前に，それぞれの核種で校正する必要がある．この初期校正は，核種ごとに通常1 mCiの放射能を測定することによって行われている．この校正の際に，放射能の値がわかっている線源(5%以下の精度)を用いる必要があるが，これはNational Bureau of Standardsから入手できる[†2]．いったん校正係数がわかれば，値がわからない放射能を容易に知ることができる．

市販されている電離箱式放射能測定装置(図8-4, 8-5)の多くでは，電離箱はデジタル電流計につながれ，あらかじめ決められた放射性核種に応じた校正係数で補正された値が，直接mCiや

---

†2訳注：米国でのこと．現在はNational Bureau of StandardsはNIST(National Institute of Standards and Technology)になっている．また日本ではアイソトープ協会が放射能の値づけを行う．

8章 高エネルギー放射線の検出

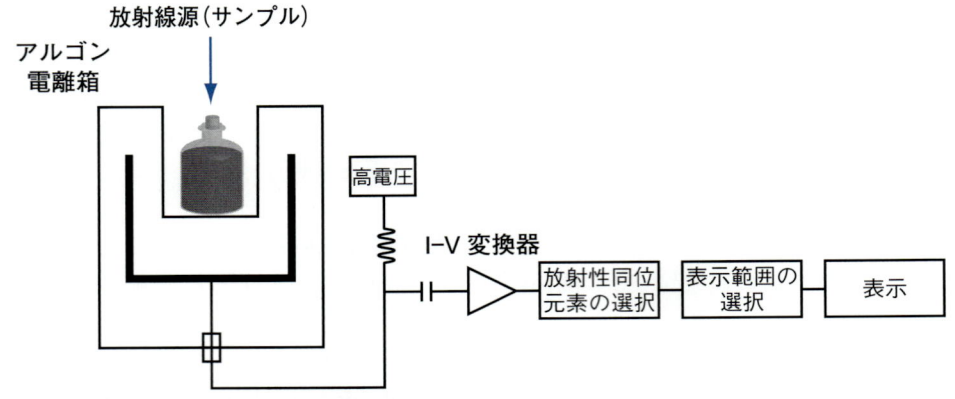

図8-4 電離箱式放射能測定装置の概念図

MBqなどで表示される．この際，適切に放射性核種が選ばれている必要がある．たとえば，"^{99m}Tc"のボタンを押せば，その核種の校正係数が適用される．放射能測定装置自体は核種を見分けることができないため，もし，他の核種の設定で^{99m}Tcサンプルを測定した場合，正確な放射能が得られない．そのため，混合された放射性核種の放射能は，後に述べる^{99}Mo漏出測定以外では，測定することができない．

品質保証（QA：quality assurance）

電離箱式放射能測定装置の性能を保証するために，直線性（電流値が測定する放射性核種の放射能と比例するかどうか）や精度は毎年測定されるべきで，精度に関しては10%以下に抑えることが望ましい．日常チェックにおいては，長寿命の標準校正線源（^{137}Csや^{57}Co）を用いて感度に変化がないことを毎日確認するのが望ましい．物理的半減期による校正線源の壊変を補正したうえで，測定した放射能が10%以上変動してはいけない．また注意すべき点として，校正係数は，校正線源と同じ位置，同じ体積，同じ容器で測定されたときでないと有効でない．線源の形や種類，容器や体積が明らかに変わった場合，校正係数は変わるため，もう一度測り直さなければならない．

^{99}Mo 漏出測定（breakthrough measurement）

電離箱式放射能測定装置では，サンプル中に2

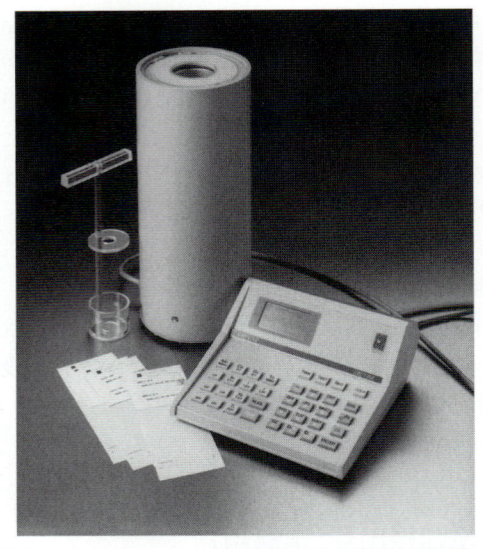

図8-5 市販されている電離箱式放射能測定装置．井戸型（well-type）の電離箱，電子制御卓，シリンジやバイアル（小瓶）のプラスチック製ホルダーで構成されている．（Bushberg JT, Siebert JA, Leidholdt EM Jr, et al. The Essential Physics of Medical Imaging, 2nd ed. Philadelphia：Lippincott Williams & Wilkins；2002 から許可を得て複製）

つの放射性核種が存在している場合，正確に放射能を測定することができない．しかし，ジェネレータから得られる^{99m}Tc溶出液中の漏出^{99}Moについては，放射能を測定する単純な方法がある．具体的には，ジェネレータ生成において使う^{99m}Tcから放出される140 keVのγ線を遮蔽するための鉛の容器を活用する．しかし，この鉛の厚さは

^{99}Mo の高エネルギーγ線(740 や 778 keV)を遮蔽するには不十分である(**6 章**の Question 6-8 にこの計算がされている)．通常，適切な厚さの鉛容器は電離箱式放射能測定装置のメーカーによって提供されている．^{99}Mo の漏出を測定するために，^{99m}Tc 溶出液を入れたバイアル(小瓶)を用いた 2 つの測定を行う．まず，鉛の容器に入れずに ^{99m}Tc の設定でバイアルを測定することで，^{99m}Tc の放射能を得る．次に，鉛の容器にバイアルを入れて ^{99}Mo の設定で測定する．このとき，容器による ^{99}Mo の減衰を考慮する必要があるが，この測定で ^{99}Mo の放射能が得られる．溶出液中の ^{99m}Tc の放射能は通常，^{99}Mo の放射能の 1000 倍程度であり，^{99m}Tc の放射能測定における ^{99}Mo の影響は小さい．そのため，^{99m}Tc の放射能の誤差は小さいので無視してよい．^{99}Mo の放射能(μCi)を ^{99m}Tc の放射能(mCi)で割ることで ^{99}Mo の漏出量が得られる．

■ 比例計数管

比例計数管は**図 8-3** の領域Ⅲで動作し，ここでは，二次イオンの生成により約 10^6 倍の増幅効果が得られる．得られる電流量は十分なため，1 本ずつの放射線が計数可能であり，その電流量は放射線のエネルギーに比例している．したがって，比例計数管は電離箱と違い，個々の事象の計数とエネルギーを計測することができる．比例計数管のセットアップや使用にあたっては十分な専門知識が必要となる．比例計数管の安定性は電離箱に比べて良くなく，核医学ではあまり使われない．

■ GM 計数管

GM(Geiger-Mueller)計数管の動作電圧は**図 8-3** の領域Ⅳである．この領域では入射粒子がガス中で放電を引き起こし，電極に流れる電流量は，印加電圧や粒子のエネルギーにはあまり依存しない．さて，いったん放電が起きたとき，次の放射線計測のためにどのようにこの放電が止まるのだろうか？ これは化学的なプロセスである．実は，少量のハロゲンや有機化合物を不純物としてガス中に混ぜてある．これらの不純物は，化学クエンチャー(chemical quencher)として知られており，放電中に生み出される紫外線や二次イオン対のエネルギーを吸収する．クエンチング分子による吸収は放電を停止させるが，それらの分子は分離する．したがって，クエンチング分子の枯渇状態になる瞬間があるが，多くのクエンチング分子は短時間でまた元の分子に戻る．放電が終わるのに 50～200 μ秒の時間がかかり，この間は，GM 計数管は次の放射線に反応できず，非麻痺型の不感時間になる．典型的な GM 計数管の最大計数率は 60,000 カウント/分(cpm)である．GM 計数管はガス検出器のなかで最も感度が良い．

典型的な市販の GM 計数管(サーベイメーター)を**図 8-6** に示す．GM 計数管は形や大きさが扱いやすいように設計され，電圧の変動や温度に対して安定するようにつくられている．しかし，エネルギーの測定はできない．β線の測定のために，GM 計数管の端にはアルミニウム薄膜でできた小さな窓が取り付けられている．通常，γ線や X 線の測定の際は，この窓は閉じて使う．また，X 線やγ線はガスと相互作用しにくいので，これらの測定は，GM 計数管の内側の壁との光電効果やコンプトン散乱によって発生する電子に起因するものである．GM 計数管は丈夫で持ち運びやすく比較的安価である．核医学における基本的な用途は，環境や人体の汚染検査である．

シンチレーション検出器

高エネルギー放射線との相互作用によって，蛍光を放つ物質がある．この特徴を放射線検出器として利用しているのがシンチレーション検出器(scintillation detector)である．しかし，発光した光がこの物質の外に出ないと，つまり物質自体が透明でないと利用できない．液体タイプではあまり問題はないが，固体タイプでは単結晶が用いられる．なぜならパウダー状だと，光は吸収されたり境界で散乱されたりして，検出する前に光の多くを失ってしまうからである．

熱ルミネッセンス(thermoluminescence)，光ルミネッセンス(photoluminescence)の 2 種類の

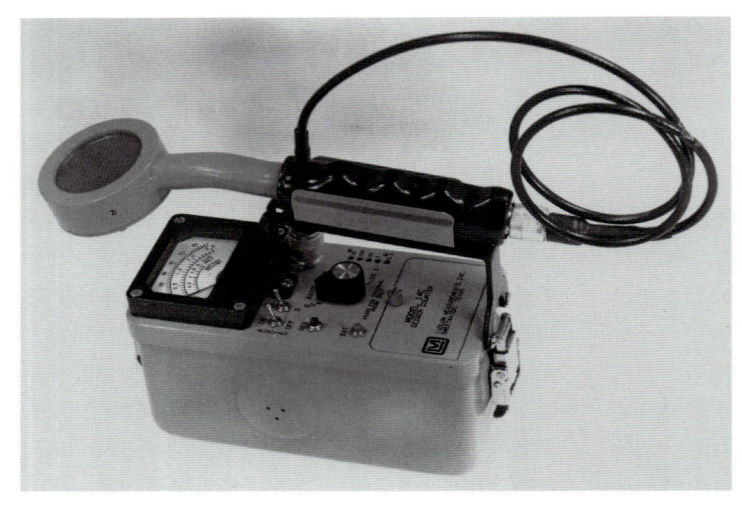

図 8-6 典型的な GM 計数管．汚染検査などを想定した設計になっており，プローブは取り外し可能で扱いやすい．(Bushberg JT, Siebert JA, Leidholdt EM Jr, et al. The Essential Physics of Medical Imaging, 2nd ed. Philadelphia：Lippincott Williams & Wilkins；2002 から許可を得て複製)

物質があり，これらも放射線検出器として用いられる．これらの物質は放射線と相互作用した直後に発光するわけではなく，放射線によって得られたエネルギーを一時的に溜めることができる．そして，熱ルミネッセンス後から熱を加えることで，光ルミネッセンスの場合はレーザーで光を与えることで，一時的に溜められたエネルギーが解放される．熱ルミネッセンス検出器は線量計として用いられる．**16章**で詳しく述べる．光ルミネッセンスは核医学ではあまり見かけることはないが，放射線診断，特にデジタルラジオロジーにおいて見かけることがある．

典型的なシンチレーション検出器の概略図を**図8-7**に示す．シンチレーション検出器は，シンチレータ，光を検出するための光電子増倍管(photomultiplier tube：PMT)，前置増幅器，増幅器，波高弁別や計数率計測，自動データ収集や解析のための電気回路から構成されている．次の節からはγ線の検出に用いられる典型的なシンチレーション検出器のメカニズムについて説明する．高エネルギーの荷電粒子(α線やβ線)の検出に用いられる液体シンチレーション検出器については**9章**で解説する．

■ シンチレータ

現在，多種多様なシンチレータがある．アントラセン，ナフタレン，プラスチック，ハロゲン化アルカリ結晶〔NaI(Tl)のような不純物を添加したものやCsFのように添加剤がないもの〕，タングステン酸鉛，ゲルマン酸ビスマス，臭化ランタン，テルフェニルや2,5-ジフェニルオキサゾールなどの芳香族化合物，これらはすべてシンチレータとして用いられている．

発光機構

放射線によるシンチレータ内での発光機構は複雑で，よく理解されておらず理論的な予測は難しい．簡単に説明すると，γ線が光電効果やコンプトン散乱，対生成によって，シンチレータ内にエネルギーを落とす．そのとき生成された電子がシンチレータ分子の励起や電離を通して非常に短い距離でエネルギーを落とす．このとき生成されたイオン対はそれら同士，あるいは他の原子や分子と結合し，ある励起状態をつくり出す．この励起状態から脱励起が起こり，この際に発光する．これらの励起状態の特性が蛍光時間や色(波長)，発光量を決める．

シンチレータの特性

シンチレータの重要な特性は，おもに固有検出効率(阻止能)，吸収エネルギーあたりの発光量(発光効率)，どのくらいの時間をかけて発光するか(蛍光時間)である．γ線に対するシンチレータの固有検出効率は，線減弱係数，つまり原子番号や密度に依存している(**6章**を参照)．発光量はシン

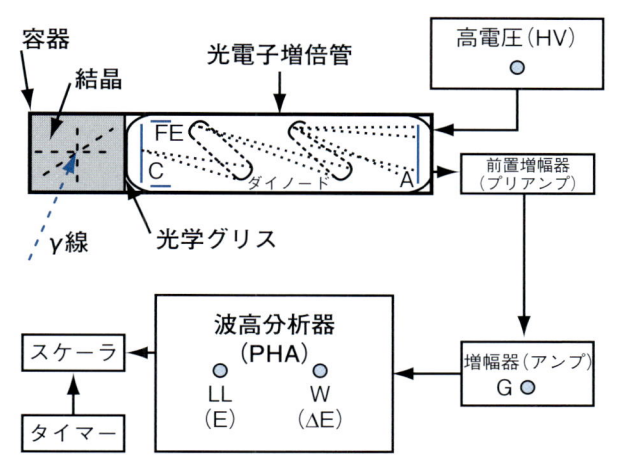

図8-7 シンチレーション検出器の概略図．シンチレーション検出器の操作において，HV（印加電圧），G〔増幅器の利得（ゲイン）〕，LL（lower level：エネルギー下限）あるいはE，WあるいはΔE（エネルギーウィンドウ）は重要である．光電子増倍管においてCは光電陰極（カソード），FEは集束電極（focusing electrode），Aはアノードを表している．

チレーション検出器のエネルギー分解能を決め，蛍光時間は不感時間を決める重要なパラメータであり，これらはシンチレータの種類ごとに異なる．

シンチレータ中では，光は非常に小さな領域で発生する．その範囲は，光電子やコンプトン散乱による反跳電子の飛程程度である．NaI(Tl)やPETで使用されるシンチレータにおいて，1 MeV以下のX線やγ線では，この距離はmmを超えない．この小さな領域から，図8-7に示すように光は四方八方に伝搬する．シンチレータの周囲は，光電子増倍管との接着面以外は，酸化マグネシウムなどの反射剤で覆われており，多くのシンチレーション光を光電子増倍管へ導くように設計されている．光電子増倍管とシンチレータの接着も重要である．なぜなら，この境界で光が失われることがあり，この損失を最小限にするために光学グリスが用いられる．

シンチレーションカメラのためのシンチレータ NaI(Tl)

よく知られているシンチレータのなかで，少量のタリウムを添加したヨウ化ナトリウム（sodium iodide）〔NaI(Tl)〕が，広く用いられている．特に核医学におけるシンチレーションカメラに使用されている．その密度は($d=3.67 \text{ g/cm}^3$)で，実効原子番号は($Z_{eff}=45$)であり，30～500 keVのX線やγ線を検出するのに適度な特性をもっている．NaI(Tl)の発光量は高く，わずかな量のタリウム（100万分の1）を添加することで，添加していない場合の10倍以上に発光量が増加する．蛍光時間は，不感時間を決めることになるが，NaI(Tl)の場合，約$0.23\,\mu$秒であり，核医学での一般的な放射能量に対して適切である．さらに，NaI(Tl)は大きなサイズやさまざまな形に結晶成長させる技術が発展しており，他のシンチレータと比べて経済的でもある．

ヨウ化ナトリウム結晶は潮解性があるため密封する必要がある．通常は薄いアルミニウムやスチール製の容器に入っている．これらの容器による高エネルギーγ線の減衰は非常に小さい．これらの結晶は急激な温度変化（1時間に10℃以上）で使用または保管してはいけない．このような変化は結晶に物理的なストレスを与え，クラックが生じる．また発光量もわずかながら環境の温度に依存している．結果として，室温の変化によってこれらの検出器の応答もわずかに変化する．

近年，NaI(Tl)よりも優れたシンチレータとして$LaBr_3(Ce)$ (lanthanum bromide)が開発された．このシンチレータの特性を表8-2に示す．$LaBr_3(Ce)$はNaI(Tl)と比べて阻止能が高く，発光量も多い．また，蛍光時間も小さく，将来においてNaI検出器に変わる新しいシンチレータの候補である．

PETのためのシンチレータ

PETでは，^{99m}Tcの140 keVよりエネルギーが高い511 keVのγ線が対象であるため，NaI(Tl)は適切ではない．NaI(Tl)はγ線のエネ

表8-2 核医学でよく使用するシンチレータの特性

物質	密度(g/cm³)	実効原子番号	発光量 (NaIに対する相対値)	蛍光時間(μ秒)
NaI(Tl), ヨウ化ナトリウム (sodium iodide)	3.67	46	1	0.23
LaBr₃:Ce, 臭化ランタン (lanthanum bromide)	5.3	47	1.6	0.025
Bi₄Ge₃O₁₆(BGO), (ゲルマニウム酸ビスマス) (bismuth germanate)	7.13	74	0.15	0.30
Lu₂SiO₄O(LSO), ケイ酸ルテチウム (lutetium oxyorthosilicate)	7.4	66	0.75	0.04

ギーとともに急激に検出効率が落ちるからである．代わりとして，BGO としてよく知られているゲルマニウム酸ビスマス(bismuth germanate)がある．BGO は NaI(Tl) と比べて 511 keV の検出効率において非常に有利である．しかし，発光量が小さいため〔NaI(Tl) の 1/7〕，エネルギー分解能は良くない．エネルギー分解能が良くないことは，散乱イベントの除去効率が悪くなることを意味する(10 章を参照)．また，蛍光時間も NaI(Tl) よりわずかに長く，NaI(Tl) を用いた検出器よりも不感時間も少し長くなる．

　上記の欠点のため，BGO は近年開発された新しいシンチレータ LSO(lutetium oxyorthosilicate)に置き換わりつつある．LSO は 511 keV の検出効率は BGO と同程度であり，発光量は BGO の 5 倍，蛍光時間も BGO の 300 ナノ秒に対して 40 ナノ秒と非常に短い．発光量が大きいと，エネルギー分解能が良くなり，より高い散乱イベントの除去効果が期待できる(10 章を参照)．また，短い蛍光時間は不感時間の低下につながり，高計数率での測定も可能になる．これらの特徴のため，LSO は PET に用いられるシンチレータとして，BGO に取ってかわりつつある．やや不利な点としては，LSO に含まれるルテチウム(Lu)は自然存在比 2.6 ％で ¹⁷⁶Lu を含み，これは半減期が非常に長い(3.9×10^{10} 年)放射性同位体であるため，

¹⁷⁶Lu の壊変はバックグランドの増加を引き起こす．しかし，PET で使用するにあっては，このバックグランドは患者に投与した放射能からのカウントに比べて一桁以上小さいため，それほど問題ではない．ここで紹介したシンチレータの特性を**表8-2**にまとめた．

■ 関連するエレクトロニクス

光電子増倍管(PMT)

　NaI(Tl) などのシンチレータが放出する光は，肉眼では確認できないくらいわずかな量である．光電子増倍管は光センサーの一種であり，光を観測可能な電気信号(パルス)に変換する．光電子増倍管は，光の入射窓に接する光電陰極(photocathode)と，ダイノードとよばれる規則的に並べられた金属電極，そしてアノード(陽極：anode)で構成され，これらは真空にされたガラス管の中にある．光が光電陰極に当たったとき，光電効果によって低エネルギー($0.1 \sim 1$ eV)の電子(光電子，photoelectron)が飛び出す．この光電子は 50～100 V の電圧による電界によってダイノードに向かって加速される．この加速によってその電子は運動エネルギー(50～100 eV)を獲得し，ダイノードとの衝突により，1～10 個の二次電子が生み出される．この二次電子が 1 つ目のダイノード

の 2 倍の電圧がかかっている 2 つ目のダイノードに向かって加速される．このような増幅が繰り返され，最後のダイノード（通常は 10 段）では電子は，10^5～10^8 にまで増幅される．これらの電子によって，アノードにおいて，マイクロ秒以下で，マイクロアンペア程度の電流パルスが得られる．

　光電子倍増管には，まとめて 500～1500 V 程度の高電圧が供給され，各ダイノードへは電源分配器（voltage divider）によって電圧が分配される．光電子増倍管のゲイン（電子の増倍の度合）はダイノードにかける電圧に強く依存している．そのため，少しの印加電圧の変化でさえも出力に大きく影響する．また，通常はシンチレータ結晶と光電子増倍管は隙間なくしっかりと結合されており，これによって周囲の光が光電子増倍管に入るのを防いでいる．

前置増幅器（プリアンプ）

　光電子増倍管の出力はマイクロアンペア程度とまだ小さいため，後段の処理のため，その出力を数ボルト程度に増幅する必要がある．しかしながら，光電子増倍管の出力をそのまま増幅器（アンプ）に入れることはできない．なぜなら，光電子増倍管の出力インピーダンスと増幅器の入力インピーダンスが大きく異なるため，その結果，信号は歪み，減衰してしまうからである．前置増幅器はこのインピーダンスのミスマッチを解決する．通常はケーブルによって信号が減衰するため，前置増幅器は，光電子増倍管のすぐ後に設置されている．一方で，前置増幅器の出力は減衰なしに数メートルのケーブルで信号を運ぶこともできる．

線形増幅器（リニアアンプ）

　線形増幅器は入ってきたパルスに対して，比例増幅した信号を出力する．その増幅率を利得（ゲイン）とよんでいる．この増幅率は G と書かれたつまみを回すなどして調節することができる．

波高分析器（PHA）・シングルチャンネル波高分析器（SCA）

　波高分析器（pulse-height analyzer：PHA）あるいはシングルチャンネル波高分析器（single-channel analyzer：SCA）は，前もって設定した電圧（つまり波高）の範囲に入ったパルスを受け入れ，それ以外は取り除くことができる装置である．SCA には選択するパルスの範囲を決めるエネルギー下限値（lower level）とエネルギー幅（window）がある．たとえば，X 線や γ 線との反応によって，線形増幅器で 1～10 V の範囲にわたるパルスがあるとする．このとき，5～6 V のパルスを選びたいとき，SCA の下限値を 5 V にし，幅を 1 V にする．SCA はこの範囲のパルスが来たときだけ，パルスを出力する．

　多くの計器で，この 2 つのパラメータ（エネルギー下限値とエネルギー幅）はピーク電圧（peak voltage）とパーセント幅（percent window）に置き換わっている．これを用いた場合，もし 5～6 V のパルスを選びたいとき，ピーク電圧は 5.5 V（5～6 V の中央）に設定し，パーセント幅は（ウィンドウ幅÷ピーク電圧）×100＝（1 V÷5.5 V）×100＝18％にする．あるいは，ピーク電圧が 1.4 V でパーセント幅が 20％ のとき，0.2×1.40＝0.28 V が幅となる．この場合，エネルギー幅はピーク電圧に対して対称となる．したがって，選ばれるパルスは 1.40−（0.28÷2）から 1.40＋（0.28÷2）つまり，1.26 から 1.54 V である．後で述べるように，波高は γ 線のエネルギーと結び付いている．このピーク電圧とパーセント幅の設定は，エネルギー E とゆらぎ（%ΔE）の γ 線を選んでいることに相当する．このことは，当然ながら，電圧とエネルギーの関係を決める校正係数が時間によって変わらないことを前提としている．

マルチチャンネル波高分析器（multichannel analyzer）

　PHA あるいは SCA は波高を選べる範囲が 1 つだけである．マルチチャンネル波高分析器は，多くの PHA（1000 個やそれ以上）をもっており，同時にパルスを多くの範囲に識別することができる．したがって，波高分布（スペクトル）が一度に測定できる．

スケーラ（scaler）とタイマー（timer）

　これらはそれぞれ，あらかじめ設定した数のパ

計数率計(rate meter)

この装置は，計数とそれにかかった時間ではなく，直接計数率(カウント/分)を示す．パソコンの普及により計数率計は核医学ではあまり使われなくなった．

■ 単一エネルギーγ線に対する応答

パルス波高分布の測定

シンチレータ検出器において，波高パルスができるまでの過程をもう一度おさらいする．γ線はシンチレータ結晶と光電効果やコンプトン散乱，対生成を通して相互作用する．どの場合も高エネルギーの電子や電子陽電子対が発生し，局所的にエネルギーのすべてをシンチレータに落とす．そして落としたエネルギーのいくらかが光に変換され，その光が光電子増倍管や増幅器を通して電気信号に変換される．

その電気信号の高さ(波高)vは次の4つのパラメータに比例している．γ線によって落とされたエネルギー(E_d)，シンチレータの種類によって決まる光への変換効率(L_{eff})，光電子増倍管の増幅率(G_{pm})，そして増幅器の利得(ゲイン)Gである．式で書くと

$$v = 定数 \times E_d \times L_{eff} \times G_{pm} \times G$$

になる．

G_{pm} は印加電圧に依存するため可変である．G_{pm} やGを一定にした場合，同じシンチレータにおいては，波高は，γ線が落としたエネルギー E_d に比例する．E_d が高ければ波高vも高くなる．この線形性(比例関係)は，シンチレーション検出器を用いたエネルギー測定において重要である．

E_γ をもったγ線はいつも同じエネルギーをシンチレータに落とすわけではない．吸収されたエネルギーE_d は，相互作用(つまり光電効果，コンプトン散乱，対生成)によって異なる．光電効果の場合，γ線のすべてのエネルギーが付与される．つまり，$E_d = E_\gamma$ である．コンプトン散乱の場合，E_d は常に E_γ より小さく，E_γ と波高vとの関係は単純ではない．よってシンチレータでエネルギーを測定する場合，光電効果のイベントのみを選ばなくてはならない．このとき PHA や SCA が役に立つ．

パルス波高分布

図8-8は，NaI(Tl)で計測した単一エネルギーのγ線(<1 MeV)のパルス波高分布(スペクトル)で，数千回のγ線とシンチレータとの相互作用との結果，得られたものである．ここでは，光電効果とコンプトン散乱が重要である．このスペクトルを2つの領域a，bに分けて考える．

領域aはコンプトン連続(compton plateau)とよばれ，コンプトン散乱によって得られたパルスからできている．コンプトン電子(反跳電子)のエネルギーに依存しているので，パルス波高は毎回異なっている．なぜなら，コンプトン散乱においては，γ線はすべてのエネルギーを電子に与えるわけではなく，電子がもつ最大のエネルギーはγ線が後方に散乱されたときである(6章 p.62を参照)．この反応が起きたとき，図8-8の矢印に示す位置にコンプトン端(compton edge)が形成される．

領域bは，釣鐘型をしており，光電ピーク〔全エネルギーピーク(photo peak)〕とよばれている．この領域のパルスは，ほとんどが光電効果によって得られたものであるが，1回あるいは数回のコンプトン散乱後，光電効果を起こしたものも含まれる．この場合，γ線は1回の相互作用ではなく複数回の相互作用の結果，シンチレータの中で全エネルギーが落とされる．このような複数回の相互作用は，1回の光電効果やコンプトン散乱が起きるよりも確率は小さい．このときも全エネルギーピーク(全吸収ピーク)とよんでいる．

これら2つの領域は谷によって分けることができ，光電効果のイベントは PHA(波高分析器)を用いて容易に抽出することができる．エネルギー下限値と幅を光電ピークを囲むように設定すればよい．図8-8の場合，4.5〜5.5 Vの範囲になるよ

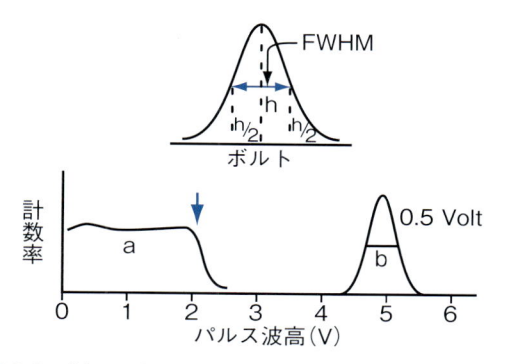

図8-8 単一エネルギーのγ線に対するNaI(Tl)のパルス波高分布．分布は大きく2つの領域aとbに分けることができる．領域aはおもにコンプトン連続で，NaI(Tl)とγ線とのコンプトン散乱によるものである．矢印で示されたコンプトン連続の端（コンプトン端）はγ線が最もエネルギーを落とした場合である．領域b（光電ピーク）はγ線が光電効果を起こした場合である．ピークがより狭ければ検出器のエネルギー識別能力が高いといえる．識別能力を定量的に示す指標として半値幅（FWHM）がある．FWHMはピークの高さ（h）の半分（h/2）になるときの幅であり，図に示されている．

うに選べばよい．よく使われるエネルギー幅の決め方として，そのγ線のエネルギーに対するエネルギー分解能の2倍を選ぶとよい（エネルギー分解能については次の節で述べる）．他のシンチレータでも同様の波高スペクトルが得られる．

半値幅（FWHM）とエネルギー分解能

シンチレータの発光や光電子増倍管における電子の増幅は，放射性壊変と同様に統計的過程である．そのため，NaI(Tl)検出器や他のシンチレータは，たとえ光電効果によって同じエネルギーの吸収があったとしても，常に同じパルス波高Vが得られるわけではない．そのパルス波高分布は，光電ピークにおいて，釣鐘型（ガウス関数）の形をしており，その検出器のエネルギー識別能力を決めている．その分布の幅が狭ければ，より高いエネルギー弁別能をもっているといえる．半値幅（full width at half maximum：FWHM）はエネルギー識別能力あるいはエネルギー分解能の測定値として用いられる．エネルギー分解能は

$$エネルギー分解能(\%) = \frac{(FWHM \times 100)}{(ピーク電圧)}$$

で与えられ，図8-8はFWHM＝0.5 Vでピーク電圧が5 Vの場合を示しており，このときエネルギー分解能（%）は(0.5×100)/5.0＝10%になる．

光電ピークにおけるシンチレータの発光量は，γ線のエネルギーに対して直線的に増加する．発光量が増えるほどエネルギー分解能はよくなるため，エネルギー分解能はγ線のエネルギーに依存する．つまり，γ線のエネルギーが高いほど，エネルギー分解能がよくなる．しかし，この関係は直線的ではない．また，エネルギー分解能に影響する他の要因としては，結晶の形状や大きさも挙げられる．たとえば，井戸型シンチレータの場合，エネルギー分解能は円柱シンチレータの場合と比べて悪くなる．^{137}Csの662 keV γ線に対するNaI(Tl)の典型的なエネルギー分解能は8〜10%程度である．また，140 keV（^{99m}Tc）のγ線に対するエネルギー分解能は11〜14%程度である．BGOやLSOシンチレータはNaI(Tl)より発光量が少ないため，エネルギー分解能が悪くなる．

定期的な（1年ごとの）エネルギー分解能の測定は，検出器の劣化の診断法として使える．劣化の原因としては，結晶を密封している容器への湿気の侵入〔NaI(Tl)は潮解性がある〕や，光電子増倍管のゲインの低下などがある．このような原因でエネルギー分解能が悪化することがある．

■ 高電圧やアンプのゲイン変化に対する反応

印加電圧やアンプのゲインの増減に従って，パルス波高分布は図8-9のようになる．エネルギー下限とウィンドウ（幅）を光電ピークが入るように設定したとしても，高電圧やアンプのゲインが変わると，ピークが設定したエネルギー幅から外れることがある．したがって，高電圧やアンプのゲインを，温度変化や時間の経過に対して安定に保つことは重要である．

■ エネルギー校正

　高電圧やアンプのゲインは変えることができるため，あるγ線のエネルギーに対応するパルス波高は任意に変えることができる．それでは逆に，どのようにしてパルス波高とγ線のエネルギーの関係を把握するのだろうか？　これにはエネルギーがわかっているγ線を放出する，長寿命の標準線源が用いられる．たとえば，^{137}Cs は 662 keV のγ線のみを放出する．

　校正の仕方として，核医学の分野ではたとえば，100 keV のγ線が 1 V に対応するように設定する．具体的には，光電子増倍管の電圧を調節するなどして，^{137}Cs の光電ピークが 6.62 V になるようにする．いったんこの校正を行ったら，高電圧やアンプのゲインは変えない．しかし実際には，高電圧は時間が経つにつれて変動するため，エネルギー校正は毎日行うべきである．

■ 2種類のγ線に対する応答

　エネルギーの異なる2種類のγ線を同時に計測する場合，図 8-10 に示すように，パルス波高分布はγ線1とγ線2の個々のパルス波高分布を合わせたものになる．エネルギーが高いほうのγ線2の光電ピークは変わらず孤立しており，エネルギーが低いほうのγ線1の光電ピークの影響を受けていない．しかし，γ線1の光電ピークはγ線2のコンプトン連続と重なり，PHA による波高分析では，γ線2のコンプトン散乱によるパルス波高と，γ線1の光電ピークによるパルス波高を区別することはできない．この場合，γ線1の光電ピークにあるγ線2のコンプトン連続の寄与はγ線2とエネルギーが非常に近いγ線を1本しか

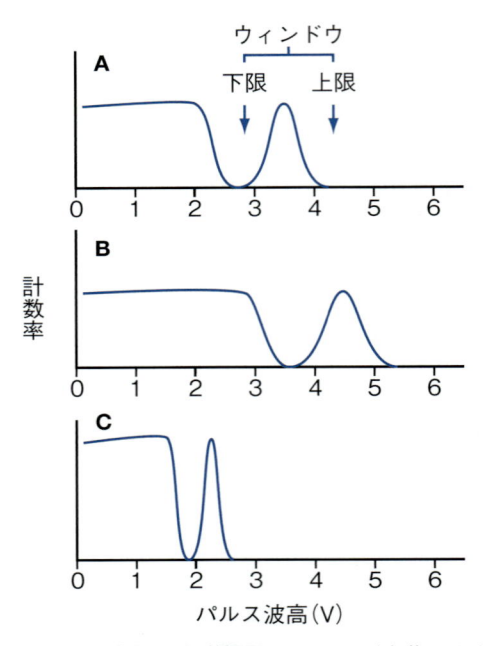

図 8-9　高電圧や増幅器のゲインが変化したときのパルス波高分布の変化．A のパルス波高分布に対して，高電圧を上げたときのパルス波高分布を B に，下げたときのパルス波高分布を C に示す．B や C では光電ピークが移動し，A で設定したエネルギーウィンドウから外れている．そのため計数率は大きく減少する．高電圧や増幅器のゲインのわずかな変動でも，実際に計数率は変化しやすい．

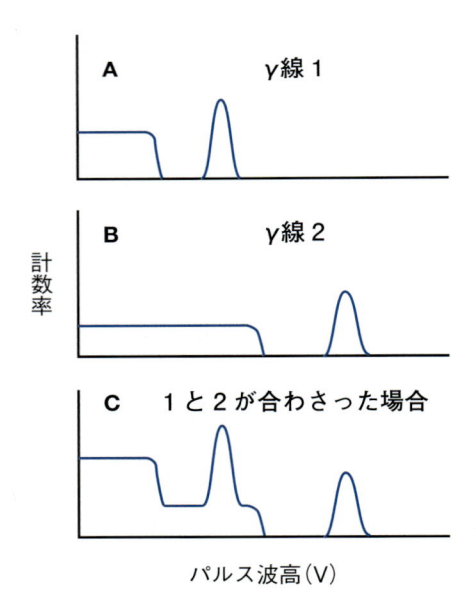

図 8-10　エネルギーが異なるγ線（1と2）によってできるパルス波高分布．A はγ線1単独，B はγ線2単独によってできるパルス波高分布，C はそれぞれのパルス波高分布（A と B）を足し合わせたものになっている．エネルギーが低いほうのγ線は，エネルギーが高いほうのγ線の光電ピークに影響しないが，その逆はそうではない．そのため，あるγ線の光電ピークをカウントするとき，高いエネルギーのγ線があった場合には補正が必要となる．

放出しない放射性核種を用いることで決めることができる．この線源を用いて次の2つの測定を行う．γ線2の光電ピークに対するエネルギーウィンドウをセットし，次にγ線1のエネルギーウィンドウをセットする．2番目のエネルギーウィンドウにおけるカウントは，γ線2のコンプトン連続がγ線1のエネルギーウィンドウにどのくらい入るのかを表している．そして，γ線2のカウントに対するパーセントとして計算しておく．この値を用いれば，γ線1とγ線2の同時測定において，エネルギーの低いγ線1のカウントに含まれる，エネルギーが高いγ線2のコンプトン連続の割合を見積もることができる．

■ 二次的なピーク

γ線のエネルギースペクトルにおいて，光電ピークやコンプトン連続のほかに低エネルギー領域にピークが確認できることがよくある．これを，放射性核種が低エネルギーのγ線を放出していると勘違いしてはいけない．これらはよく知られた現象であり，次に述べる理由により観測される．

K-X線エスケープピーク（K escape peak）

このピークはγ線のエネルギーが50〜150 keVのときに，γ線のエネルギーから約28 keV低いところで辛うじてみえる．このエネルギー領域（50〜150 keV）のX線やγ線は，ヨウ素原子のK殻の電子と結晶の表面（数ミリメートル以内）で光電効果が起きる．それにより，ヨウ素原子のK殻の空孔に電子が満たされたとき，K-X線が発生し，シンチレータ結晶と反応することなく外に飛び出すことがある．そのため，多くの場合光電効果によってγ線のエネルギー付与があったとしても，その全エネルギー（Eγ）が付与されるのではなく，Eγ-E$_{K-X線}$になる．ヨウ素原子のK-X線のエネルギーは約28 keVであるため，光電ピークの28 keV低いところにエスケープピークとして観測される．

加算ピーク（summation peak）

複数のγ線を放出する核種の場合，それぞれのγ線のエネルギーの和に相当するピークが観測されることがある．もちろんその和のエネルギーをもつγ線が放出されているわけではない．名前が示すとおり，それは2つのγ線がシンチレータ結晶に吸収され，その和が観測されたものである．この加算ピークは，2つのγ線が同時あるいはほぼ同時（おおよそ0.25 μ秒以内）に結晶と相互作用したときに現れる．加算ピークは，複数のγ線をμ秒あるいはそれ以下以内に放出する核種を井戸型検出器で測定したときによくみられる（**9章**を参照）．このタイプの核種としては，たとえば，^{125}I（28 keVのK-X線が他のK-X線と連続で起きた場合）や^{111}In（173 keVと247 keVのγ線の放出）がある．これらの放射性核種のスペクトルを井戸型シンチレータで測定したら，^{125}Iの場合28 keVのピークに加えて，28+28=56 keVのピークも観測される．^{125}Iが56 keVのγ線あるいはX線を放出しているわけではない．同様に^{111}Inの場合，173+247=420 keVの加算ピークが観測される．加算が起きるのは，2つのγ線が光電効果を起こしたときのみではなく，コンプトン散乱の場合も起きているだろう．このようなパルスの重なりはパイルアップ（pile-up）とよばれ，それぞれのγ線によるエネルギー付与の加算値とよく一致する．高計数率での測定の場合，ある放射性核種が1本しかγ線を放出しなくても，パイルアップはよく観測される．

後方散乱ピーク（back-scatterad peak）と鉛のX線ピーク

これらのピークは，NaI(Tl)検出器の周囲の環境によって観測されることがある．通常の検出器はバックグランドを減らすために鉛の遮蔽材に囲まれている．γ線が鉛の遮蔽材と相互作用して，散乱されたり，約80 keVの鉛のK-X線が放出されたりすることがあり，これらがシンチレータ結晶で検出されることがある．遮蔽材によって散乱されたγ線のうち，後方に散乱されたものは，結晶と反応する可能性がある．後方散乱されたγ線のエネルギーはp.62で与えられた式によって決まる．後方散乱γ線は単一エネルギーではなく，広範囲に分布する．一般に，後方散乱したγ線の

ピークエネルギーとコンプトン端の和は、γ線の光電ピークのエネルギーと一致する.

半導体検出器

電離放射線によって発生するイオン対は、気体中では測定可能だが、通常は固体中では測定できない。しかし、半導体とよばれるある特定の状態においては、そのイオン対の測定が可能である。気体ではないということを除けば半導体検出器の構造は電離箱と似ている。図8-11に示すように円柱あるいは角柱の半導体が2つの電極によって挟まれている。半導体では、イオン対は電子と正孔(正電荷をもった電子のように振る舞うが、陽電子ではない)を生み出す。電極間に電場がないとき、電子正孔対はそれらと再結合したり、半導体中の不純物や格子欠陥と結合したりする。しかし、電場をかけると電流となって流れ、その電流量は、半導体に付与されたエネルギー、検出器の大きさや温度などに依存する。しかし、純度よく欠陥のない半導体結晶を大きなサイズに成長させることは難しく、半導体検出器の幅広い利用に対するハードルとなっている.

一般には、電子正孔対の数は、同じエネルギー付与があったときのシンチレーション光の数に比べてかなり多い。その結果、半導体検出器のエネルギー分解能はシンチレーション検出器に比べて非常に良い。用途にもよるが、半導体検出器は1 mm程度の大きさにつくられることが多い。固有効率は他の検出器と同様に、線減弱係数(実効原子番号Z_{eff}や密度)や検出器の厚さに依存する。半導体の不感時間はナノ秒程度である.

これまで、ゲルマニウムやシリコンに少量のリチウムを添加した半導体検出器[Ge(Li)やSi(Li)]が利用できるようになった。しかし、これらの最適な性能を得るためには液体窒素(77 K)で冷やさなければならない。Si(Li)検出器は小さい原子番号($Z=14$)のため、おもに粒子線の検出に用いられる。一方、Ge(Li)検出器はより大きい原子番号($Z=32$)のため、X線やγ線の検出に用いられる[†].

シンチレータに対してGe(Li)がもつ最大の長

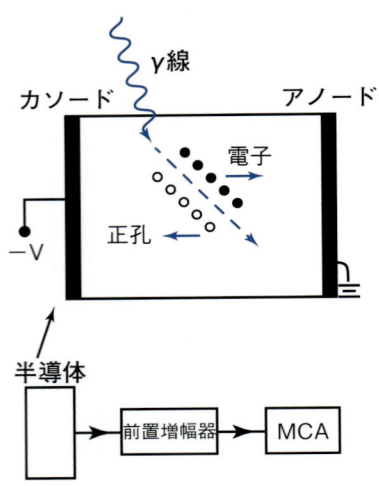

図8-11 半導体検出器の概略図. γ線によるエネルギー付与は電子正孔対を生成する. 電極にかかった電場の影響で、電子や正孔は電流パルスを生み出し、後段の回路によって検出される. 電流値はγ線が落としたエネルギーと比例しているため、NaI(Tl)検出器のようにスペクトルが得られる. MCA(マルチチャンネル波高分析器)は直接このスペクトルを記録できる.

所は、エネルギー分解能が非常に優れていることである。典型的なGe(Li)の^{137}Cs (662 keV)に対するエネルギー分解能は1%であり、一方、NaI(Tl)のエネルギー分解能は10%である。Ge(Li)検出器の欠点は、感度が低いこと(原子番号は32, NaIの実効原子番号は50)、低温下(77 K)で維持しなければいけないこと(室温は約300 Kである)、大面積化は難しいことであり、それが核医学における使用を制限している。Ge(Li)検出器で得られる^{60}Coのエネルギースペクトルの例を、NaI(Tl)検出器のスペクトルと併せて図8-12に示す.

近年、冷却装置を必要としない室温で動作する半導体検出器の発展が目覚ましく、商業的にも利用できるようになり、核医学でも使用されるようになってきた。テルル化カドミウム(cadmium

---

[†] 訳注:現在は高純度Ge検出器に置き換わっている. Ge(Li)は使用の有無にかかわらず、液体窒素で冷却する必要があるが、高純度Ge検出器は使用するときのみ冷却すればよい.

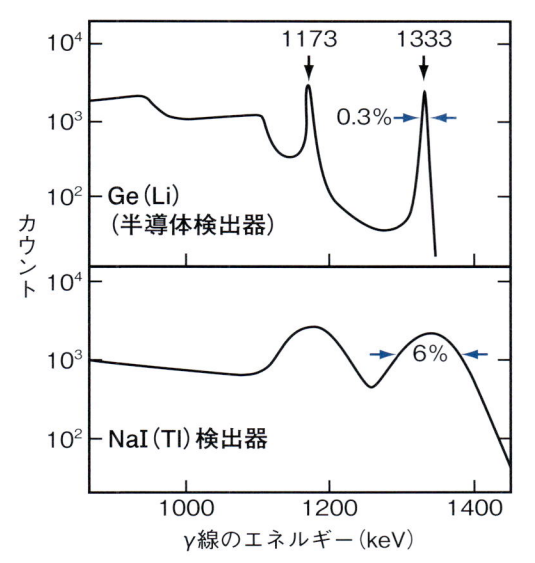

図 8-12 Ge(Li)とNaI(Tl)で測定したときの^{60}Coのエネルギースペクトル．^{60}Coは1173 keVと1333 keVのγ線を放出する．Ge(Li)の場合，それぞれの光電ピークは狭く，きれいに分かれている．一方NaI(Tl)の場合，ピークは広がり，かろうじで分解できる．1333 keVのエネルギー分解能はGe(Li)で0.3%であり，NaI(Tl)で6%である．もし，^{60}Coが1250 keV付近にもう1つのγ線を放出したら，NaI(Tl)は3つのピークは分解できないが，Ge(Li)ならばできるであろう．

tellurium：CdTe)やテルル化カドミウム亜鉛(cadmium zinc tellurium：CZT)が実用的な半導体である．それらの実効原子番号はNaI(Tl)と非常に近く，その密度はNaI(Tl)より高い．そのため，ある厚さにおいて線減弱係数はNaI(Tl)よりわずかに大きくなる．つまり感度はNaI(Tl)より高い．また，エネルギー分解能は6%と，NaI(Tl)の10%より優れ(さらに改良を加え2倍ほど良くなっている)，不感時間もナノ秒程度とNaI(Tl)のマイクロ秒より優れている．さらに，光電子増倍管が不要になるため，検出器のサイズはミリ程度の大きさで済む．大きなサイズをつくるには，これらを二次元的に配置すればよい．CdTeとCZTでは，CZTのほうの性能が優れており，核医学ではこちらの使用が目立ってきた．今後，半導体のサイズを大きくする技術が発展すれば，核医学においてNaI(Tl)に置き換わる検出器となる可能性もある．これらの現在の状況については**14章**で説明する．

Key Points

8-1. 核医学において，放射線(X線やγ線)検出器として重要な3つの特徴は，固有検出効率，不感時間，エネルギー分解能である．

8-2. このなかで固有検出効率は最も重要である．固有検出効率は検出器を構成する物質の線減弱係数や厚さに依存する．

8-3. ガス検出器は，気体中で放射線によって生成されたイオンを検出するものである．電離箱，比例計数管，GM計数管はすべてガス検出器である．

8-4. 電離箱は，他の放射線検出器と比べて感度は劣るが，安定性が高いため，電離箱式放射能測定装置として使用される．電離箱式放射能測定装置は，毎日その安定性をチェックし，毎年その精度をチェックすべきである．

8-5. GM計数管は，放射能汚染の検出や放射能レベルのモニターに使われ，安価で持ち運び可能で安定である．毎年校正すべきである．

8-6. シンチレーション検出器は，放射線との相互作用で発光し，光電子増倍管と電子機器を用いて放射線を検出することができる．

8-7. NaI(Tl)結晶は核医学において最も使用されるシンチレータである．NaI(Tl)は高い固有検出効率をもっており，単一エネルギーのγ線に対してパルス波高分布(スペクトル)を測定できる．しかしながら，

PETにおいてはBGOやLSOシンチレータが好ましい．

8-8. 光電ピークのパルス波高はγ線のエネルギーに比例している．NaI(Tl)のエネルギー分解能は，良いもので，662 keVで約10%である．

8-9. エネルギーの校正は毎日行うべきである．

8-10. 半導体検出器は低温で使用すると非常に優れたエネルギー分解能(1%)をもつ．室温で使用できる半導体検出器(CZT)は，格子欠陥をつくらずに大きなサイズにする技術開発や低コスト化が課題である．エネルギー分解能は ^{99m}Tc に対して約6%である．

Questions

8-1. 検出器の固有検出効率を決める要素を挙げよ．また，なぜそれが核医学において重要になるのか述べよ．

8-2. 検出器の不感時間は検出可能な最大計数率に比例するのか，反比例するのか，あるいは他の関係性をもっているのか？

8-3. どのガス検出器がX線やγ線のエネルギーを測定できるのか？

8-4. なぜ電離箱は計数器(カウンター)として使用することができないのか？

8-5. 典型的なGM計数管の最大計数率はどのくらいか？

8-6. 次に挙げる使用方法の場合，どの検出器が適切か？ (a)技師が，放射性医薬品などが患者ベッドや自分の服を汚染していないかを調べるとき．(b)少量の放射能(0.01 μCi)をもつサンプルを測るとき．(c)患者に投与するような比較的大きな放射能を測定するとき．(d)数種の放射性物質の混合物をそれぞれ特定するとき．

8-7. シンチレーションカメラに使用するにあたって，NaI(Tl)がもつ魅力的な特性を挙げよ．

8-8. なぜPETでは，NaI(Tl)よりBGOのほうが好ましいのか？

8-9. なぜPETでは，BGOよりLSOのほうが好ましいのか？

8-10. 波高分析器の機能を述べよ．

8-11. 波高分析器をある光電ピークにセットしたとき，ウィンドウ幅を狭くすると観測される計数率にどのような変化が起きるか？

8-12. 3つのNaI(Tl)検出器があり，半値幅(FWHM)は140 keVのγ線でそれぞれ18，20，22 keVであった．このとき，これらのエネルギー分解能はどのくらいか，またどれを使うのがよいか？

8-13. CZT半導体検出器がNaI(Tl)よりも優れている理由を述べよ．

9 インビトロ放射線計測

シリングテスト，循環血液量測定，蛋白質と脂肪の吸収の測定，鉄代謝，さまざまな放射免疫測定など，多くの核医学の計測では，計測する試料の標準値に対する相対的な放射能量の測定が必要である．その手法にはシリングテストのように放射性物質を被験者の体内に投与するものと，放射免疫測定のように投与しないものがある．どちらの手法でも，試料の放射能量計測のためにどの放射線検出器を用いそれをどのような測定条件にするかということはとても重要である．そして，おもにそれらの条件で測定系の全検出効率(感度)が決まる．核医学における計測では，全検出効率が高くなれば，被験者へ投与する放射能量を減らしたり計測時間を短くしたりしても同じ統計誤差で済む．

本章では，放射性核種から放出されるβ線やγ線のインビトロ(*in vitro*)での放射能の測定におけるさまざまな技術について解説する．

全検出効率 E

放射能の検出器の全検出効率 E は，測定条件で決まる幾何学的検出効率(geometric efficiency)E_gと検出器自体の検出効率である固有検出効率(intrinsic efficiency)E_iに依存し，次の式で表すことができる．

$$E = E_g \times E_i$$

固有検出効率

固有検出効率 E_i は以下で定義される(8章を参照)．

$$E_i = \frac{検出された放射線の数}{検出器の有感領域(検出部)に入射した放射線の数}$$

E_i はおもに放射線の入射方向に対する検出部の厚みと材質の線減弱係数 $\mu_{(linear)}$ に依存する．

シンチレーションカウンタのように放射線検出の際に光電吸収の起こったもの(光電吸収イベント，photo peak count)のみを採用する場合，固有検出効率は光電ピーク効率に相当する．

幾何学的検出効率

幾何学的検出効率 E_g は次のように説明できる．図9-1(上)のように，小さな放射性化合物の試料が検出器から距離 x の位置に置かれているとする．この検出器の断面が円形であり，その半径を r とする．放射性核種から発する放射線は放射方向に偏りがないため，放射性試料からの放射線はすべての方向に同じ確率で放射される．したがって，検出器の検出部に入射するのは，すべての方向に放出された全放射線数のうちの一部となる(図9-1 上)．幾何学的検出効率 E_g は以下の式で定義される．

$$E_g = \frac{検出器に入射した放射線の数}{放射線源から放出された全放射線の数}$$

図9-1(上)のような測定系では，幾何学的検出

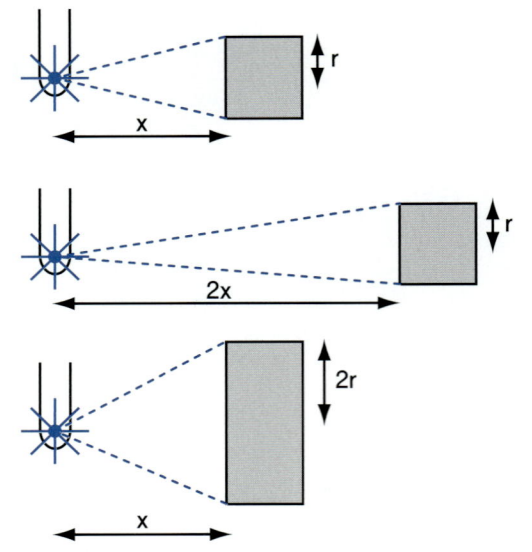

図 9-1 検出器が 1 つである測定系における幾何学的検出効率 E_g の違いについての説明図．検出器の大きさと配置の違う 3 つの系(上，中，下)では幾何学的検出効率 E_g が異なる．放射線源はすべての方向に放射線を放出する．そして，図の破線で囲まれた範囲に放出された放射線のみが検出器に入射することになる．放出された全放射線数に対する検出器に入射する放射線数の割合である幾何学的検出効率 E_g は，放射線源と検出器の距離 x と検出器の断面積の半径 r とすると，$1/x^2$，r^2 に比例する．したがって，中段の測定系の幾何学的検出効率は上段の測定系の幾何学的検出効率の 4 分の 1 であり，下段の測定系の幾何学的検出効率は上段の幾何学的検出効率の 4 倍となる．ただし，これらの測定系では幾何学的検出効率が 50％を超えることはない．

効率 E_g は，線源と検出器の距離 x と検出器の断面積の半径 r の 2 つに依存する．距離 x が半径 r に対し十分に大きい場合($x \gg r$)，幾何学的検出効率はそれぞれに対し $1/x^2$，r^2 の割合で変化する．つまり，幾何学的検出効率は線源と検出器の距離が 2 倍になると 4 分の 1 に減り(図 9-1 中)，検出器の半径が 2 倍になると 4 倍に増える(図 9-1 下)．

その一方で，検出器を線源にかなり近づけたとき($x \ll r$)は，上記の $E_g \propto (1/x^2)$ という関係は成立しなくなる．この場合の E_g と距離 x の正確な関係はここでは議論しないが，ただ，距離 x が 0 になるとき(つまり検出器表面に線源をつけたとき)に幾何学的検出効率が最大になることは確か

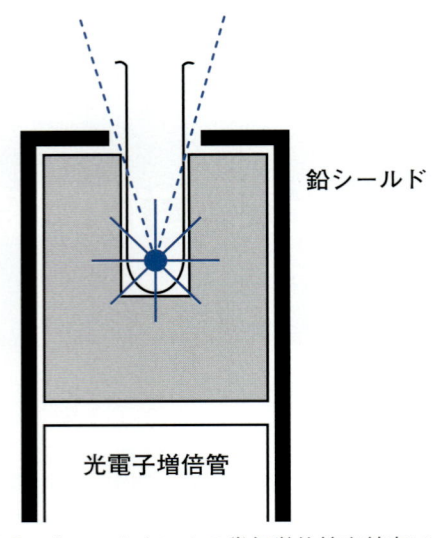

図 9-2 ウェルカウンタの幾何学的検出効率についての説明図．NaI 結晶を灰色で表す．この系では検出器を通らない放射線は破線で囲まれたわずかな範囲に放射されたもののみであり，そのため幾何学的検出効率は 95％に近い値となる．

である．この場合でも，線源から放出される放射線の半分は検出器のない側に向かうので E_g は 50％に近い値となるがこれを超えることはない．

E_g を 50％以上にするには，複数の検出器を用いるか，工夫により検出器の検出部が線源の全表面を覆うような系をつくるかしなければならない．後者の条件を満たすものとして，次に説明する井戸型(well-type)NaI(Tl)検出器(ウェルカウンタ)や液体シンチレーション検出器，8 章で触れた電離箱式放射能測定装置(dose calibrator, キュリーメータ)などがある．

井戸型 NaI(Tl)検出器 (ウェルカウンタ)

井戸型(well-type)NaI(Tl)検出器(ウェルカウンタ)の操作法や後段の電気回路は 8 章で触れた NaI(Tl)検出器と全く同じである．異なる点は，ウェルカウンタでは放射線源を NaI(Tl)結晶の中心近くに位置させるために結晶に小さな円柱形の穴があいていることである(図 9-2)．このタイプの検出器では，検出部に入射しない放射線の割合はかなり少なくなる(<5％)．したがって，幾何

表9-1　ウェルカウンタの検出効率

エネルギー（keV）	固有検出効率 標準ウェルカウンタ	固有検出効率 3×3インチウェルカウンタ	光電ピーク効率 標準ウェルカウンタ	光電ピーク効率 3×3インチウェルカウンタ
80	97[a]	98[a]	97[a]	98[a]
140	94	98	88	96
280	61	80	49	70
320	51	73	36	59
360	48	68	31	50
410	43	66	24	45
510	38	59	17	36
660	32	51	12	25
880	29	46	8	17
1110	28	45	7	16
1170	25	42	6	15
1270	24	40	5	14

[a] 試料内や試料容器での放射線吸収を考慮すると，これらの値はもう少し小さくなる．

学的検出効率は95％近くとなる．NaI検出器の固有検出効率は結晶サイズに依存し，一定エネルギーのγ線に対し結晶が大きいほど検出効率も高くなる．市販のウェルカウンタにはさまざまな大きさのものがある．核医学の分野で最もよく用いられるのは標準ウェルカウンタとよばれるもので，直径1.75インチ（約4.5 cm），高さ2インチ（約5.1 cm），中央の穴の直径0.75インチ（約1.9 cm），深さ1.5インチ（約3.2 cm）である．しかし，エネルギーの高いγ線（>500 keV）の検出では，3×3インチ[†]ウェルカウンタを用いるほうが，標準ウェルカウンタを用いた場合に比べてかなり良い計数率となる．表9-1に，さまざまなエネルギーのγ線に対する標準ウェルカウンタと3×3インチ[†]ウェルカウンタの固有検出効率をまとめた．2，3列目より，高エネルギーのγ線に対しては，3×3インチウェルカウンタは固有検出効率が標準ウェルカウンタの約1.5倍となることが示されている．ウェルカウンタの使用目的によっては，光電吸収イベントのみを用いる，つまりコンプトン散乱イベントを取り除くことがある．その場合，表9-1の4，5列目に示されるように，高エネルギーのγ線の光電吸収による検出確率が高い3×3インチウェルカウンタは，標準ウェルカウンタよりもさらに有利となる．

　ウェルカウンタの全検出効率は，簡単に計算することができる．小さな放射性試料（<1 mL）の幾何学的検出効率は約95％であり，さまざまなγ線のエネルギーに対する固有検出効率は表9-1に示されている．たとえば，140 keVのγ線の標準ウェルカウンタでの全検出効率Eは0.95×0.94＝0.89（89％），光電ピーク効率は0.95×0.88＝0.84（84％）となる．以上の考え方で，1 μCiの^{99m}Tc試料（140 keVのγ線）による光電吸収イベントの計数率を計算することができる．1 μCiの^{99m}Tc試料は，140 keVのγ線を1秒間に$3.7×10^4×0.88$個放射する．ここで，0.88は^{99m}Tcが1回の壊変で放出する140 keVのγ線の数n_iである（2章，p.17参照）．したがって，標準ウェルカウンタで得られる140 keVのγ線の光電吸収イベントの計数率は，1秒間あたり$3.7×10^4×0.88$に標準ウェルカウンタでの光電ピーク効率（84％）を乗じたものとなる．つまり，

[†] 訳注：NaIの寸法の直径が3インチ，高さ3インチのこと．

9章 インビトロ放射線計測

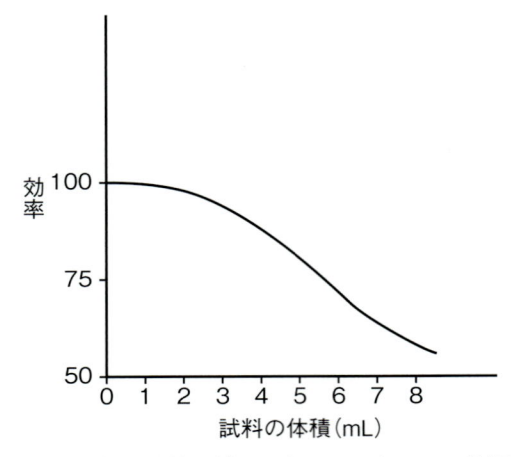

図 9-3 試料の体積に対するウェルカウンタの幾何学的検出効率，つまり全検出効率の変化（放射能濃度は一定）．

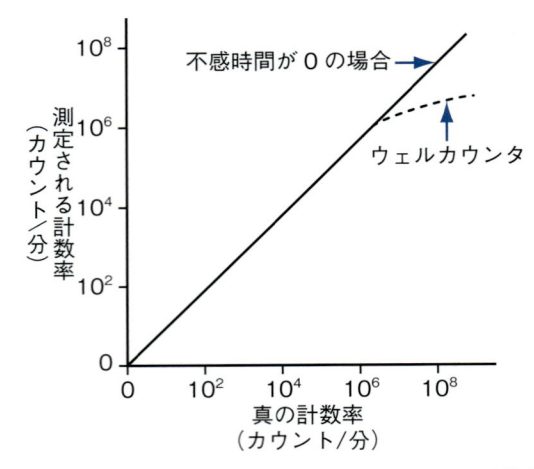

図 9-4 シンチレーション検出器の不感時間が計数率に及ぼす影響．

光電吸収イベントの計数率
$= 3.7 \times 10^4 \times 0.88 \times 0.84$ カウント/秒
$= 2.73 \times 10^4$ カウント/秒
$= 1.6 \times 10^6$ カウント/分

上式の計算では，結晶のケースの材料である薄いアルミ，^{99m}Tc 試料（溶液）自体，試料を入れる試験管の壁での放射線吸収の影響は考慮していないため，実際は算出された値よりやや小さい計数率となる．前の計算結果についていうと，10 pCi（$= 10^{-5}$ μCi）の試料に対しては 16 カウント/分となる．この計数率の値は，ウェルカウンタによる ^{99m}Tc の放射能の測定の現実的な下限値と考えてよく，ウェルカウンタが高感度な装置であることを示すものである．一方で，実際の検出の下限値は，測定場所に存在するバックグラウンドとなる放射線の量や計測可能な時間の長さにも依存する．

以上の全検出効率についての記述は，試料の体積が小さい場合のみに当てはまる（<1 mL）．試料の体積によって全検出効率はどのように変化するのだろうか？　図9-3 は，全検出効率の試料の体積に対する変化を表したものである．放射能を一定としたときのウェルカウンタの全検出効率を，試料の体積の関数として示している．希釈のための賦形剤を試料に 1 mL ずつ足していくと，幾何学的検出効率は徐々に減少する．固有検出効率は一定であるため，試料の体積が増えるとき全検出効率は幾何学的検出効率と同じように変化する．たとえば，放射能が一定で，試料の体積が 4 mL である場合は全検出効率が 1 mL の試料の場合の約 88% にまで減少する（図9-3）．したがって，放射性試料の体積としては 2 mL 以下が望ましい．

ウェルカウンタの検出効率におけるもう 1 つの重要なパラメータとして不感時間（dead time）が挙げられる．計測できる放射能の最大値は不感時間の長さで決まる．図9-4 は，典型的な標準ウェルカウンタにおける真の計数率と測定される計数率の関係を示している．経験則では，全計数率（光電吸収イベントに限らず）が 100 万カウント/分以下であれば，ウェルカウンタで不感時間による数え落としなしに計測することが可能である．これは，^{131}I や ^{99m}Tc などの一般的な放射性核種ではおよそ 1 μCi に相当する．したがって，1 μCi 以上の放射能をウェルカウンタで計測する場合は，不感時間による数え落としを考慮しなければならない．不感時間をなくしたい場合は，比較的簡単な方法として，試料を希釈する，試料を分割して一部を計測する，試料をウェルカウンタの外に置くなど配置を工夫する，といったものが考えられる．

液体シンチレーション検出器

ヒトの体重の97%以上を，水素，炭素，窒素，酸素，リン，硫黄の6種の元素が占めている．したがって，これらの放射性同位元素は研究と臨床の両方の分野で大きな関心をもたれている．その一方で，いくつかある放射性同位元素のなかで，容易に入手でき，幅広く定期的に使用するのに十分な長さの半減期をもつものは，^{3}H，^{14}C，^{32}P，^{35}Sの4つに限られる．これらの放射性核種はβ線（β^-）のみを放射し，X線，γ線は放射しない．荷電粒子（β粒子，転換電子，α粒子）は固体や液体中での飛程が短く，放射性試料内で吸収されたり，検出される前に検出器の壁や窓に吸収されたりするため，X線やγ線に比べて検出過程がかなり複雑となる．この問題を回避するため，放射線の吸収を抑える方法として，非常に薄い試料と窓が非常に薄い検出器を用いたり，放射線源と検出器を一体化したりする，という手段がある．後者が，液体シンチレーション計数法によるβ粒子やその他の荷電粒子検出の基本的な考えとなっている．他の手法に比べて容易で用途が広い液体シンチレーション計数法は，β粒子検出，特に^{3}Hや^{14}Cから放射される比較的低エネルギーのβ粒子の検出に向いている．

■ 基本的な構成要素

液体シンチレーション検出器はおもに2つの部分から成る（図9-5）．1つは試料とシンチレータが溶けた溶液を入れる試料検出器バイアル（sample detector vial），もう1つは光電子増倍管（photomultiplier tube：PMT）と後段の回路である（図8-7を参照）．PMTと後段の回路を合わせたものについては8章で述べているので，ここでは試料検出器バイアルについてのみ記述する．このバイアルには放射性試料と適切なシンチレータが共通の溶媒に溶けた状態で入っている．そのとき，この溶液の色ができる限り無色に近くなるようなシンチレータと溶媒を選ぶ．放射線検出は，溶液中のシンチレータの分子が行う．放射性物質と検出部を均一に混ぜるようにする．この利点は，

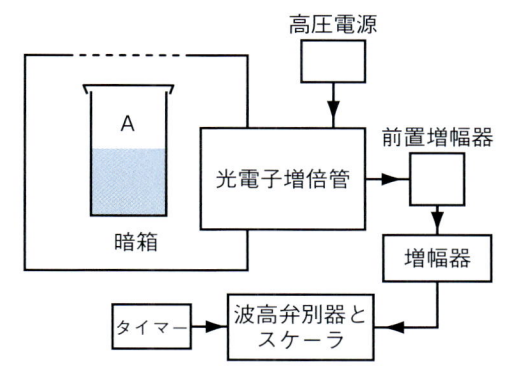

図9-5 液体シンチレーション検出器の構成図．ここに示す回路系はNaI(Tl)シンチレーション検出器で使用するものと全く同じである．液体シンチレーション検出器では，バイアル(A)の中に放射性試料とシンチレータが溶媒に溶けて混ぜ合わさったものが入っている．

各放射性核種がすべての方向からシンチレータ分子に囲まれていることと（幾何学的検出効率≒100%），放射線源と検出部（シンチレータ）の間にβ粒子を吸収するような物質が溶媒分子以外ほとんど存在しないことである．効率的なシンチレータはほとんどが固体なので，シンチレータと放射性物質を均一に混ぜるためには溶媒が不可欠となる．

β粒子が溶液中でシンチレータ分子や溶媒の分子と相互作用すると，β粒子のエネルギーが失われ，その一部はシンチレーション光に変換される．光量はNaI(Tl)検出器と同様にこの場合もエネルギーの損失量に正比例する．β線は液体中での飛程が短く溶液中で全エネルギーが失われるため，シンチレーション光の発光量はβ線のエネルギーに比例することとなる．そして，PMT信号の波高値はPMTに入射するシンチレーション光の量に直接関係するので，PMTの波高値はβ線のエネルギーに正比例することになる．したがって，波高分布の解析で放射性核種を識別すれば，放出されるβ粒子のエネルギースペクトルが異なる2つ，またはそれ以上の核種（^{3}Hや^{14}Cなど）を同じ試料内に同時に入れて使用することも可能となる．

PMTに室内の照明などの光のノイズが入射しないように，試料検出器バイアルとPMTは暗箱

(light-tight compartment)に入れる．最新の液体シンチレーションカウンタは，従来1本だったPMTを2本とし，バイアルの両側に対向させ，同時計数を行う．同時計数回路を用いることにより電気的ノイズをかなり減らすことができ，信号がノイズに埋もれてしまっていた低エネルギーのβ粒子に対する感度も向上する．

■ 試料検出器バイアルの準備

液体シンチレーション検出器を用いる際のおもな問題点は，試料検出器バイアルに関係し，シンチレータと溶媒の選択が重要である．

シンチレータの選択

好ましいシンチレータの条件は，発光量が多い，選んだ溶媒に十分溶ける，温度・湿度・部屋の照明などの環境条件が多少変化しても化学的に安定しているということである．液体シンチレーション計数法に最もよく用いられているシンチレータは，ジフェニルオキサゾール(2,5-diphenyloxazole)，パラ-ターフェニル(p-terphenyl)，2,5-ビス-2(5-t-ブチルベンゾオキサゾリル)-チオフェン〔2,5-bis-2(5-t-butylbenzoxa-zolyl)-thiophene〕である．これらのシンチレータのほかに，通常は溶液中に2次シンチレータ(secondary scintillator)とよばれる別の化学物質を少量加える．2次シンチレータは，シンチレータが発した短波長のシンチレーション光(紫外線や紫の可視光)を吸収し，PMTに検出されやすい青，緑，黄色などのより波長の長い光として再び放出する．この2次シンチレータには1,4-ビス-2(5-フェニルオキサゾリル)ベンゼン〔1,4-bis-2(5-phenyloxazolyl)benzene〕がよく用いられる．

溶媒の選択

溶媒には以下の条件を満たすものを選択する．「溶媒分子に吸収された放射線のエネルギーがシンチレータの分子に効率よく移行する」，「シンチレーション光にとって透明である」，「さまざまな合成物を溶かすことができる」，「広い範囲の温度で使用可能である」などの条件である．トルエン，キセノン，ジオキサンはこれらの条件を満たすため溶媒として広く用いられてきたが，扱ううえで危険であり有害物質でもあるため，現在はジ-イソプロピルナフタレン(di-isopropyl naphthalene)のような安全でより優れた溶媒が用いられている．また，Ultima Goldのように，すでにシンチレータと溶媒が混ぜてあり，すぐに使用できる状態のものが市販されるようになったことで，液体シンチレーション計数法の問題点はかなり解決された．

■ 試料の準備における問題点

液体シンチレーション計数法における問題は，シンチレータと溶媒の適切な選択ですべて解決されるわけではない．試料(一般的には生物組織)についても，シンチレータと溶媒に混ぜたときに溶液がほぼ無色になるよう処理しなければならないという問題がある．処理としては，ハイアミン(hyamine，第4級アミン)のような溶解補助剤で組織を消化させるか，より複雑な手法であるが，燃焼や酸化により $^{14}CO_2$, ^3H_2O, $^{35}SO_2$ を生成し，シンチレータと溶媒の溶液に吸収・溶解されやすい状態にするということが行われる．ハイアミンを用いる方法は燃焼，酸化による方法に比べて容易であるが，消光(quenching)という現象によって起こる別の問題を伴うことになる．

消光(クエンチング)

消光とは試料検出器バイアルからの発光，光の伝達を妨げるすべての過程を指す．消光には化学消光と色消光がある．

化学消光は，ある特定の化学物質がわずかに存在することによって起こり，β線のエネルギーのシンチレータ分子への伝達が妨害される．この化学物質は一般的に生体組織などの生物試料の中に存在する．β線のエネルギーはラジカルとよばれる短寿命の化学種を介してシンチレータに伝達される．化学消光を起こす化学物質は，このラジカルと同じように振る舞うが，シンチレータの発光には寄与しないため，その分の光量が失われる．色消光では，試料のバイアル中のさまざまな着色

物質がシンチレーション光を吸収してしまうことで，PMTに到達する光量が減る．

消光による光量の減少は，システムの全検出効率を下げる結果となる．その減少率は試料によってさまざまであり，存在する消光の度合いに左右される．定量的な測定をする場合，この試料ごとの全検出効率の違いを考慮しなければならない．試料ごとの全検出効率の補正は，まずその試料を測定し，その後で試料に放射能量が既知の放射性物質を加えてから再び測定し，比較することで行うことができる．液体シンチレーション検出器の外から γ 線を照射したり，チャネル比法（channel ratio method）とよばれる方法を用いても補正することができるが，ここでは詳細は省く．

光ルミネッセンスと化学ルミネッセンス

液体シンチレーション検出器の検出効率を下げるそのほかの原因として，光ルミネッセンス（photoluminescence）と化学ルミネッセンス（chemiluminescence）がある．ある特定の分子は，光を吸収し少し後で再び放出するという特性をもつ．そのため，試料検出器バイアルにその分子が含まれる場合，バイアルを暗い部屋に置いてもしばらくの間バイアルから光が出続ける．この現象を光ルミネッセンスという．数時間（一般的には計測前の数時間）試料を暗箱の中に入れておくことで，この問題は解決される．

化学ルミネッセンスは，2つの化学物質が混ざったり化学反応を起こしたりしたときの発光であり，特定の化学物質の組み合わせで起こる．多くの生体試料が，トルエンや他の溶媒に溶かしたときに化学ルミネッセンスを発する．この発光をなくすには化学反応が完了するまで待つほかになく，完了までに通常数日かかるため，その後に計測を行うようにする．

Key Points

9-1. 放射線検出の計数においては，検出器自体の固有検出効率のほかに幾何学的検出効率に対する考慮も重要となる．

9-2. 幾何学的検出効率は放射性試料と検出器の距離 x と検出器の断面積 A に依存する．x^2 に反比例し，A には正比例する．したがって，検出部が円柱形である場合は，円の半径 r の 2 乗に正比例することになる．

9-3. 井戸型検出器の幾何学的検出効率は 100% に近い．

9-4. 井戸型 NaI(Tl) 検出器（ウェルカウンタ）は，核医学で使用する x 線や γ 線に対する全検出効率（幾何学的検出効率×固有検出効率）がとても高い．

9-5. 液体シンチレーション検出器は，β線を放出する ^{3}H，^{14}C，^{32}P，^{35}S などの放射性核種に対し用いることができる検出器の1つである．

9-6. 液体シンチレーション検出器では，放射性試料とシンチレータが試料瓶で混ざっている．バイアル内で発したシンチレーション光は，PMT で受光され後段の回路を通して検出される．

Questions

9-1. 検出器の幾何学的検出効率を上げるにはどうしたらよいか？ それは使用する検出器の種類によるのか？ 検出部を 4π 型〔4π 型とは 3 次元的にどの方向にも検出器が配置されている形状のこと〕にする利点は何か．

9-2. 一般的に放射性試料の壊変率と計測される計数率が異なるのはなぜか？ 一般的にはどちらが大きいか？

9-3. $5\,\mu\mathrm{Ci}$ の $^{51}\mathrm{Cr}$ を含む放射性試料に対し，3分間の計測で 1.5×10^6 カウントを得た．この測定系の全検出効率を計算せよ．

9-4. 測定系の全検出効率が 0.15，γ 線の放出頻度 n_i が $n_i=0.25$ であるとする（放出頻度：放出される放射線のうち，ある特定の放射線が放出される割合）．試料が $2\,\mu\mathrm{Ci}$ の放射能をもっているとき，この測定系での計数率の平均値を計算せよ．

9-5. 固有検出効率が 0.75，幾何学的検出効率が 0.90 のときの全検出効率を計算せよ．

9-6. 検出器が放射性試料から 10 cm 離れた位置に設置されている．計測された計数率は 5000 カウント/分であった．もし，検出器を試料から 20 cm の位置に移動させたら，計数率はいくつになると考えられるか？

9-7. 体積が 1 mL の放射性試料からの放射線の計数を井戸型シンチレーション検出器で計測したら 1 分間で 3×10^3 カウントであった．水を 4 mL 加え試料を 5 mL にして再び計測したとき，薄めた試料の計数率はいくつになるか？ ただし，検出効率と体積の関係は図 9-3 に従うものとする．

9-8. 試料の厚みはその試料の放射能の計測値に影響するか？

9-9. β 線のみを放射する試料が，γ 線を放射する試料よりも放射能の計測が困難なのはなぜか？

9-10. 液体シンチレーション検出器の幾何学的検出効率はいくつか？

10 インビボ放射線計測：問題点，プローブ，直線移動型スキャナ

　被験者の外に検出器を設置し，被験者内に投与した放射能を計測するインビボ計測は，核医学の分野で広く関心がもたれている．インビボ(*in vivo*)計測はさまざまな検査を含むが，それらは大きく2つのグループに分けられる．1つは臓器の放射能の摂取率の測定(organ uptake)であり，もう1つは臓器イメージング(organ imaging)である．臓器の放射能の摂取率の検査は，臓器の全体としての放射能の摂取率の測定が目的であり，一定時間での摂取率の測定(静態計測，static)と，摂取率の時間変化の測定(動態計測，dynamic)に分けられる．臓器の摂取率を測定する検査には，甲状腺の放射性ヨード摂取率(radioiodine uptake)の測定，レノグラム(腎動態シンチグラフィ，renogram)，心拍出量測定，血流量測定などがある．臓器イメージングの検査では，臓器の全体としての放射能の摂取率ではなく，臓器内の放射能の相対的な分布の計測を目的とする．臓器イメージングでは，一定時間の計測で得られた分布を画像化する場合(static)と，単位時間ごとの分布を画像化し分布の変化を見る場合(dynamic)がある．たとえば，肝臓のイメージングでは，肝臓全体として放射性物質で標識したコロイド(微粒子)をどれだけ取り込んだかという情報ではなく，肝臓のさまざまな箇所でのコロイドの相対的な密度分布の計測を目的とする．臓器イメージングとして，骨，脳，心臓，肺，脾臓，腎臓，甲状腺のイメージングも行われる．

　このように，摂取率の測定と臓器イメージングでは目的が全く異なるが，インビボ計測におけるいくつかの問題点は共通しており，検出器においてもどちらも NaI(Tl)検出器が用いられる．したがって，本章ではインビボ計測に共通する問題点について最初に議論する．そして，摂取率測定で用いられる計測機器であるプローブと，イメージング用の装置である直線移動型スキャナ(rectilinear scanner)について簡単に触れる．近年はどちらもあまり使われないが，両機器とも核医学装置の開発の歴史の一部として重要なものである．

問題点

　外部の検出器によるインビボの放射能測定は，被験者を貫通しやすい放射線を出す放射性核種でないと計測できない．したがって，X線かγ線を放射するものに限られる．この放射性核種のインビボ計測における問題点は3つある．コリメータ，散乱，吸収である．これらの問題点に加えて，検出器と体内に存在する放射線源が離れているため，インビボ計測の幾何学的検出効率はインビトロの計測(**9章**を参照)と比べ2，3桁減少する．これがインビトロでの計測は μCi(kBq)単位かそれ以下の放射能量で済むのに対し，インビボ計測では mCi(MBq)単位の放射能量が使われる理由の1つとなっている．

■ コリメータ

　小さな面積，または体積(たとえば，臓器や臓器の一部など)に存在する放射能を検出するため，

その関心領域以外からのX線・γ線を放射線検出器に入射しないようにするのがコリメータである．コリメータは，放射線検出器の撮像視野(field of view：FOV)外からの放射線を遮断することでFOVを制限する器具であり，目的に応じた多様なコリメータがある．コリメータは通常，鉛でできている．鉛は安価かつ高密度であり，核医学で利用されるエネルギー領域(<500 keV)のX線・γ線に対する減弱係数(attenuation coefficient)が高いため，これらの遮断に適している．コリメータの基本的な構造を図10-1に示す．ただ，図のような単純なコリメータでは関心領域以外からの放射能をすべて除去することはできない．コリメータのFOVは，コリメータの穴の長さと半径で決まる．半径を小さくし長さを長くすることで，FOVを小さくしていくことができる．

単孔コリメータでは，コリメータの空間分解能と感度は，FOVの大きさと密接に関係する．FOVを広くすると空間分解能が劣化して感度が向上し，FOVを狭くすると逆になる(12章を参照)．そして，FOVは深い位置ほど大きくなり，空間分解能も劣化する．これらは，正確な放射能の定量が必要な測定〔単光子放出コンピュータ断層撮影(single-photon emission computed tomography：SPECT)など(14章を参照)〕では障害となる．

■ 散乱

線源となる放射性核種から放射され，物質に入射したX線やγ線は，物質との相互作用でコンプトン散乱を起こすことがある．コンプトン散乱(6章を参照)では，相互作用したX線やγ線はエネルギーの一部を失い進行方向を変えるが，進行方向が変わることで，コリメータのFOV以外の領域からのX線やγ線が検出器の方向に向かってしまう．その結果，コリメータがその役割を果たせないことになる(図10-2)．

コンプトン散乱では，散乱した角度によりX線やγ線のエネルギーの損失量が異なる．つまり，臓器中にある単一のエネルギーのX線やγ線を放射する線源が，図10-3Aに示すように，さまざまなエネルギーのX線やγ線を放射する線源であるかのように検出される．たとえば，140 keVのγ線は，コンプトン散乱するとエネルギーが90～140 keVの範囲に分布する．ただし，これはコンプトン散乱を1回だけ起こした場合である．コンプトン散乱を2回，または3回起こした場合は，エネルギーの広がりの下限値(90 keV)がより低い値となる．通常，散乱を複数回起こす事象は少なく，無視できる程度であるが，線源が存在する臓器の体積が増えると起こる確率が高くなる．X線イメージング装置では，グリッドを用いることで散乱X線の混入を減らしている．核医学分野では，散乱線の除去はエネルギー弁別(energy discrimination)によって行う．エネルギー弁別による散乱線イベントの除去率は，検出器のエネルギー分解能に依存する．図10-3BはNaI(Tl)検出器を用いた場合の波高分布である．エネルギー弁別では，波高分析器(pulse height analyzer：PHA)のウィンドウを，光電ピークに

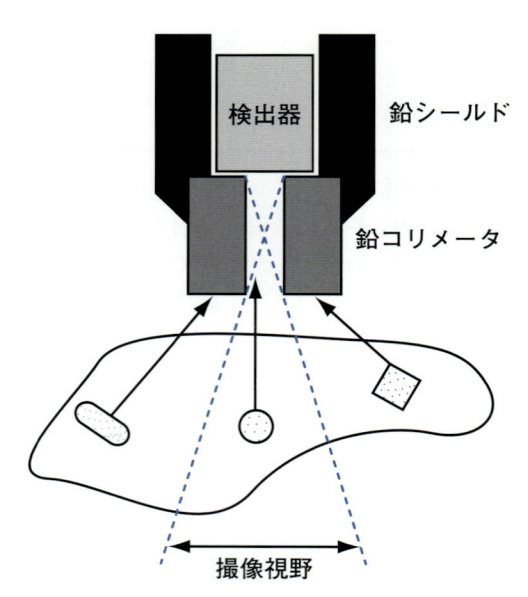

図10-1 コリメータの基本的な構造．コリメータは検出器の撮像視野(FOV)を制限する．3つのγ線源を楕円，円，長方形で表すと，検出器に入射するのは円の線源から放射されたγ線のみであり，楕円と長方形の線源から放射されたγ線はすべてコリメータに遮断される．このタイプのコリメータでは，破線で表されるように，FOVはコリメータから離れるほど広くなる．

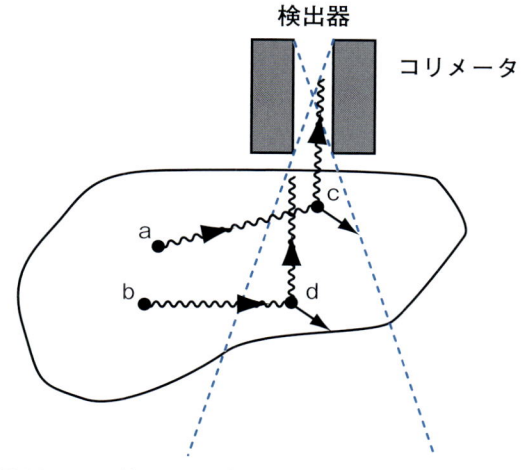

図10-2 γ線のコンプトン散乱はコリメータの機能を損なう．たとえばFOV外の点aと点bより放射されたγ線はそれぞれ，点cと点dでコンプトン散乱を起こすことにより検出器に入射する．波高分析は，このような散乱線イベントを除外するための唯一の有効な手段である．図中，点cと点dを起点とした実線の矢印はコンプトン散乱電子を表し，破線はコリメータのFOVを表す．

設定する．このとき，検出器のエネルギー分解能が良いとエネルギー弁別の効果も大きくなる．NaI(Tl)シンチレーション検出器のエネルギー分解能は，140 keVのγ線に対し光電ピークの半値幅(full width at half maximum：FWHM)が15〜20 keV程度である．それに対し，Ge(Li)半導体検出器は半値幅が1〜2 keVと良い(**図10-3C**)．その結果，Ge(Li)検出器ではほとんどすべての散乱線イベントが取り除けるが，NaI(Tl)検出器では一部しか取り除くことができない．ただ，Ge(Li)検出器は，エネルギー分解能が非常に良いにもかかわらず，おもにNaI(Tl)検出器に比べとても感度が低いという理由で核医学分野で使われることは少ない．比較的新しい検出器であるテルル化カドミウム亜鉛(CZT)検出器は，NaI(Tl)検出器，Ge(Li)検出器の中間のエネルギー分解能をもつ．したがって，散乱線イベントの除去においてはNaI(Tl)検出器より優れている．また，CZT検出器はNaI(Tl)検出器より感度が高いため(**8章**を参照)，良質なCZT結晶の成長における技術的な問題が解決されれば，CZT検出器は核医学分野でNaI(Tl)検出器に代わる検出器にな

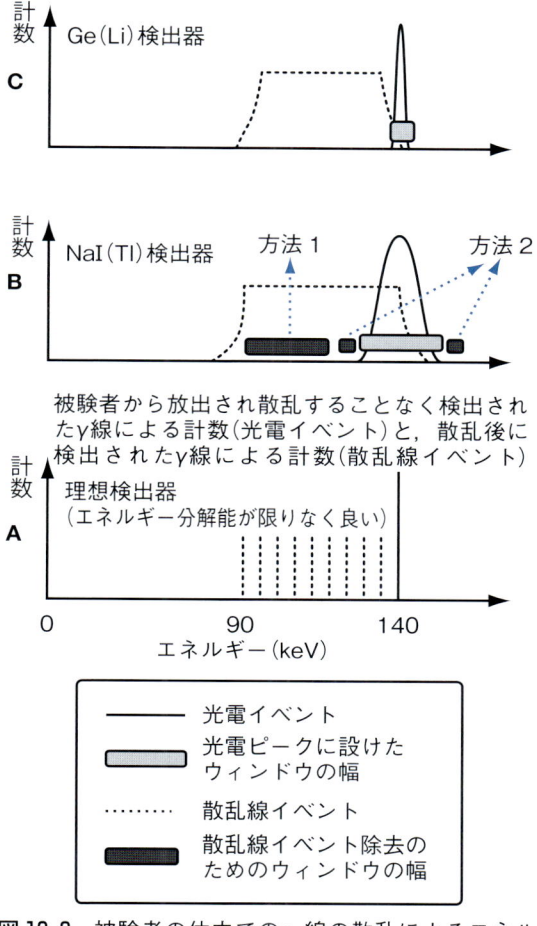

図10-3 被験者の体内でのγ線の散乱によるエネルギーの分布．**A**：体内の線源から140 keVのγ線が放射される場合，体内でのコンプトン散乱により測定されるエネルギー値が分布する．散乱線のエネルギーの測定値は90〜140 keVに分布する．散乱することなく光電イベントとして検出されたγ線のエネルギー値は140 keVとなる．**B**：NaI(Tl)検出器の場合，エネルギー分解能があまり良くないため，画像診断で典型的に設定されるウィンドウの範囲内にもかなりの数の散乱線による計数が混入する．しかし，ウィンドウを狭くすると感度が悪くなる．このジレンマは本文で述べた2つの方法により解決できる．**C**：Ge(Li)検出器の場合，エネルギー分解能がかなり良いため，本検出器を用いる際に設定される典型的なウィンドウの範囲内に散乱線がほとんど混入しない．しかし，この検出器はもともと検出器自体の感度が低い．

ると考えられている．

NaI(Tl)検出器が除去できる散乱線イベントの量はPHAのウィンドウ幅に依存する．ウィンド

ウを狭くすればより多くの散乱線イベントを除去できるが，そのために，光電イベントも一部取り除かれてしまい，検出器の感度が下がるという代償を伴う．散乱線イベントを取り除くより良い方法が2つある．1つ目は，図10-3Bに方法1として示すように，もう1つのウィンドウをエネルギーの低い部分に同時に設定するというものである．そのウィンドウ内の計数，または計数の割合を，光電ピークの計数から引くことによって散乱線イベントによる計数の増加を補正する．2つ目は，図10-3Bに方法2として示すように，光電ピークの両側数keVの範囲にウィンドウを設定するというものである．この場合，これら2つのウィンドウ内の計数の平均値を光電ピークの計数から引く．これらの方法は，光電イベントを失うことがないため，単に光電ピークのウィンドウを狭くするより優れた方法といえる．しかし，これらの方法は，放射線1つひとつについて散乱線かどうかを判定するのではなく，散乱線の混入割合を求めていることにすぎない．すなわち，Ge(Li)検出器での波高分布にウィンドウを設定したとき（図10-3C）のように，散乱線イベントを完全に正確に除去することはできない．

■ 吸収

放射性物質を含んでいる体内臓器については，体表からの深さ，形，大きさについての情報が事前に得られているわけではない．そのため，体内で起こるX線やγ線の吸収の補正は難しく，インビボ測定の大きな障害となる．吸収は，光電効果やコンプトン散乱という形で，その臓器内だけでなく周りの臓器でも起こる．図10-4に示すように，放射能の分布はさまざまであり，さらに放射線源から放射されたX線やγ線はその発生位置によって異なる質と厚みの臓器を通過するため，位置により吸収量が異なる．つまり，たとえ臓器内で放射能分布が均一であるとしても，臓器内の場所ごとに計測される計数が変わる．これは，イメージング（画像化）において望ましくない．

高エネルギーのX線やγ線を用いれば，吸収による計数の減少は低減できる．生体内のX線

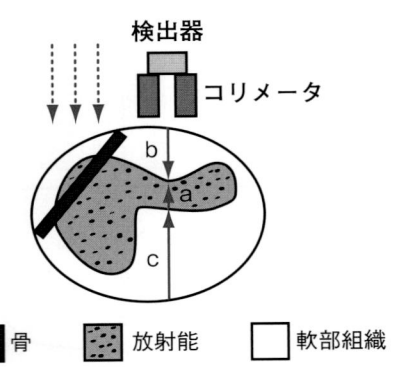

図10-4 コリメータのFOV内の放射能分布の位置と大きさ（矢印a）や周囲の生体組織の厚み（矢印b，c）に対する情報がないため，インビボ測定における放射線の吸収は補正が難しい．これら2つのパラメータの各位置（破線の矢印）における違いが，均一な放射能分布（たとえば，肝臓では/g，/cm^{3}の単位で均一）に対し検出される計数が検出器の位置ごとに変わる原因となる．生体組織ごとの吸収の大きさの違い（骨，軟部組織，肺，の間での違いなど）を考慮するとさらに状況が複雑になる．

やγ線の減弱係数は，γ線のエネルギーでおよそ100 keVまではエネルギーの増加とともに急激に減少していき，100 keV以上で横ばいとなる．したがって，100 keV以上のX線・γ線を放射する放射性核種が好ましい．しかし，検査で用いるNaI(Tl)検出器とコリメータの感度はX線・γ線のエネルギーの増加とともに減少するため，インビボ測定での使用に適するエネルギーの範囲は100〜300 keVが実用的であるといえる〔p.41，図6-4（p.59）参照〕．

甲状腺の放射性ヨード摂取率の測定のような臓器の放射能の摂取率の測定では，吸収の問題に対しては，エネルギーの高いγ線を用いるだけでは不十分であり，標準男性の臓器の平均の大きさ，形，深さ位置を反映した標準ファントムに既知量の放射能を入れて測定することで吸収の影響を求める．

臓器イメージング測定において，吸収の影響は，読影の際に頭のなかで補正するしかなかった．しかし，コンピュータ内蔵のより新しいイメージング装置では対向する位置で画像を取得した後，空間的な平均画像を形成することで吸収の影響を補正できる．N_1とN_2で表される2つの画像の空間

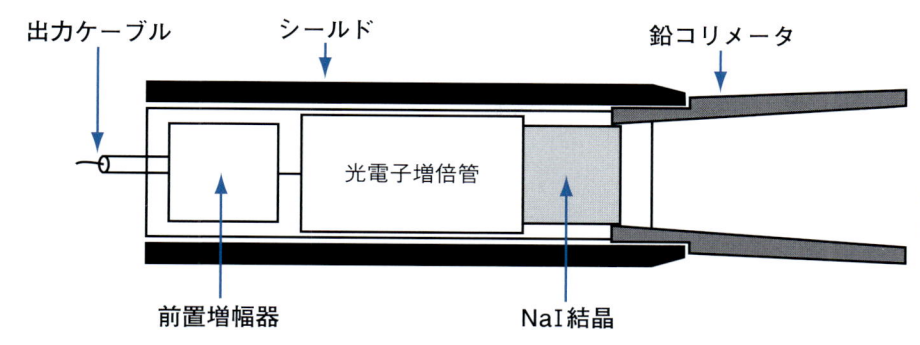

図10-5 ¹³¹I を用いた甲状腺での放射能の摂取率測定に用いられる典型的なプローブ．NaI(Tl) 結晶とコリメータから成る．

的平均は $G=\sqrt{N_1 \times N_2}$ で表される．SPECT の吸収補正法は **14 章**で扱う．

臓器摂取率測定プローブ

臓器摂取率測定プローブ（organ uptake probe）はおもに 2 つの構成要素から成る．NaI(Tl) 検出器とコリメータである．

■ NaI(Tl) 検出器

インビボ測定では，NaI(Tl) 検出器の結晶サイズは重要である．結晶サイズは，検出するγ線のエネルギーとその測定で求められる感度より決定する．¹³¹I を用いた甲状腺での摂取率測定では，国際原子力機関（International Atomic Energy Agency：IAEA）では 1 インチ×1 インチ（= 約 2.5 cm×2.5 cm）より小さな結晶は使用しないほうがよいとしている．1.5 インチ×1 インチ（= 約 3.8 cm×2.5 cm）の結晶は一般的に ¹³¹I の甲状腺での摂取率測定には適切であるほか，核医学の研究でさまざまな目的の計測に使用されている．

■ コリメータ

摂取率測定でのコリメータのデザインは使用目的に応じたものとなるが，いずれも次の一般的な条件を満たす必要がある．

1. 被験者の被ばく量を最低限度に保つために，装置の全検出効率はできるだけ高くする．
2. コリメータの FOV は最初に適切に定めるべきだが，被験者ごとに臓器の大きさが変わる場合には，FOV を多少変更できるよう工夫する．そして，変更後も他の臓器からの放射線を遮る．
3. 臓器内の放射能分布，臓器の大きさ，形，体表からの深さが未知であるため，全検出効率，つまり感度はコリメータの FOV 内では一様である．また，臓器の厚み方向（FOV の奥行き）に対しても均一である．

条件の 1 と 3 は相反する部分があるので，それぞれ状況に合った最良の条件を選ぶ必要がある．甲状腺での摂取率の測定で用いられる典型的なコリメータを**図 10-5** に示す．このようなコリメータの FOV 内全体の感度は，線源と検出器の距離の 2 乗に反比例するが，臓器内の均一性は検出器との距離が大きくなるほど良くなる．甲状腺での摂取率測定の場合，最適な距離は 30 cm 程度である．

術中小型プローブ

手術中のリンパ管のマッピングやセンチネルリンパ節の生検などは，リンパ節組織や他の臓器へのがんの転移を調べるための侵襲の少ない方法である．手術用小型プローブは，これらの外科的処置で，放射能の摂取率を測定する際に用いられる．このプローブは，小さな検出器（直径 5〜15 mm，厚さ 2〜5 mm）と，FOV の狭い（空間分解能が 3〜15 mm の）コリメータから成る．手術中の使用が目的であるため，プローブは小さくなくてはならず，滅菌も必要となる．そのため，プローブには，CdTe 検出器や CZT 検出器のような小型半導体検出器か，BGO シンチレータと小

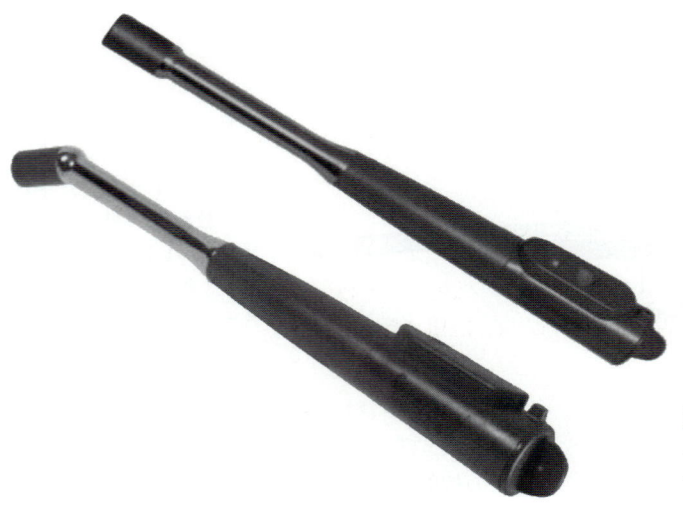

図10-6　ワイヤレス術中小型プローブ（オハイオ州ダブリンのNeoprobe社より許可を得て引用）

型のフォトダイオードを組み合わせたようなシンチレータ検出器のどちらかが用いられる．近年は，術中の使用がより簡便なようにワイヤレスタイプのプローブも導入されている（図10-6）．

臓器イメージング装置

特定の放射性医薬品を被験者に投与すると，その薬剤は，被験者の体内臓器やその臓器内の一部に選択的に局在する．臓器内での放射性医薬品の分布は同じ臓器でも，疾患の影響を受けるなどして特定の変化がみられる．臓器内の異常が起こった部位で，周りの正常組織に比べ密度が高くなったり（より放射能が高い），低くなったりする（放射能が低い）．体内臓器の画像化の目的は，この臓器内に存在する薬剤の相対的な分布を描写することである．この分布を3次元的に描き出すことが理想であるが，この方法では，さまざまな技術的問題のため日常的にそのような画像が得られるまでには至っていない．代わりに，放射能分布は通常，2次元画像として得られる．この2次元画像は臨床的にとても有用である．3次元情報の欠損は，複数の角度（一般的に前方，後方，右，左の4方向）からの分布を調べることでいくらか補うことができる．体内臓器内の放射能分布の2次元的な記録は，スキャンやイメージとよばれる．

スキャナやイメージング装置は4つの要素から成る．コリメータ，放射線検出器，放射能の位置情報（x, y座標）を得る装置，相対的な放射能分布を把握しやすく表示するシステムである．この放射能の位置情報の取得の仕方により，イメージング装置は，直線移動型スキャナとシンチレーションカメラ（ガンマカメラ）の2つのグループに分類できる．本章では直線移動型スキャナについてのみ述べ，シンチレーションカメラについては次の章で述べる．

■ 直線移動型スキャナ

直線移動型スキャナは，核医学で初期に用いられた装置である．今では使用されていないが，装置開発の歴史としてここで簡単に触れておく．直線移動型スキャナでは，適切なコリメータの付いたNaI(Tl)検出器（検出器ヘッド）が，モーターによって，測定対象の体内臓器の上を直線的に動いていく．検出器ヘッドは決まった距離を横断した後，上下方向に少し移動し，再び逆方向に直線的に横断を始める．この検出器ヘッドの検査は体内臓器全体が占める領域をすべてスキャンするまで続けられる（図10-7）．このときのコリメータのFOVは狭く，検出器ヘッドは臓器の上を直進するため，データのサンプリング点は間隔の空いたものとなる．

検出器ヘッドは，コリメータとNaI(Tl)検出器に付属の回路を接続したものから成る．直線移動型スキャナに用いられるコリメータは，図10-8

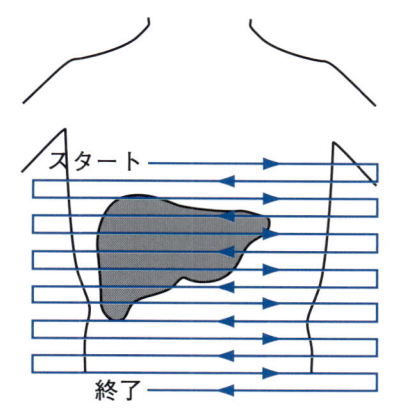

図 10-7　体内臓器の直線移動型スキャンの際の検出器ヘッドの経路の例．

に示す多孔焦点型である．鉛にいくつかの先細りの穴があいていて，その穴の先がコリメータの外の焦点に向かっているような構造になっている．検出器ヘッドによって収集された各位置での放射能量の情報は，続いて画像化システムに送られる．システムは，高速蛍光スクリーンとX線フィルムを感光するための小さく絞られた光点から成る小さなブラウン管が，暗箱内で検出器ヘッドと同期して動くようになっている．そのシステムにより，各位置での情報が記録され，スキャン完了時

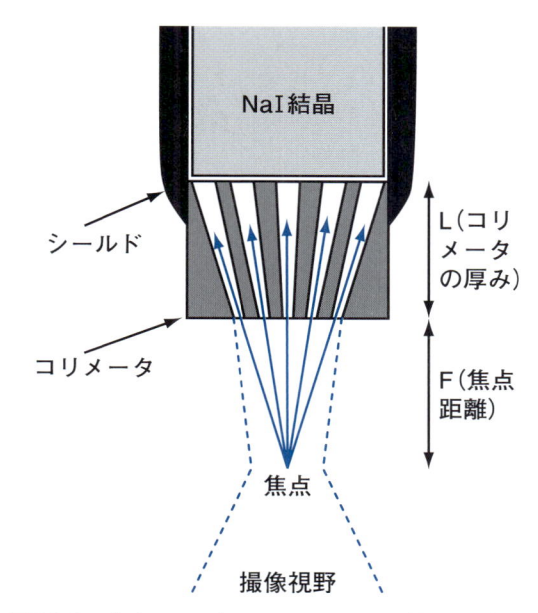

図 10-8　焦点タイプのコリメータ．γ線は実線の矢印で示すように狭い溝を通過しないと検出器に入射しない．このようなコリメータの撮像視野(破線)は一般的に狭く，焦点面で一番狭くなる(約1 cm)．焦点面の前後の面では，FOVは広がる．

に，X線フィルム上に臓器内の放射能分布が描かれる仕組みとなっている．

Key Points

10-1. インビボにおける放射線計測が容易でないのは，コリメータ，吸収，コンプトン散乱の3つの問題が原因である．

10-2. コリメータは，関心領域外から放出された放射線を検出しないようにするために必要である．コリメータのFOV(撮像視野)は関心領域の大きさに合わせて決定する．FOVはコリメータの空間分解能と感度に関係する．コリメータは，安価で原子番号が高く高密度である鉛でつくられることが多い．

10-3. コリメータのFOVの外で放射され，FOV内に入ってきたγ線は，コンプトン散乱を起こすことにより検出器に入射し検出されることがある．NaI(Tl)検出器では，このような散乱を起こした放射線の混入は，散乱していない放射線のエネルギー領域に対して狭いエネルギーウィンドウを設定することで，減らすことができる．しかし，すべて除外することはできない．

10-4. 散乱γ線の影響を減らすために臨床で使うことのできる他の方法として，本文中で説明した，2つまたは3つのエネルギーウィンドウを設ける方法がある．

10-5. 測定対象を覆っている生体組織における

放射線の吸収は，インビボの放射能の定量測定で誤差を生み出すおもな原因である．日常的に画像検査を行う施設では，データを画像化するときに常に生体組織での吸収の影響を考慮する必要がある．

10-6. 臓器摂取率測定プローブは，臓器全体（甲状腺など）の放射能の測定に用いられる．小型の摂取率測定用プローブは，手術中に小さな領域の計測を行うために使用する．

10-7. 直線移動型スキャナは，生体臓器内の放射能分布を測定するために開発された最初の装置である．しかし，高計数率で放射性核種の分布を計測できないため，現在では使用されていない．

Questions

10-1. インビボの放射能の定量測定を困難にしている要因を挙げよ．

10-2. 検出器信号の波高分析はインビボの放射能の計測にどのように役立つか？

10-3. コンプトン散乱を起こした放射線の除去という視点から，どのような検出器が理想的といえるか？

10-4. NaI(Tl)検出器の検出器信号の波高分布に設けるウィンドウの幅を狭くすると，感度と散乱を起こした放射線による計数にどのような影響が出るか？

10-5. 放射線の体内での吸収は，インビボの放射能の計測における問題点の1つである．この観点から，脳，心臓，腎臓のうち，どの臓器の測定が最も困難となるか？

10-6. 幾何学平均イメージはどのようにして得られるか？

10-7. コリメータの主要な役割は何か？ コリメータはなぜ鉛からできているのか？ 鉛の代わりに他の物質を使うことはできるか？

10-8. 甲状腺での放射性ヨードの摂取率測定をするときに，甲状腺とプローブの距離に最適な範囲があるのはなぜか？

10-9. 術中小型プローブは何に使用されるか？

10-10. 直線移動型スキャナが現在では臨床で使用されないのはなぜか？

11 インビボ放射線計測：シンチレーションカメラ

　ガンマカメラ，特にシンチレーションカメラ(scintillation camera)は核医学の中心的存在である．臓器を1点1点測定していく直線移動型スキャナ(rectilinear scanner)とは対照的に，ガンマカメラでは全臓器もしくは体の広い部分を同時にイメージング(画像化)する．その点においてガンマカメラは写真用のカメラと同じであるが，構造や動作は全く異なる．光と違いX線やγ線は，鏡やレンズ，プリズムを使って反射や屈折をさせることができない．その結果，一般的な光学カメラの原理をX線やγ線のイメージングに当てはめることはできない．代わりとして，異なる材質(たとえば鉛・空気)によるX線やγ線の減衰や透過量の違いを利用する．

　臓器全体や複数の臓器を同時に視覚化できるガンマカメラの最も重要な性能は，直線移動型のスキャナを時代遅れのものとした．また，この性能は動態研究を可能とする．毎秒10〜20回のイメージングを行う動態検査は心拍出量や駆出率(ejection fraction)を得るために日常的に行われている．

　ガンマカメラの開発において試みられた多様な研究のなかで最も代表的なものは，Angerによって開発されたシンチレーションカメラである．1966年のこのカメラの発売以降，光電子増倍管(photomultiplier tube：PMT)，コリメータ，不均一性補正モジュールの改良，デジタル化など，さまざまな技術的なイノベーションの波を受け，現在では要素技術の多くは新しいものに置き代わっている．唯一，シンチレータ素材であるヨウ化ナトリウム〔NaI(Tl)〕だけが変わらない要素であるが，改良が進められているテルル化カドミウム亜鉛(CZT)検出器がNaI(Tl)検出器に将来取って代わる可能性がある．心臓の検査(**14章**)や核医学用マンモグラフィ装置(LumaGem，ガンマメディカ製)など，視野の限られた用途別のCZT検出器を用いたガンマカメラがすでに利用可能である．

シンチレーションカメラ

　シンチレーションカメラでは大型の円盤状もしくは角状のNaI(Tl)結晶の一方の面に，アレイ状に並べられたPMTが取り付けられている．**8章**で述べたとおり，このアレイ状のPMTは，通常のガンマカメラのようにγ線によって発生したシンチレーション光の量を測るだけでなく，結晶の中で光が生成された位置の決定も行う．シンチレータの反対の面には，光学カメラでのレンズの役割に相当するコリメータが取り付けられている．

　シンチレーションカメラは物理的に2つの部分に分けられている．1つ目の検出器ヘッドはコリメータ，PMTとその関連回路を取り付けたNaI(Tl)結晶から成り，手動もしくはコンピュータ制御によって自動で上下ないし回転方向に簡単に移動できるスタンドの上に設置されている(**図11-1**)．近年では2, 3個の検出器ヘッドのものが，特に単光子放出コンピュータ断層撮影法(single-photon emission computed tomography：SPECT，**14章を参照**)の分野では主流となってきている．幾何学的検出効率の増加は複数の検出

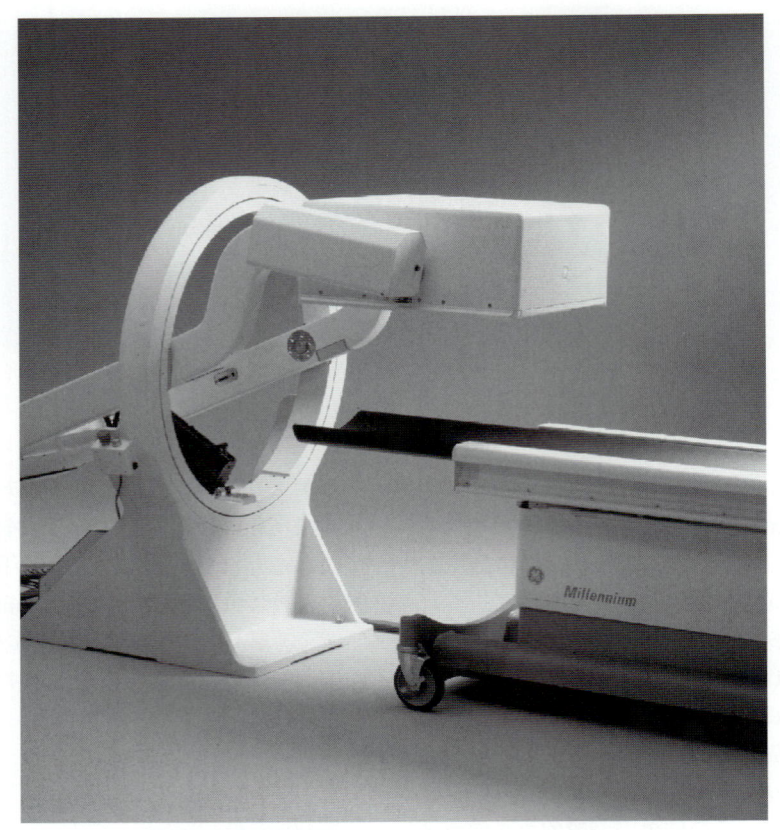

図11-1 スタンドに取り付けられたガンマカメラ．ベッドに横になった患者に対してさまざまな角度から撮影を簡単に行うことができる(General Electric 社から許可を得て引用).

器ヘッドをもつ装置の大きな利点である．2つ目の部分はコンソールで，電源，ディスプレイやデジタルコンピュータを含むシンチレーションカメラの制御装置である．ポータブルタイプのシンチレーションカメラでは検出器ヘッドとコンソールが一体となっていて，容易に別の場所へ移動が可能である．

動作の要素としては，シンチレーションカメラは(1)コリメータ，(2)検出器，(3)PMTアレイと位置(X-Y座標)決定回路，(4)ディスプレイの4つの部分から成る(図11-2A〜D)．ここでは，シンチレーションカメラの動作についてのみ述べ，空間分解能，感度，均一性などの動作特性や品質管理については12章で述べる．

■ コリメータ

シンチレーションカメラでのコリメータの目的は，臓器の決まった部位からのX線もしくはγ線を検出器の決められた領域へ到達させることである．そのためにコリメータはある1つの検出器領域と臓器の1つの領域を1対1に対応させるようになっている．他の特徴として，全臓器もしくは画像化を行いたい部分を完全に包むのに十分に広い視野をもつことが挙げられる．4つのタイプのコリメータがシンチレーションカメラにおいて使用されている(図11-3).

パラレルホールコリメータ

パラレルホールコリメータ(parallel-hole collimator：平行多孔コリメータ)は鉛の円盤にあけ

シンチレーションカメラ **115**

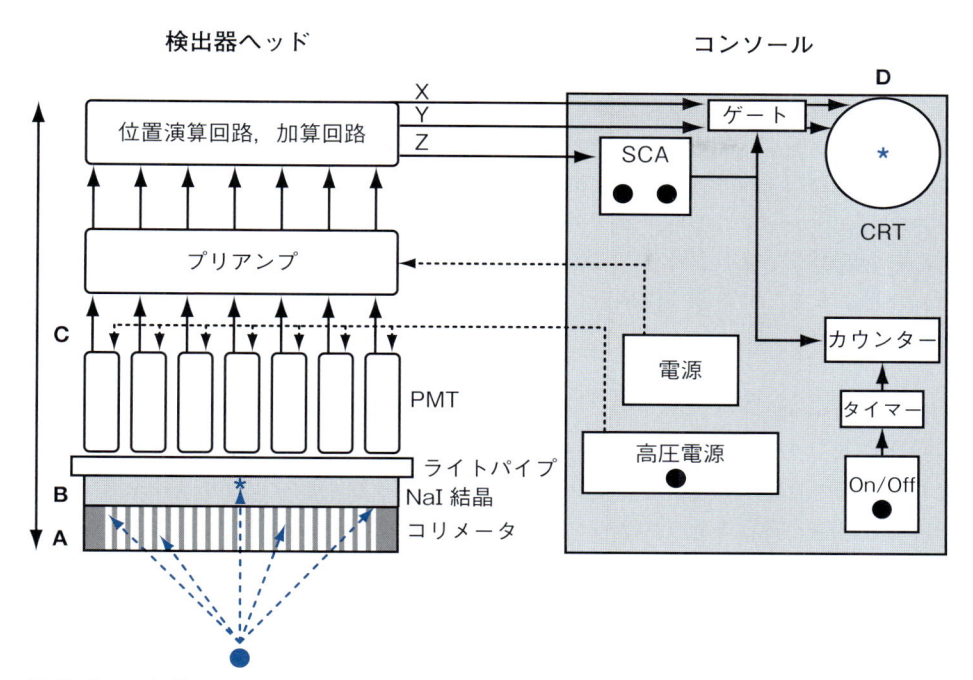

図11-2 一般的なシンチレーションカメラの概略図. 4つの構成要素から成る. **A**:コリメータ, **B**:NaI 結晶, **C**:ライトパイプ, PMT, 前置増幅器（プリアンプ）, **D**:表示のためのCRT. 検出器ヘッドには A, B, C が, コンソールには D と電源と関連回路が含まれる.

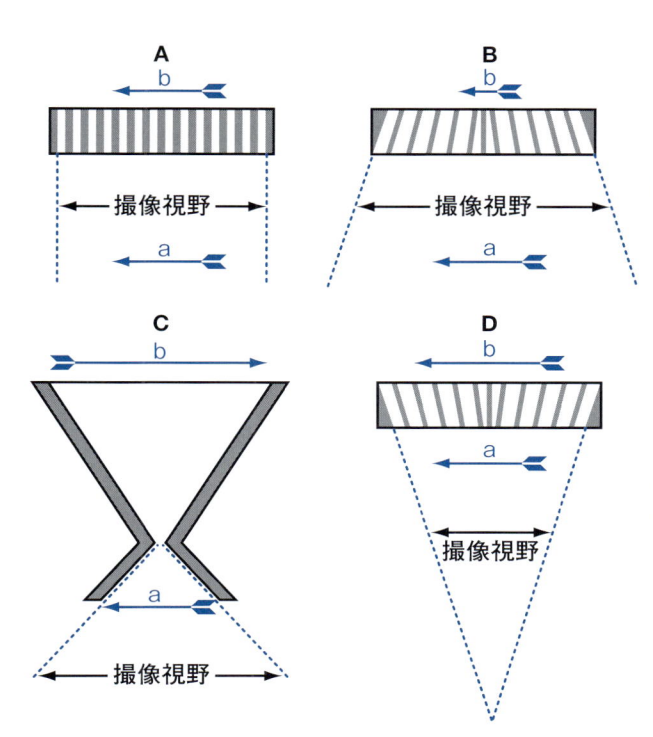

図11-3 シンチレーションカメラに用いられるコリメータ. **A**:パラレルホールコリメータ：対象 a は結晶内に同じ大きさの画像 b として投影される. このようなコリメータの視野はコリメータの距離によってほとんど変化しない. **B**:ダイバージングコリメータ：画像 b の大きさは撮像対象 a に対して小さくなり, 視野はコリメータから離れるに従って大きくなる. **C**:ピンホールコリメータ：撮像対象 a の拡大画像もしくは縮小画像 b が生成される. ピンホールコリメータの視野はピンホールから離れるに従って急速に拡大していく. **D**:コンバージングコリメータ：このコリメータは撮像対象 a の拡大画像 b を生成する. 視野はコリメータから離れるに従って狭くなっていく. コンバージングコリメータは, シンチレーターの面積よりも小さな対象に対して, 最適な感度と空間分解能を得ることができる.

られた多数(数千個)の小さな穴からできている．鉛の円盤の直径はシンチレータ結晶の直径と同じである．鉛の円盤の厚さや穴の直径は必要とするコリメータの空間分解能や感度で決まる(**12 章を参照**)．穴の間の鉛の壁はセプタとよばれており，適切に設計されたコリメータの場合，セプタに入射したほとんどの放射線は吸収される．穴はそれぞれが平行になるよう並んでおり，円型もしくは六角形の形状をしている．

ピンホールコリメータ

ピンホールコリメータ(pinhole collimator)も鉛でできており，上面の直径が約 5 mm 程度，底面の直径が NaI(Tl)結晶と同じであり，コーン状の 1 つの穴があいている．コーンの上面が患者側に向いている．コーンの高さは 30〜50 cm 程度である．

コンバージングコリメータ

コンバージングコリメータ(converging collimator：集束型コリメータ)はパラレルホールコリメータと類似しているが，**図 11-3** に示すとおり，コリメータの中心から端に向かうに従って，穴が中心に向かって傾いていく点が異なる．最も外にある穴が最も傾いている．すべての穴は放射線源や患者に向かってコリメータの外にある(通常 25〜50 cm 程度離れた)一点に焦点が絞られている．

ダイバージングコリメータ

ダイバージングコリメータ(diverging collimator：拡散型コリメータ)では，穴の傾きが中心から離れる向きとなっている．その結果，穴は検出器に向かって集束する．コンバージングコリメータを反転させるとダイバージングコリメータとなり，逆にダイバージングコリメータを反転させるとコンバージングコリメータとなる．

図に示すとおりに，すべてのコリメータにおいて矢印 a で示される部分から発生した γ 線は結晶内の矢印 b で示される部位に到達する．これらの矢印は，コリメータによる投影の違いを示している．結晶上でつくられる画像のサイズはコリメータのタイプやコリメータから測定対象までの距離に依存する．また，ピンホールコリメータの場合は反転した画像が得られる．使用するコリメータのタイプは画像化する臓器の大きさにより必然的に決まる．画像化する臓器と検出器の大きさが同じ場合には，パラレルホールコリメータが最も良い感度と空間分解能を得る．臓器が結晶サイズよりも大きい場合にはダイバージングコリメータが推奨される．臓器が結晶サイズよりも小さい場合にはコンバージングコリメータが最適である．甲状腺のように臓器のサイズがもっと小さい場合は，ピンホールコリメータがよく使用される．パラレルホールコリメータと比較して，ピンホール，コンバージング，ダイバージングコリメータを使用する場合の問題点は，3 次元的な対象に対して，異なる面(臓器の前・中央・後部)においてコリメータの角度の違いにより画像が拡大や縮小されてしまうことである．それにより引き起こされる画像の歪みは臨床利用において問題となる．

市販の装置では，上記の 4 つのタイプとは異なるコリメータの分類もある．高感度コリメータ(動態検査用)，汎用コリメータ(ほとんどの臨床応用)，高空間分解能コリメータ(細部の測定)などの空間分解能・感度による分類や，低エネルギー用(0〜200 keV)，中エネルギー用(200〜400 keV)，高エネルギー用(400〜600 keV)などの γ 線のエネルギーでの分類もある．高エネルギー用コリメータは **14 章**で述べるような陽電子放出核種を用いた測定でも使用される．対象エネルギーの異なるコリメータ間の設計上のおもな違いはセプタの厚みであり，エネルギーが高いほど厚くする必要がある．

■ 検出器，NaI(Tl)結晶

サイズ・厚さ

前述のとおり，シンチレーションカメラの基本となる検出器の構成要素は，1 つの面に多数の PMT が取り付けられた大きな円盤状の NaI(Tl)結晶である．結晶の直径は 11〜20 インチ(約 28〜51 cm)である．直径 11 インチ(約 28 cm)の結晶は標準的なシンチレーションカメラで使用さ

れ，直径 16〜20 インチ (約 41〜51 cm) の結晶はいわゆる大視野 (large field of view：LFOV) のシンチレーションカメラで使用される．大きな結晶を用いることの利点は，肺のような大きな臓器や全身を画像化する場合に感度が高くなることである．結晶面積のより効率的な利用のために，いくつかのシンチレーションカメラでは角型の結晶が使用されている．一般的に結晶の厚さは 1/2 インチ (1.27 cm) であるが，3/8 (0.95 cm) インチや 1/4 インチ (0.64 cm) 厚の結晶を用いたシンチレーションカメラも心臓核医学の分野などでよく使用される．結晶の厚さを薄くすると固有空間分解能が改善される (固有空間分解能については次章で説明する)．150 keV 以上の高いエネルギーの γ 線に対しては固有空間分解能の改善は固有感度の減少とトレードオフの関係である．

エネルギー弁別

γ 線のエネルギーを求めるためには，結晶内で生成されたすべてのシンチレーション光の量を求める必要がある (**8 章**，p.85)．シンチレーションカメラではシンチレーション光が，すべてあるいは多数の PMT に分散されて測定されてしまう．そのため，シンチレーションカメラで全シンチレーション光の量を求めるためには，すべての PMT の出力波形を合計し，1 つの PMT から成る NaI(Tl) 検出器で得られる出力波形と等価な出力波形をつくる必要がある．合計された出力波形は Z 信号とよばれる．Z 信号の波高値解析を行うことで，対象のエネルギーをもつ出力信号を選び出すことができる．

Z 信号について重要なことは，γ 線のエネルギーに比例していることと，位置依存性をもたないことである (Z 信号の波高はシンチレーション光の結晶内での発生位置に依存すべきではない)．これらは最近のシンチレーションカメラでは十分に改善されているが，**12 章**で述べるようなオンラインでの補正手法を使用することによって，さらに低減することができる．シンチレーションカメラで Z 信号を得るために多数の PMT からの出力波形を加算した場合，1 つの PMT から成る単純な NaI(Tl) 検出器と比較してエネルギー分解能をわずかに劣化させてしまう．

シンチレーションカメラのエネルギー検出に関連するパラメータは，PMT にかかっている高圧，アンプ (前置増幅器) のゲイン (増幅度，利得)，ピークエネルギー (E)，エネルギーウィンドウ (ΔE または %ΔE) である．エネルギー弁別は通常は自動化されており，特定のエネルギーの γ 線を選択する場合には，使用者が指定されたボタンを押すことで適切なパルスが自動的に抽出される．また，複数の異なったエネルギーの γ 線を同時に選び出すこともできる．これには 2 個もしくは 3 個の波高分析器 (pulse-height analyzer：PHA) が必要であり，2 つ以上の γ 線を放出する放射性核種 (^{67}Ga，^{111}In，^{201}Tl) の画像化や前述 (p.106) のとおり散乱した放射線の除去に便利である．

自動ゲイン補正

シンチレーション検出器はおもに PMT のゲインの変動により，その出力がゆっくりとずれていく傾向がある．PMT のゲインの変化は外気温の変化や高圧電源の揺らぎなどが原因である．最近のカメラではそのようなずれをモニタリングし PMT の高圧やアンプのゲインを元の値になるように調整する電子回路を備えるようになってきた．自動ピーク追跡回路が PMT のゲインの補正を必要に応じて行うか，定常的に行うかはシンチレーションカメラの機種によって異なる．どちらの場合でも，PMT の出力，つまりはシンチレーションカメラ自体の安定性は非常に改善されてきている．

データ収集

PHA によって選別された信号は X や Y 信号を生成する論理回路 (次章で述べる) だけでなくカウンター部やタイマー部に送られる．シンチレーションカメラは，決まった時間 (プリセットタイム) か設定されたカウント (プリセットカウント) まで計測を行うことが可能である．それらは設定した時間かカウントのどちらかに達した時点で測定を止めるためのものである．また，手動で収集の開始や停止をいつでも行うことも可能である．一部のシンチレーションカメラでは，画像上で設

定した領域のカウントが設定した数に達した時点で計測を停止することもできる．デジタルコンピュータで制御を行うシンチレーションカメラではコンピュータ上で開始・停止・時間・計数のコントロールを行う．

■ 位置決定回路(X, Y座標)

PMT間での波高分布

シンチレーションカメラでは，γ線やX線が発生した臓器内の小さな領域と，到達した結晶内の小さな領域をコリメータによって1対1に対応づける必要がある．その対応関係を保持するためには，γ線が結晶内のどこで相互作用を起こしたのかを知る必要がある．それは，多数（一般的に37個もしくは67個）のPMTを用いて行われるが，ここでは図11-4に示すとおりに7つのPMTアレイに単純化して説明を行う．結晶内のある1点でシンチレーション光が生成されたとき，それらはすべての7つのPMTに分配され，最も発光点(a)に近いPMT3が最も多いシンチレーション光を受け取る．同様に，光が結晶内の別の点で生成された場合，他のPMTが最大のシンチレーション光を受け取ることになる．そこで，どのPMTが最大の光を受け取ったかを知ることによって，シンチレーション光の発生したおおよその位置を最も多い光を受け取ったPMTの近くとして知ることが可能である．光の生成点をより正確に知るためには，最大の光を受け取った1つのPMTだけではなく，光を受け取った周辺のPMTにも注目する．つまり，複数のPMTへ分配されたシンチレーション光によってつくられる，各PMTからの出力波高分布を利用する．それぞれのPMTで得られるシンチレーション光による波高は，発光点から各PMTへの立体角と直接的に比例関係をもつため，シンチレーション光が生成された正確な位置を求めることができる．PMTの受光面は円形だけでなく六角形もあるが，六角形を用いるとPMT間の不感領域を少なくできる（図11-4）．

X, Y, Z信号

PMTからの出力はアナログ信号であり，それらはAnger法によって2つの位置情報をもったアナログ信号(X, Y信号)とエネルギー情報をもったアナログ信号(Z信号)に変換される．しかし，今日のシンチレーションカメラではPMTからの信号はデジタル化され（デジタル化についてはこの章で後述する），以降の処理はマイクロコンピュータを用いてデジタル情報として2つの位置情報(X, Y信号)とエネルギー情報(Z信号)を生成する．

位置情報をアナログもしくはデジタル信号で得るには，複数のPMTの出力をそれぞれに最適な"重み付け係数(weighting factors)"を掛けた後に足し合わせ4つのアナログ信号，X^+, X^-, Y^+, Y^-に変換できる．市販のシンチレーションカメラでは，PMTの数は19〜96個とさまざまであり，加算回路は非常に複雑で製造元によって異なっている．

前述した位置情報をもつX, Y信号とエネルギーを決定するZ信号は，次のように4つの信号X^+, X^-, Y^+, Y^-から生成される．

$$Z = X^+ + X^- + Y^+ + Y^- \qquad (1)$$

$$X = K(X^+ - X^-) \div Z \qquad (2)$$

$$Y = K(Y^+ - Y^-) \div Z \qquad (3)$$

ここでKは定数である．

X, Y信号に最も求められる性能は，シンチレーション光の生成されたx, y軸上の位置と結晶中心からの距離に対して直線関係をもつことである．発光点からの距離が結晶の中心から離れている場合，X, Y信号は大きくなる．しかしながら，シンチレーション光の収集の際の幾何学的な条件によっては，それらの信号は距離に比例しないことがある．その場合，図11-4のようなライトパイプの使用や非線形信号整形がX, Y信号の直線性を改善するための一般的な手法である．しかし，これらの手法でも完全に非線形性を取り除くことができないため，**12章**で述べるように事前に非線形性を測定しておき，オンラインで補正をする必要がある．

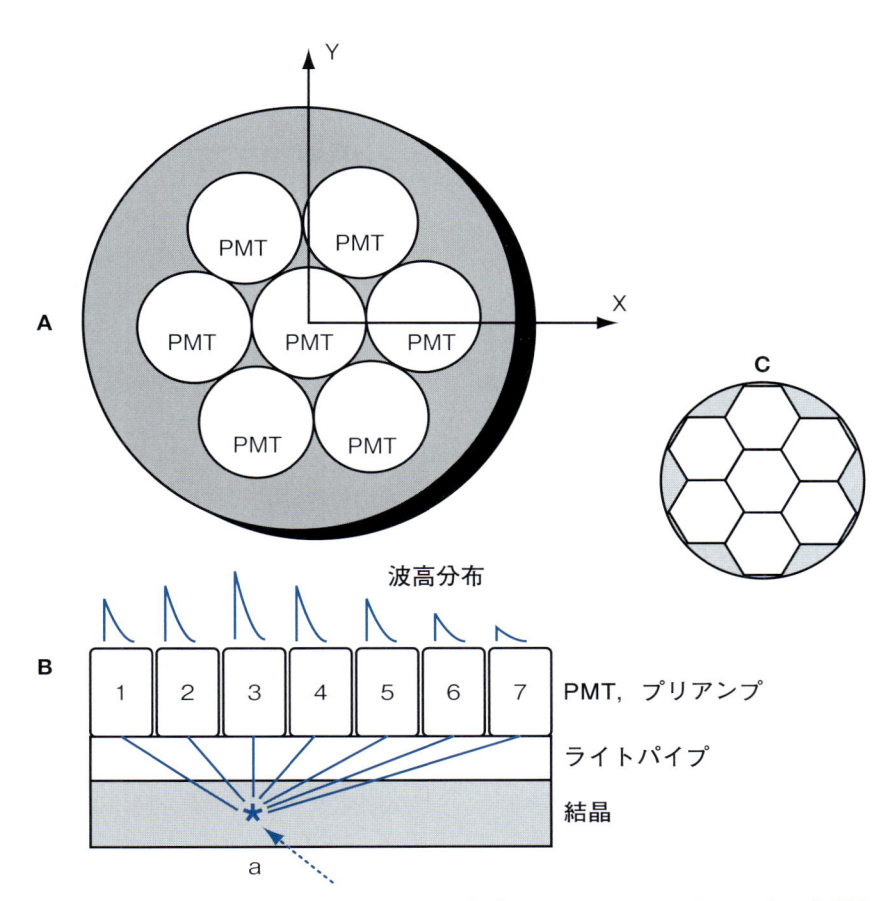

図11-4 **A**：シンチレーションカメラで，生成されたシンチレーション光の位置を求めるための PMT の幾何学的な配置．**B**：γ 線が結晶内の点 a で相互作用を起こした場合，PMT3 が最も多くのシンチレーション光を受け取ることになり，シンチレーション光が生成されたであろう点が求められる．別の γ 線の相互作用位置に対しては，他の PMT が最も多いシンチレーション光を受け取る．最も多い光を受け取った PMT がわかれば，発光点のおおよその位置を知ることができる．より正確な位置を知るために，複数の PMT から得られる波高分布を利用する．**C**：PMT の形は円形である必要はない．結晶の全領域をカバーすることができるため，六角形が最も良い形である．同様のことがコリメータの穴の形にもいえ，六角形の穴のほうが円形の穴よりも好ましい．

γ線の相互作用の様子を表示するためには，X，Y 信号（デジタルの場合にはアナログ信号に戻したもの）を用いて，ブラウン管（CRT）もしくはオシロスコープ上の X，Y の大きさに直接比例した位置に光点を表示する．デジタルコンピュータを使用している場合には，X，Y 信号の大きさをメモリ内に保存した後，上記の処理を行いディスプレイ上に表示する．

固有空間分解能

すべての PMT で得られた光の量を考慮し補正を行った後でも，実際のシンチレーション光の生成位置とは小さな誤差が存在する．この誤差はシンチレーションカメラの固有空間分解能（intrinsic spatial resolution）として測定される．固有空間分解能は，結晶の厚み，位置演算に使用した PMT の数，PMT と結晶をつなぐライトパイプの厚みの影響を受ける．そのなかで最も重要なも

のは結晶の厚みである．結晶の厚みを減らすことで固有空間分解能を改善することが可能であるが，結晶内で相互作用を起こす γ 線の数が減ってしまうため感度を減らすこととなる．そのため，シンチレーションカメラでは固有空間分解能と感度の妥協点を探すこととなる．シンチレーションカメラの最適な厚みは 140 keV の γ 線に対して 3/8〜1 インチ（約 1〜2.5 cm）程度である．もう 1 つ固有空間分解能に影響を与える要素は γ 線のエネルギーである．なぜなら高いエネルギーの γ 線は低エネルギーの γ 線より多くのシンチレーション光を結晶内でつくり出すため，より高い精度で γ 線の相互作用点の位置を得ることが可能となる．高精度で位置が求まるということは，固有空間分解能も良いことを意味する．この詳しい関係については次の章で説明する．

■ ディスプレイ

コリメータの視野内で発生した γ 線は結晶内のさまざまな位置で相互作用を起こす．γ 線の相互作用は一般的に確率的な事象である．表示装置はそのように確率的に起こる位置情報（X, Y）を素早く（少なくとも毎分 10^6 事象）かつ正確に表示することができる必要がある．ブラウン管やオシロスコープがそれらの目的で効果的に使用されている．

ブラウン管

ブラウン管（cathode-ray tube：CRT）は 5 つの基本構成，電子銃（electron gun），収束電極（focusing electrode），水平方向の偏向板（deflection plates, X 方向），垂直方向の偏向板（Y 方向），蛍光スクリーン（phosphor screen）から成るガラスの真空管である．図 11-5 に概略図を示す．まず，電子銃で高速電子流を発生させる．電子の数や電子流の強度は強度制御 I を変えることで好きな値に変更することが可能である．収束電極では，電子流を小さな円形状（直径約 0.1 mm）のビームに収束させる．水平もしくは垂直の偏向板に電圧信号がかけられたとき，電子ビームは x もしくは y 方向にそれぞれの偏向板にかけられた電圧信号の

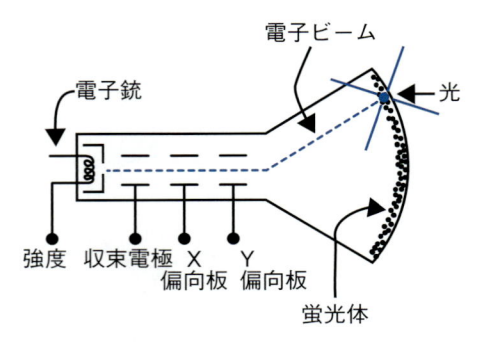

図 11-5 CRT の簡単な概念図．

大きさに比例した分だけ曲げられる．電子ビームがその位置にとどまっている時間は，それぞれの偏向板にかけられた電圧信号の長さに依存する（一般的には μ 秒以下）．電圧信号がどちらの偏向板にもかけられていない場合には，電子ビームは蛍光スクリーンの中心に向かう．スクリーン上での電子ビームの到達位置は，電子ビームが当たった位置から光を発する蛍光体により可視化される．このような方法で，異なる大きさの電圧信号が連続して平行・垂直方向の偏向板に与えられたとき，CRT 上の光点は与えられた電圧信号の大きさに比例した位置への移動を繰り返す．光点の強度は強度制御 I によってコントロールされる．

相互作用位置の表示

シンチレーション検出器からの位置情報を表示するために，X もしくは Y 信号が CRT 内の水平・垂直方向の偏向板に与えられる．エネルギー情報をもつ Z 信号は X，Y 信号の制御に用いられ，Z 信号が PHA によって選別されたエネルギーをもつ場合のみ，CRT 内の水平・垂直方向の偏向板に X，Y 信号を送る．もし，Z 信号が PHA で選ばれるエネルギー領域内から外れている場合には，CRT 内の水平・垂直偏向板に X，Y 信号を送らない．つまり，結晶に対して PHA で設定された領域のエネルギーを付与した γ 線のみが CRT のスクリーン上に表示される．

まとめると，表示装置の役割は次のとおりである．γ 線が検出器内で相互作用を起こしたときに検出器は 3 つの信号，γ 線の相互作用位置情報（X，Y 信号）と γ 線の相互作用によるエネルギー

シンチレーションカメラ

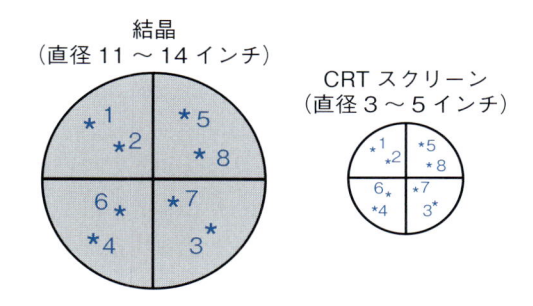

図11-6 γ線のシンチレーション検出器内での相互作用位置とCRTのスクリーン上の光点との関係.

付与情報（Z信号）をもつ信号を生成する．次にZ信号の解析を行い，もしそれが設定されたエネルギーの範囲内であれば，CRT内の偏向板に位置信号（X, Y信号）を与える．偏向板により光点をX, Y信号に比例したスクリーン上の位置に表示する．次にγ線が結晶内で相互作用を起こした際にも新しくX, Y, Z信号がつくられ，それらの信号により新しい光点の位置に偏向制御を行う．このような方法を用いることで，次々とγ線が結晶内で相互作用を起こしたとき，CRTスクリーン上の光点をγ線の結晶内での相互作用位置に対応する点から点へ，一般的な画像では50万回以上動かし続ける（図11-6）．通常のCRTのサイズは直径3～5インチ（約7.6～13 cm）のため，CRTスクリーン上に表示される画像は実際の臓器や体の部位のサイズよりも小さく表示されることになる．

フィルムへの記録

動き回るCRTスクリーン上の光点では画像にはならないが，写真用フィルム上に位置情報を一点ずつ足し込んでいくことで画像をつくり出すことができる．

フィルムの特性　フィルム上の暗い部分が高い放射線強度を示し，明るい部分が少ない放射線強度を示す．フィルムの暗さは光学密度もしくは単純に密度のパラメータを用いて定量的に測定される．光学密度はフィルムに入射した光の量とフィルムを透過した光の量の比の常用対数で定義される．その定義によると，フィルム上で光学密度が2の部分では1%のみの光しか透過しないため，肉眼ではほとんど黒にみえる．密度0は100%の透過を表し，その領域は白色で現れる．密度が0～2の間では灰色の影として現れる．通常のX線フィルムの照射量と光学密度との関係を図11-7に示す．この曲線はH-D曲線として知られている．点AとB間の平均勾配がフィルムのコントラストを，点AとB間の相対log照射線量の幅がフィルムの露光寛容度（latitude）を決める．高いコントラストのフィルムは低コントラストのフィルムと比べて照射量による色の変化が大きいが，露光寛容度が狭く，結果として高コントラストフィルム上に表示可能な照射線量の範囲は小さくなる（図11-7）．

フィルムへの露光　H-D曲線から，光学密度は

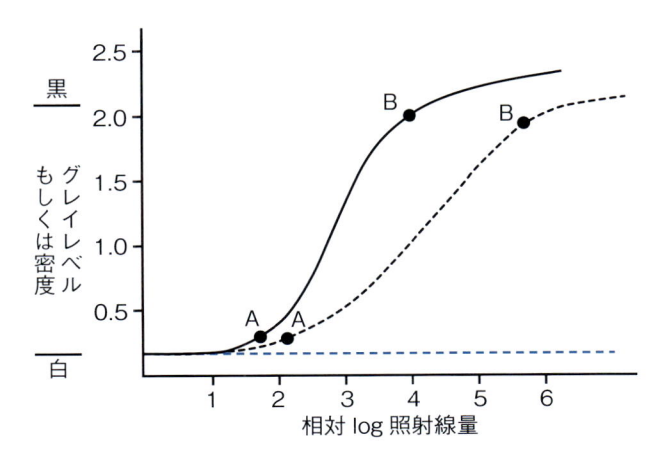

図11-7　情報を表示するために使用されるX線フィルムの典型的なH-D曲線．計数情報を最適に表示するためには最大計数（ホットスポット）を点Bと対応させ，最も低い計数を点Aに対応させる．2タイプのフィルムが図示されている．実線は高コントラスト，低露光寛容度のフィルムを，破線は低コントラスト，高露光寛容度のフィルムを表している．

曲線で示される点 A と B の間の領域のみで露光量や計数率(count rate)に依存するため, この領域と最も関心の高い計数率の範囲とを合わせる必要がある. 通常 1 つの臓器の計数率はゼロから最大値 R_{max}(ホットスポット)まで変化するため, 効率よく表示するには R_{max} を H-D 曲線上の点 B に, ゼロカウントを点 A に対応させるべきである. それぞれの患者によって, 投与された放射性医薬品の線量, その臓器内での位置, 分布, 臓器自身の大きさ, 形が違うため R_{max} は異なる. それらの一部については露光時間を一定にすること(プリセットタイム)よりも, 一定の計数値が得るまで(プリセットカウント)に注意が払われる. CRT のフィルムの露光量を適切に制御するために用いられる強度制御 I の大きさは計数値と逆相関になっている. 1 つの画像で多数の相互作用の測定を行う場合には I を低く設定し, 少数の場合には I を高く設定する. 一般的には画像内の計数値とそれらの計数値に適した I の設定値の対応表を作成しておく.

露光時間を一定にする動態検査の場合には, I の値は推定値を用いるが, それが粗悪な結果を得る原因となることがある. その問題の唯一の解決策は, コンピュータ付きのシンチレーションカメラで画像を記憶し, すべての画像の計数値を求めた後に露光を行うことである.

マルチフォーマットレコーディング マルチフォーマットレコーディングは核医学で一般的に用いられている. このシステムでは 1 枚の X 線フィルムに複数の画像を記録する. 通常 8 インチ×10 インチ(約 20 cm×25 cm)か 11 インチ×14 インチ(約 28 cm×36 cm)のサイズが用いられる. 1 枚のシートに記録する画像の数, つまり画像のサイズの変更は簡単に行うことが可能であり, 1 枚のシートに対して 1〜64 枚の画像を記録することができる. マルチフォーマットレコーディングの最大の利点は 1 人の患者の(ダイナミックスタディを含む)全画像を 1 枚のシートに記録すること, つまりは情報のすべてを 1 か所に集約することが可能なことである. この方法を用いた一般的な骨の撮像画像の例を図 11-8 に示す.

シンチレーションカメラを用いたイメージング

一般的にシンチレーションカメラを用いて画像を得るためには次のような手順を踏む.
1. 研究を行う対象を選択する(脳, 肝臓など).
2. 放射性医薬品とその放射線量を選択する. 一般的に放射性医薬品はシンチレーションカメラから離れた位置で投与されるが, 一部の測定, 特に高速の動態検査を行う場合はカメラの適切な位置(手順7)に患者を配置した状態で投与を行う必要がある.
3. PHA のパラメータ(使用した γ 線から発生するエネルギーに対応するピークエネルギーと%エネルギーウィンドウ)を選ぶ.
4. エネルギーや位置分解能に対して適切なコリメータを選ぶ.
5. モードを選ぶ(プリセットカウント, またはプリセットタイムを設定する).
6. 希望する計数値, もしくは画像を得るために適切な CRT の強度を選択する.
7. カメラに対して患者の位置が適切になるよう位置決めを行い, もし放射性医薬品の投与がまだであれば投与を行う.
8. 露光を開始, 終了する.
9. フィルムを現像する. 同じフィルムに 2 つ以上の画像を表示させたい場合には, すべての測定が終わってから現像を行う.

コンピュータの利用, デジタル化

デジタルコンピュータは核医学において重要な役割を果たしている. コンピュータの最大の利点は, 膨大で複雑なデータを素早くかつ簡単に収集, 解析, 記憶, 表示を行うことである. 現在のシンチレーションカメラはデジタルコンピュータと完全に統合されているか, 商用のデジタルコンピュータと組み合わせて使うかのどちらかである. SPECT や心臓の研究などデジタルコンピュータがなければ不可能なものに対してだけでなく, コンピュータのさまざまな応用は, 現在ではたとえばレノグラムなどのような標準的な核医

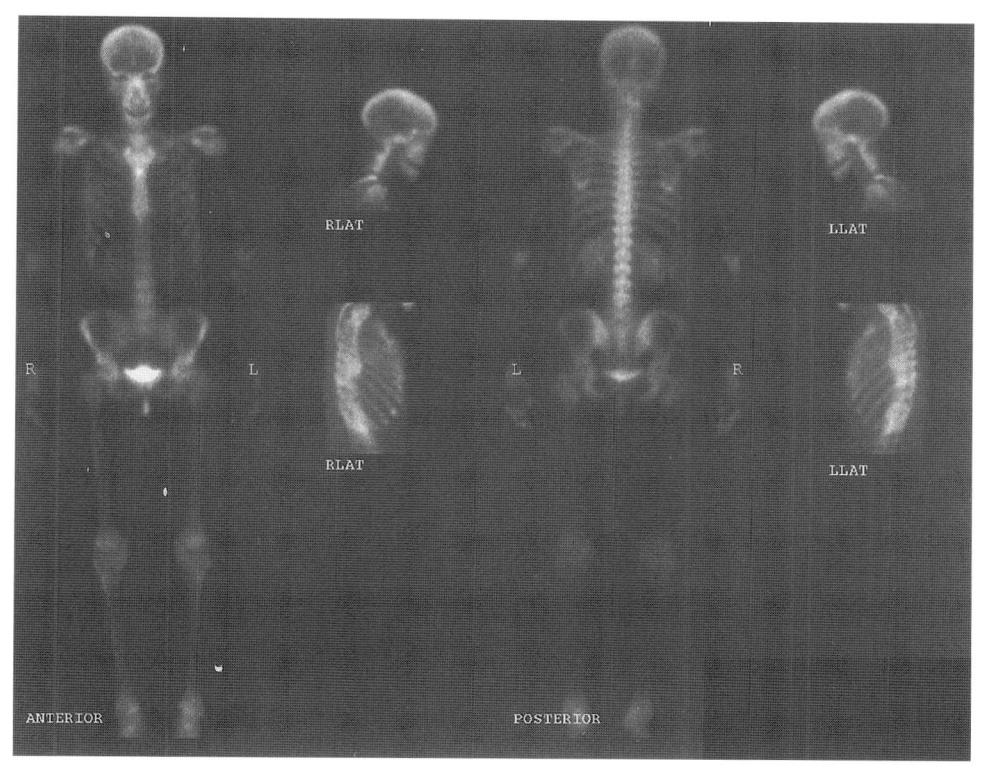

図11-8　マルチフォーマットレコーディング装置で得られた骨シンチグラフィの画像．

学の手法にとって欠くことのできないものとなっている．

■ デジタル化の一般論

　デジタル化とはどういう意味であろうか？　デジタルコンピュータは数や桁数のみを取り扱い，形式は2進数(もしくは2の累乗)のみである．そのため，収集したデータをデジタルコンピュータ上で解析するためには，どのような装置でもデータを2進数(もしくはそれと同様の)デジタル形式にしてコンピュータに送る必要がある．実際，ほとんどの装置はアナログ形式で信号やデータの生成を行う．アナログ信号は連続的に変化するため数値データとして生成することができない．たとえば，車のスピードメータの針は車のスピードがゼロから最大速度まで増加するに従って，目盛板の一端からもう一端まで連続的に動く．車のスピードがさらに速い場合には，針はより先にまで動く．車の速度についてのデジタル(数値)データは目盛板に印刷された目盛から読み取る．この方法では，目盛板上に印刷された目盛によりアナログ(針の連続的な移動)信号を手動でデジタル化をしていることになる．今，このスピードメータが自動的に車のスピードを記録することを目的としてデジタルコンピュータにつながれていた場合，電子装置がスピードメータによって得られる情報(針の動き)のデジタル化を行うために使用される．このような自動的にアナログ信号をデジタル(2進数)信号に変換する装置はAD変換器(analog-to-digital converter：ADC)とよばれている．

　ADCの2つの重要なパラメータは精度と応答速度である．ADCの精度は数値データがどの程度元々のアナログ信号に近いかを表している．再度スピードメータの例で考えてみる．ここでは簡単にするため車の最低速度をゼロ，最大速度を毎時100 kmと仮定する．今，この2つの間のスピードを読み取るために，目盛板の目盛を均等に分割する必要がある．もし，10目盛しかなかった場合には，我々は車のスピードをたったの毎時

10 km刻みの精度でしか測ることができない．100等分したときは毎時1 km刻みで読み取ることができるだろう．1000等分した場合は毎時0.1 kmの精度を得ることができる．つまり測定範囲が等しい場合は，目盛をより分割したとき，より良い精度が得ることができる．ADCでも同様で，与えられる信号の範囲をある区分に分割しており，分割すればするほど精度が良くなっていく．ADCの場合の各区分の単位はビット(bit)である．たとえば，1ビットADCは全範囲を2つ(2^1)の等しい区分にのみ分割してあり，2ビットADCは4分割($2^2=4$)，3ビットADCなら8等分($2^3=8$)などである．さらに高いビットのADCはより高い精度をもっている．しかしながら，ADCのビット数が増えると，信号のデジタル化により多くの時間がかかってしまう．これがADCの2つめのパラメータである処理速度である．ADCが速ければ速いほど情報の欠損なしにデジタル化が可能なデータの量が多くなる．結果として，処理速度と精度は逆相関の関係である．高い精度は処理速度が遅くなることを意味し，速い処理速度は精度の劣化を意味する．

■ シンチレーションカメラのデジタル化

シンチレーションカメラでは，X，Y，Z信号はアナログ信号であり，デジタルコンピュータで記録する前にデジタル化を行う必要がある．ADCはX，Y信号を7～9ビットでデジタル化する．これはX，Y信号の範囲をそれぞれ，$2^7=128$，$2^8=256$，$2^9=512$に分割することを意味している．シンチレーションカメラではX，Y信号の上限値は結晶の直径dで決まる．7ビットと8ビットのADCのそれぞれの区分はd/128 cmもしくはd/256 cmに相当する．直径10インチ(25.4 cm)の結晶に対し7ビットのADC，大視野〔直径20インチ(50.8 cm)〕の結晶に対し8ビットのADCを用いた場合には，それぞれの値は区分0.20 cmと等しくなる．現在のシンチレーションカメラの固有位置分解能はこの程度の値であり，これ以上の精度は必要としていない．核医学では高計数を取り扱うことがあるため，ADCの処理速度として，毎秒約10万信号を処理する能力が求められる．

X，Y信号の64，128，256分割でのデジタル化ではそれぞれ64×64，128×128，256×256の配列がつくられる．そのため，アナログ画像(2次元もしくは一定領域内の分布)は64×64＝4096，128×128＝16,384，256×256＝65,536個の面積の等しい小さな領域(画素とよばれる)に分割される．ある1つの結晶内の領域は1つの画素と対応し，それぞれの画素はコンピュータ上の対応するメモリに割り当てられる．その結果，γ線が結晶内で相互作用を起こした場合，ADCによって画素の位置が決定され，コンピュータの対応するメモリ上に計数が格納される．より多数のγ線が相互作用を起こしたとき，同様にそれらは適当なメモリ内に格納され，最終的にはデジタル化された画像が形づくられる．実際の診療で用いられる64×64，128×128，256×256の配列を4×4の配列に単純化した場合を図11-9に示す．

コンピュータの活用例

次に示すとおり，さまざまな核医学の現場でコンピュータの果たす役割は大きい．

■ 画像の自動取得

静的(static)な画像を得る場合とは異なり，たとえば100秒間に0.5秒刻みで画像を取得する必要のある動態検査では，デジタルコンピュータは大きな助けになる．むしろデジタルコンピュータがなければ，そのような多数のデータを正確に効率よく取得することはできない．multiple-gated acquisition(MUGA)として知られる収集法もまた，コンピュータを用いてデータ取得を行う．MUGAは心臓など周期的に動いている臓器のイメージングに有用である(図11-10)．収縮期や拡張期の多数の心拍のフェーズで画像を得るために，心拍を多数の時間領域(たいてい16分割)に分割する．それぞれの時間領域は心拍の特定のフェーズに相当する．最初の時間領域は患者に取り付けられた心電図のR波によって開始され，

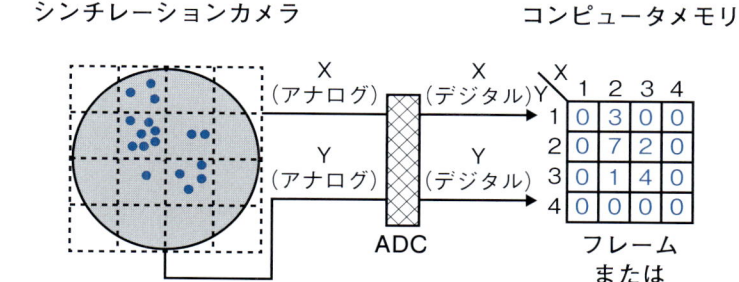

図 11-9 画像のデジタル化．シンチレーションカメラで生成されたアナログ画像は多数（4000 もしくは 16,000）のピクセルに分割される．それぞれのピクセルの計数はコンピュータ上の別の領域に記憶される．ここでは X，Y それぞれが 4 つに分割されている．4×4 の配列となり，全部で 16 ピクセルとなる．

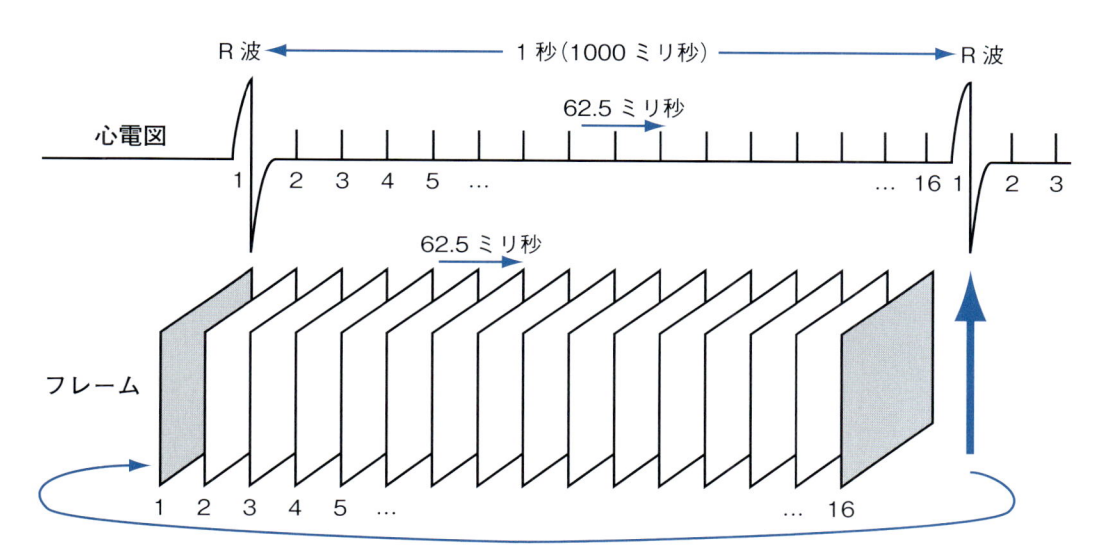

図 11-10 MUGA による心臓検査での，心拍と分割された時間領域（上図）とそれに対応するコンピュータメモリ上のフレームもしくはイメージ（下図）．

その時間領域の間にデータは収集され続けコンピュータメモリ内のフレーム 1 に最初は格納される．その時間領域が終わった後，2 番目の時間領域のためのデータ収集場所はコンピュータ上の次のフレーム 2 のメモリに変更される．その結果，それぞれの時間領域（この例では 62.5 ミリ秒）のなかでシンチレーションカメラによって記録されたデータは，フレームやイメージとよばれるコンピュータの異なるメモリ領域に格納される（この場合 16 枚）．各時間領域は特定のフレーム，イメージに対応づけられる．次の心拍が始まり，2 度目の R 波が現れたときにデータ収集は最初に戻り，最初の時間領域に対してはフレーム 1，次の時間領域にはフレーム 2 として収集を続けていく．こ

の手順を多数の心拍（1000 回以上）に対して続けていくことになる．非常に多くの心拍に対してそれぞれの時間領域のデータを加算していくのは，それぞれの時間領域内（ゲートとよばれる）の画像に対して十分な計数を得るためである．

一般的に心拍は 1 秒以下であるため，もし 16 の時間領域に分割したら，1 領域あたりの時間は 30〜70 ミリ秒（実際の心拍に依存する）になる．30〜70 ミリ秒の間のシンチレーションカメラでの計数は，たとえ 20 mCi の ^{99m}Tc の投与量に対しても非常に少なくなるため，各時間領域に対して多数の心拍で得られた計数を加算することにより，心拍の周期の各時間領域（フェーズ）に対して十分な計数（20 万〜100 万）を得ることが可能とな

126 11章 インビボ放射線計測：シンチレーションカメラ

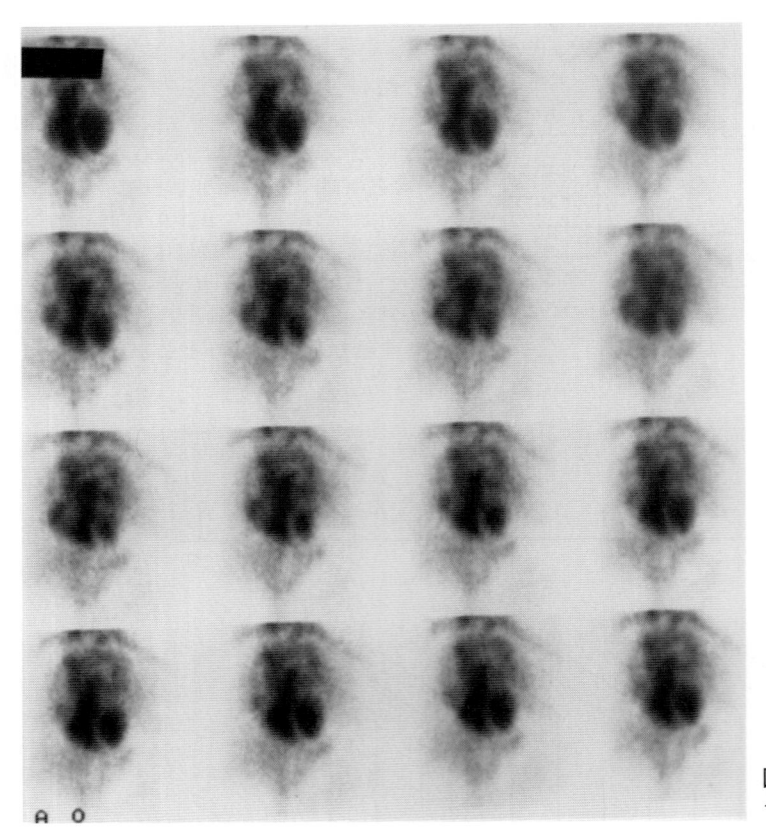

図 11-11　MUGAによって得られた16枚の異なる位相の心拍での画像

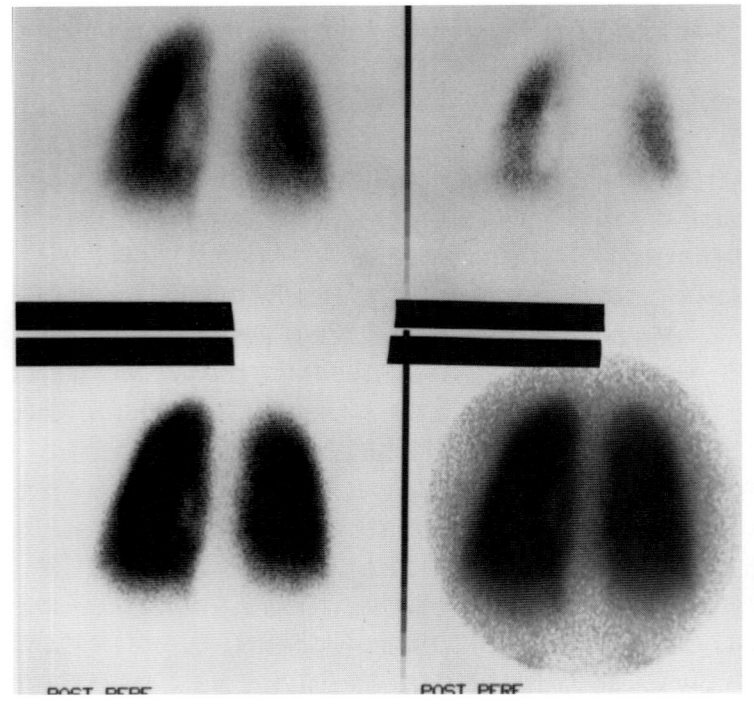

図 11-12　同じ肺の実験に対して4つの異なる輝度で表示した画像．正確な診断のためには最適な輝度に設定することが重要である．

る．ある患者に対して得られた画像を図11-11に示す．

■ **画像の表示**

シンチレーションカメラの画像化においては，マルチイメージャ(multi-imager)を用いてさえも，オシロスコープの光点に対して正しい強度の設定を行うことは非常に難しい．コンピュータで得られたデジタル画像では，そのような問題は生じない．画像は一時的もしくは永続的にディスクや磁気テープに記録され，望みの輝度で何度でも表示を行うことが可能である(図11-12)．ダイナミック画像も動画のように表示することが可能であり，放射性医薬品のボーラス投与の流れも追うことが可能である．心臓のMUGA画像でもシネ

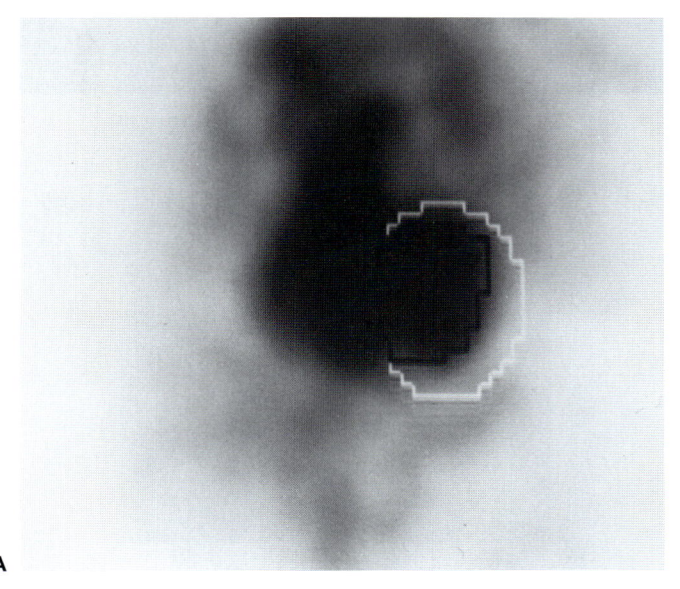

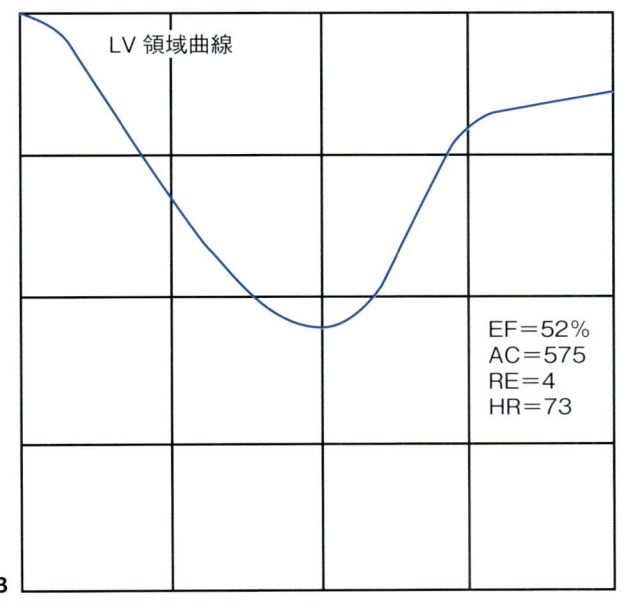

図 11-13　**A**：心収縮期，拡張期での関心領域．**B**：一心拍の左室時間-容量曲線．

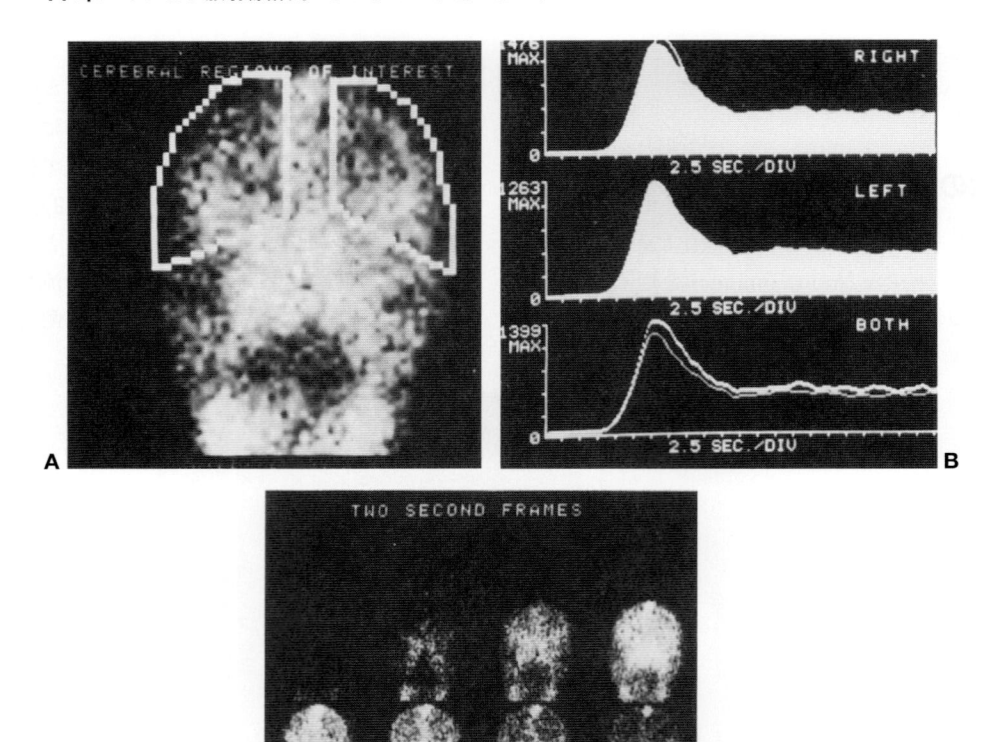

図11-14 **A**：核医学画像の収集，解析，表示のためのコンピュータの利用．1秒間の連続的な画像が50秒間得られている．これらのデータから，1秒間に得られた全50個の画像の複合画像が得られる．**B**：関心領域（左右の大脳半球）が設定されている．コンピュータにより2つの関心領域のなかの時間変化の曲線を描いている．**C**：1秒間に得られた画像を2枚ずつ足し合わせることにより，2秒間ごとの画像の最初の16個を得た．

モード（cine mode）で心臓の動きを表示することができる．

■ **画像解析**

　デジタル画像はそれぞれ独立に扱うことができ，さらに臨床的に重要なパラメータのより良い評価のためにコンピュータを用いて加算，減算，乗算，除算を行い別の画像を作成することも可能である．また，同じ画像内の異なった領域や異なった時間に得られた画像の計数の決定や比較を行うことが可能となる．1つの例は**図11-11**の心臓に対する研究である．16個のフレーム内の左心室に対して関心領域を設定することにより，心臓の各フェーズでの左心室領域のデータを得ることで，時間の関数として表示することが可能となる．心収縮期，拡張期の2つの位相のデータから心臓の駆出率を計算することが可能である（**図11-13**）．その他の例として脳の動態検査でデジタルコンピュータを使用した例を**図11-14**に示す．

Key Points

11-1. シンチレーションカメラは放射性医薬品の分布を高速(約20フレーム/秒)で画像化することが可能である．1台，2台，3台の検出器ヘッドにすることや，さまざまな大きさの結晶サイズが利用可能である．

11-2. シンチレーションカメラは，コリメータ，NaI(Tl)結晶，多数の光電子増倍管(PMT)とγ線の相互作用位置を決定するための電子回路，オシロスコープや光学カメラなどの表示システムの4つの構成要素から成る．

11-3. 4つのタイプのコリメータ(パラレルホール，コンバージング，ダイバージング，ピンホール)を使用することが可能である．パラレルホールコリメータは核医学で行われるほとんどの測定に最適なコリメータである．

11-4. 結晶の大きさはシンチレーションカメラの対象に依存する．心臓検査は狭い視野〔直径10インチ(25.4 cm)〕のシンチレーションカメラで十分であるが，全身の場合には大視野シンチレーションカメラが必要となる．結晶の厚さは通常0.5インチ(1.27 cm)であるが，心臓専用の装置の場合はもう少し薄い．

11-5. 結晶の厚さは，シンチレーションカメラの固有空間分解能と逆相関の関係になっている．

11-6. PMTの出力信号は重みを付け処理を行い，最終的にX，Y，Zの3つの出力信号になる．2つの位置を表すX，Y信号は結晶の中心位置と，x, y軸上のγ線の相互作用位置との距離(x, y)に比例する．光電ピークに対するZ信号はγ線のエネルギーに比例する．

11-7. シンチレーションカメラで画像を得るために，位置信号X，Yは結晶内の相互作用点と結晶中心の距離に比例するようにオシロスコープ上で光点を動かす．

11-8. 新しいシンチレーションカメラはすべてデジタル化されている．アナログシンチレーションカメラは簡単にコンピュータとつなぐことが可能である．

11-9. コンピュータを使用することにより，自動収集，グレースケールの変更，定量化，画像処理などが可能となる．

Questions

11-1. シンチレーションカメラの結晶には最適な厚さがある．最適な厚さを決定するための2つの特性を述べよ．

11-2. シンチレーションカメラの場合，どのようにして幾何学的検出効率を増加させるか？

11-3. 将来的に140 keVのγ線に対してNaI(Tl)よりも4倍多いシンチレーション光を生成する新しいシンチレータの素材が発見された場合，シンチレーションカメラのどの性能に，どのような影響を与えるか？

11-4. 次に示された条件を満たすコリメータの名称を答えよ．(a)視野がどこでも一定である．(b)測定対象を拡大することしかできない．(c)視野が距離を離すごとに拡大され，測定対象を縮小する．(d)測定対象を反転する．

11-5. 複数の波高分析器(PHA)をシンチレーションカメラで使うことの利点は何か？

11-6. 円形の光電子増倍管(PMT)を用いることに対して，六角形のPMTを使うことの利点は何か？

11-7. フィルムの適切な露光のため，計数が増加した場合にはオシロスコープの光点の輝度はどのように変更すべきか？

11-8. AD変換器(ADC)は，シンチレーションカメラとデジタルコンピュータをつなげる際

に最も重要である．もし，シンチレーションカメラの空間分解能が10倍に増加したら，ADCの精度や速度にどのような影響があると考えられるか？

11-9. 撮像視野(FOV)が20 cmで配列が64×64の場合のピクセルサイズ(面積)を計算せよ．

12 シンチレーションカメラの特性と品質管理

イメージング(画像化)装置には，核種分布の描写にかかわる多くのパラメータがある．シンチレーションカメラでは，空間分解能(spatial resolution)と感度(sensitivity)に加えて，均一性(uniformity)と高計数率特性(high count-rate performance)が重要である．本章では，これらの日常的な品質管理の手順について述べる．

空間分解能測定のための定量的パラメータ

イメージング装置の空間分解能は，核種分布の詳細を再現する能力と定義される．すなわち，より詳細な核種分布を描出できるほど，空間分解能が優れるということになる．さて，空間分解能はどうやって定量的に測定できるのだろうか？ 装置の空間分解能を評価するために用いられるパラメータは，点広がり関数(point-spread function：PSF)の半値幅(full-width at half maximum：FWHM)と，変調伝達関数(modulation transfer function：MTF)の2つである．ときどき，空間分解能の半定量的計測方法として"バーファントム(bar phantom)"が用いられることもある．これらは本章の後半で述べる(p.139)．

■ 点広がり関数(PSF)と半値幅(FWHM)

単一の点線源を撮影し，その中心を通る強度プロファイルを描画すると，**図12-1**に示すベルのような形状になる．これが点広がり関数である．

点広がり関数の半値幅は，空間分解能を定量的に評価するために使われる．空間分解能の単位は長さの単位と同じで，mmが用いられることが多い．半値幅が小さいことは，イメージング装置の空間分解能が優れていることを意味する．たとえば，半値幅2mmの装置と半値幅5mmの装置であれば，前者のほうが優れているということになる．半値幅の測定は必須で，シンチレーションカメラに付随するコンピュータを用いて行う．

半値幅による評価の利点は，コリメータの大きさ，形状，長さなどのパラメータと，空間分解能の関係を理解しやすいところにある．一方，欠点

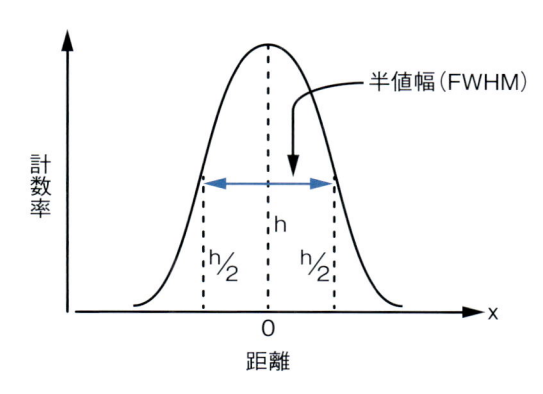

図12-1 シンチレーションカメラで撮影された点線源の中心を通る強度プロファイル(点広がり関数)．このプロファイルの幅は，空間分解能のよい指標となり，幅が狭いほど，イメージング装置の空間分解能が優れていることを意味する．最大値の半分となる2点を結ぶ線分の幅である半値幅(FWHM)が，イメージング装置の空間分解能を示す定量的パラメータとして慣習的に用いられる．

としては，物体のコントラスト条件が変化する場合の評価指標にはならない点が挙げられる．つまり，同じ半値幅のイメージング装置を設計することができたとしても，実際の性能が同じになるとは限らないのである．

■ 変調伝達関数（MTF）

変調伝達関数（MTF）は，イメージング装置の応答が線形である限り，イメージング装置の空間分解能特性を最もよく表すものである．イメージング装置のさまざまなパラメータ間の関係を単純な形で理解することは難しいものの，イメージング装置の評価によく用いられる指標である．

MTF を完全に理解するためには，フーリエ解析（Fourier analysis）の知識が必要であるが，ここでは，音を例えとして，その概念を説明する．ベルの音や歌声などあらゆる音は，周波数の異なる多数の音の波から成り立っている．すなわち，周波数成分とその強度（振幅）が正確にわかれば，その周波数成分を合成することによって，元の音を再現することができる．同様に，あらゆる空間分布（物体）は空間周波数成分に分解することができるので，逆に，これらの空間周波数成分から元の分布（物体）を合成することができるのである．

空間分布を空間周波数成分に分解することが，なぜイメージング装置の評価に役立つのだろうか？ これは，空間周波数ごとに装置の伝達特性を知ることができれば，イメージングシステムの特性を完全に把握できるからである．具体的には，周波数 ν に対する伝達特性 M は，元の波の振幅とイメージング装置で撮影した画像空間での波の振幅の比として計測される（図 12-2）．

さまざまな ν について M を測定すると，イメージング装置の MTF になる．たとえば，ある周波数に対する M の値が 1 であれば，この周波数に対するコントラストの低下がないことを示している．逆に，もし M が 0 であれば，イメージング装置はこの周波数を再現することはできない．すなわち，M は 1 から 0 の間の値をもち，その周波数に対する劣化の程度を示している．もし，すべての周波数において M＝1 であれば，この装置は原物体を正確に再現する理想的な装置であるといえる．

MTF を用いれば，異なるイメージング装置の空間分解能を比較することができる．図 12-3 は，A，B，C の 3 種類の装置において，MTF を比較した例である．ここで，イメージング装置 A の MTF は，すべての空間周波数においてイメージング装置 B や C より高いことから，イメージング装置 A はこのなかでは最も優れた空間分解能を有していることがわかる．一方，B か C かの選択は容易ではない．低い空間周波数帯において，B は C より優れているが，高い周波数帯では C は B より優れている．よって，このような場合，どちらのイメージング装置が良いかは，測定対象の物体に依存してしまう．すなわち，物体が高周波成分を含む場合は装置 C の選択が正しいが，物体がおもに低周波成分から成り立っているのなら，装置 B のほうが有利になるだろう．実際に，イメージング装置の MTF を直接的に計測することは難しいが，後述する線広がり関数（line spread function：LSF）から計算することができる．

■ システム分解能

イメージング装置の最終的な分解能，すなわち

図 12-2　変調伝達関数（MTF）．物体を構成する空間周波数 ν の波は，イメージング装置による測定によって，その振幅が変化する．画像の空間周波数と元の物体の空間周波数の比が変調（modulation）M となる．周波数 ν ごとの M を測定するとイメージング装置の MTF となる．

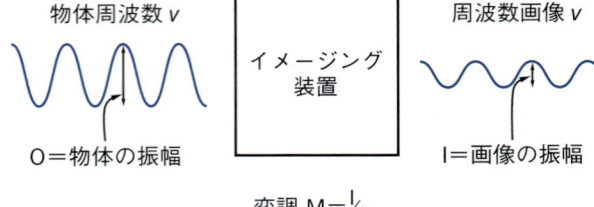

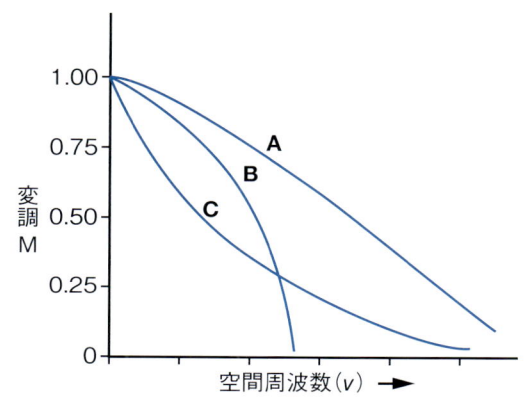

図 12-3 3つのイメージング装置の MTF を比較した例．イメージング装置 **A** の MTF は，すべての周波数において **B** や **C** より高いため，**A** はこのなかでは最も高い空間分解能を有しているといえる．**B** と **C** の比較については，低周波領域では **B** が優れているが，高周波領域では **C** が優れているため，**B** か **C** の選択は容易ではない．

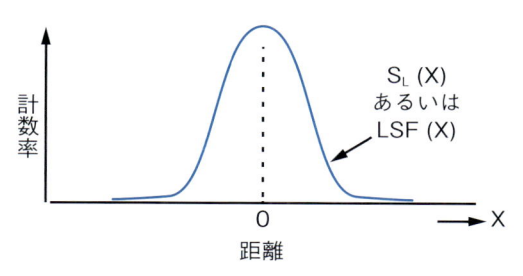

図 12-4 イメージング装置の LSF の例．ガンマカメラであれば，線線源を撮影した画像からすぐ LSF を得ることができる．

システム分解能を決定づける要素は，しばしば複数の要素に分解することができる．たとえば，シンチレーションカメラの場合，システム分解能を決定する要素は，コリメータと放射線検出部（x, y 位置演算能）の2つに分解される．その場合，最終的なシステム分解能はどのようになるだろうか？ ここで，分解能が FWHM で表され，各要素の分解能がそれぞれ R_1, R_2, … だとすると，システム分解能 R_S は，次の式で与えられる[†]．

$$R_S = \sqrt{R_1^2 + R_2^2 + \cdots} \quad (1)$$

分解能を MTF で表す場合，システム MTF は次の式となる．

$$MTF_S = MTF_1 \cdot MTF_2 \cdots \quad (2)$$

感度測定のための定量的パラメータ

空間分解能に加え，感度もイメージング装置を評価する重要なパラメータである．感度は，イメージング装置が，単位時間において，物体からの放射線を効果的に利用する能力として定義される．

点感度（point sensitivity），線感度（line sensitivity），面感度（plane sensitivity）の3つのパラメータがあり，それぞれ利点と欠点がある．

■ 点感度 S_p

このパラメータは，単位時間において，点線源からの γ 線を検出する割合として定義される．シンチレーションカメラのコリメータで決まる視野において，S_p はおおむね一定になる．

■ 線感度 S_L

このパラメータは，長く均一な線線源に対して，単位時間および単位長さあたりの γ 線を検出する割合として定義される．イメージング装置で撮影した線線源の画像に対して，線線源と直交する方向にそのプロファイルをとると LSF が得られる（図 12-4）．LSF(x) はおもに，次の式のようにイメージング装置の MTF を計算するために用いられる．

$$MTF(\nu) = \frac{\int_{-\infty}^{\infty} LSF(x) \cdot \cos(2\pi \nu x) \cdot dx}{\int_{-\infty}^{\infty} LSF(x) \cdot dx} \quad (3)$$

■ 面感度 S_A

このパラメータは，広く均一な面線源に対して，単位時間かつ単位面積あたりの γ 線を検出する割合として定義される．このパラメータは，複数のイメージング装置の感度を比較する際によく用いられる．このパラメータの利点は，測定の容易さにある．具体的には，面線源がコリメータの視野

[†] 訳注：それぞれの要素の PSF がガウス関数である場合．

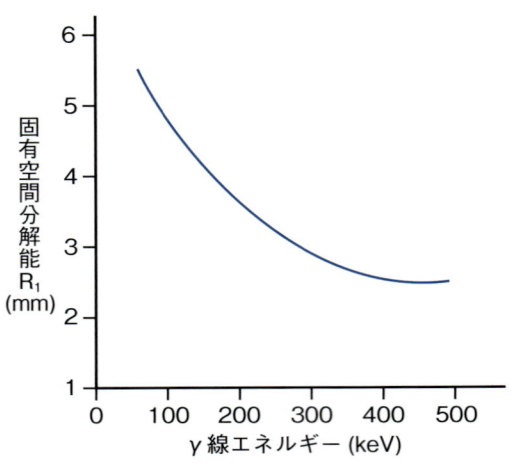

図 12-5 γ線エネルギーによって変化するシンチレーションカメラ（アンガーカメラ）の固有空間分解能 R_1 の例

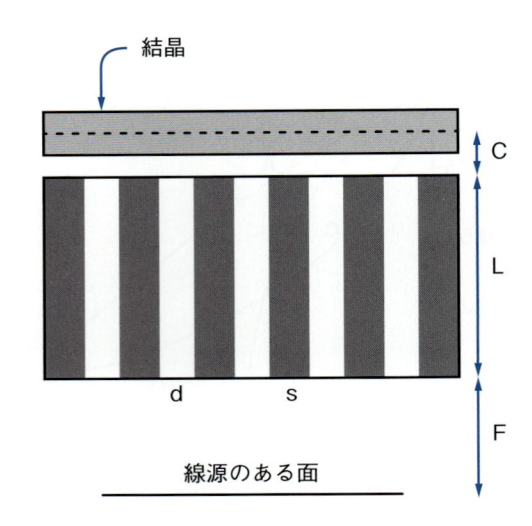

$$R_2 = \frac{d(L+F+C)}{L}$$

図 12-6 パラレルホールコリメータの空間分解能 R_2 とコリメータ厚 L，穴直径 d との関係．d を小さくしたり，L を大きくしたりすると，R_2 が小さくなる．一方，感度は，空間分解能の 2 乗に反比例する．

よりも広ければ，面感度はコリメータと面線源の距離によらず一定となる．

イメージング装置の空間分解能と感度に影響を与える要因

イメージング装置の空間分解能と感度は，以下に示すさまざまな要因の影響を受ける．理論的に，これらの要因と空間分解能・感度との関係を一般化することは難しい．しかし，いくつかの仮定をおけば，これらの関係は単純な数式で表すことができ，ある要因が空間分解能や感度にどのように影響するかを推測することができる．ここでは，コリメータのセプタ(septa)におけるγ線の貫通および放射線源内部におけるγ線の散乱がないと仮定する．そして，空間分解能および感度を測定する指標として，R(FWHM)と S_A について述べる．

シンチレーションカメラ

シンチレーションカメラの空間分解能 R_S は，シンチレーションカメラの固有空間分解能(intrinsic spatial resolution) R_1 とコリメータの空間分解能 R_2 によって表される．空間分解能 R_S と R_1 および R_2 の関係は，式(1)のような形で表される．

固有空間分解能 R_1 は，すなわち結晶内部での発光点の位置推定誤差を反映し，NaI(Tl)結晶が厚いほど劣化し，また，γ線のエネルギーが高いほど改善される．たとえば，γ線のエネルギーと固有空間分解能の関係は，**図 12-5** のようになる．一方，コリメータの空間分解能 R_2 は，コリメータ長さ L やコリメータ穴直径 d などコリメータのさまざまなパラメータによって決まる．ここでは，**図 12-6** に示すような，パラレルホールコリメータ(parallel-hole collimator：平行多孔コリメータ)に絞って説明を進める．なお，同様の考え方は，コンバージングコリメータ(converging collimator：集束型コリメータ)やダイバージングコリメータ(diverging collimator：拡散型コリメータ)にも応用できる．パラレルホールコリメータの場合，R_2 は，コリメータの穴直径 d, 長さ L, 結晶厚み C, 線源とコリメータ間の距離 F に依存し，以下の式で表される．

$$R_2 \cong \frac{d(L+F+C)}{L} \quad (4)$$

線源とコリメータの距離が F であるとき，R_2 を小さくするためには，d や C を小さくするか，

Lを大きくする必要がある．

一方，感度 S_A は，次の式のように，d, L, D（結晶の直径），$\in_p$（固有感度：intrinsic efficiency），s（セプタ幅）で表される．

$$S_A \cong \frac{\pi d^4}{64L^2} \cdot \frac{3D^2}{4(d+s)^2} \cdot \in_p \quad (5)$$

(5)式から，dを大きくするか，Lを短くすることによって，S_A を大きくできることがわかる．これは，空間分解能 R_2 を改善する条件と逆である．最適なコリメータの場合，$S_A \propto (R_2)^2$ であり，これは，たとえば，dを小さくするかLを大きくするなどして R_2 が2倍改善すると，S_A は4倍低下してしまうことを意味する．なお，分解能が改善するとは，R_2 が縮小することを意味している．一方，パラレルホールコリメータの感度は，結晶の直径Dに応じて大きくなる（$S_A \propto D^2$）．たとえば，直径13インチ（約33 cm）の結晶をもつシンチレーションカメラの感度は，同じく直径11インチ（約28 cm）のカメラと比較した場合，$13^2/11^2$ すなわち1.4倍となる．だだし，この関係が成り立つのは，計測対象の臓器などが，結晶のサイズと同じときに限定される．感度は $\in_p$ に応じても大きくなり，特に高エネルギーのγ線に対しては，結晶を厚くする必要がある．ただし，この場合は，固有分解能を低下させてしまう．

■ セプタでの貫通による空間分解能の低下

これまで，γ線はコリメータのセプタを貫通しないと仮定してきたが，これが当てはまるのは，おもに150 KeVより小さい低エネルギーのγ線に対してのみである．高エネルギーγ線用のコリメータでは，セプタの貫通効果に注意する必要がある．

セプタでの貫通により，コリメータの空間分解能が低下してしまう．セプタでの貫通による影響は，実効的には，コリメータ穴の直径dを大きくするのと同じである．貫通が大きいほど，空間分解能を劣化させてしまう．セプタの貫通を避けるためには，セプタを厚くするしかないが，そうすると感度が低下してしまう．

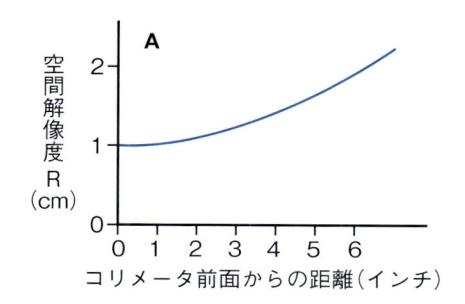

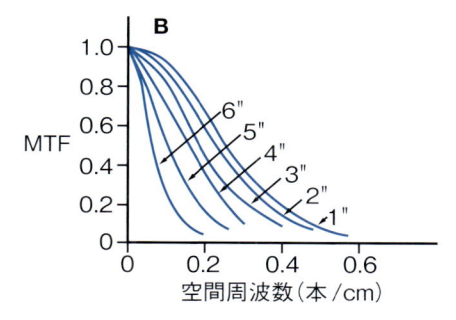

図 12-7 シンチレーションカメラにおける空間分解能の深さ依存性．最も優れた空間分解能はコリメータ直近で得られる．空間分解能の指標としては **A** ではR，**B** では MTF を用いており，どちらも同様の傾向を示している．**B** における数字は，コリメータ前面からの距離を示している．

■ 空間分解能の深さ依存性

シンチレーションカメラの空間分解能は，コリメータ前面からの距離にも依存する．最も分解能が高いのはコリメータ直前であり，線源がコリメータから遠ざかるほど，空間分解能は劣化する．パラレルホールコリメータにおける空間分解能と深さの関係の例を図 12-7 に示す．ここで，空間分解能の指標として，RとMTFの両方に注目した．

シンチレーションカメラの均一性と高計数率特性

シンチレーションカメラを適切に使用するためには，空間分解能と感度に加えて，均一性と高計数率特性も重要なファクターとなる．

■ 均一性（uniformity）

均一性は，均一な線源分布を再現する能力であ

る(均一な線源であれば，空間分解能はシンチレーションカメラの均一性には関与しない)．実際のシンチレーションカメラは，それぞれ程度はあるものの，線源が均一であっても，その画像はおおよそ±10％程度の不均一性(画像中での計数率の変化)をもつ．図12-8 に示す旧型のシンチレーションカメラの画像のように，補正なしでは，強い(hot)あるいは弱い(cold)放射能分布のスポットがみられる．

不均一性の主な原因は，NaI(Tl)結晶の厚みの微妙な違いやγ線のコリメータ貫通よりも，電気的あるいは光学的な部分にある．具体的には，光電子増倍管(photomultiplier tube：PMT)の応答特性の違いや，結晶中での光の広がり方の違いである．これらの違いは，γ線カウントの位置推定誤差を与える．これは，線線源を測定すると顕著である．線線源の画像は，時にシンチレーションカメラの中心から外側に向かって，弧を描くように曲がる．この歪みは，シンチレーションカメラが適切に調整されていないことを意味する．ただし，画像上視覚的にわからなくても，ある程度の非線形性は存在し続けるものであり，これらの小さな非線形性が積み重なった結果，不均一な応答を示してしまうこともある．この不均一性を最小化するためには，シンチレーションカメラを適切に調整しなくてはいけない．具体的には，個々のPMTのゲインの調整が重要である．PMTのゲインは，印加電圧の変化をはじめ，さまざまな要因によって変動するため，PMT応答の均一性のチェックは日常的に行うことが求められる．

不均一性のもう1つの原因は，エッジパッキング(edge packing)であり，これもγ線の位置推定に誤差を与えるものである．これは，図12-8 に示すような画像の周辺の明るいリング状のものであり，結晶端部で反射された光が端部のPMTに集中的に入射してしまうことに起因する．つまり，結晶端部に入射した放射線は重なってしまい分離は難しい．実際には，エッジパッキングがみられる領域を鉛のリングでマスクしてしまい，この領域が診療で使われることがないようにする．このため，有効な視野は，常に結晶サイズよりもひと回り小さくなる．

最近のシンチレーションカメラでは，局所的なPMTの受光特性の偏りやPMTゲインのばらつきによる位置演算の偏りなど問題点が改善され，均一性はかなり改善されている．具体的には，不均一性を細かく計測し，そのデータを元にして補正用のマトリクスをつくる．この補正マトリクスは，マイクロプロセッサーにおいて，オンラインですべてのγ線カウントに適用される．その結果，シンチレーションカメラの均一性は，有効視野内で2％以下にまで劇的に改善される(図12-9)．とりわけ，PMTと電子回路の安定性は，近年のカメラでは格段に高まっているといえる．自動調整回路も，装置の安定性に大きく貢献している．よって，最近のシンチレーションカメラでは，それほど頻繁な調整は必要とされず，日常的なメンテナンスは，おおむね1か月ごとあるいは四半期ごととされることが多い．しかし，補正マトリクスの計測はとても複雑であるため，カメラの性能が規定値より大幅にずれた場合は，メーカーなどに連絡をする必要がある．また，γ線の不均一な透過がないかなど，コリメータについても別途テストする必要がある．もし何か問題があれば，コリメータを取り外し，くぼみやおかしな痕跡がないかどうか，外観を検査する．

図12-8　六角形状の結晶をもつ旧型のシンチレーションカメラの不均一性を示す未補正の"flood"画像．外周のリング状のアーチファクトは，エッジパッキングによるものである．最新のカメラでは，このようなリングはみえない．

図 12-9　円形状の結晶をもつ新しいシンチレーションカメラの優れた均一性を示す，補正後の"flood"画像.

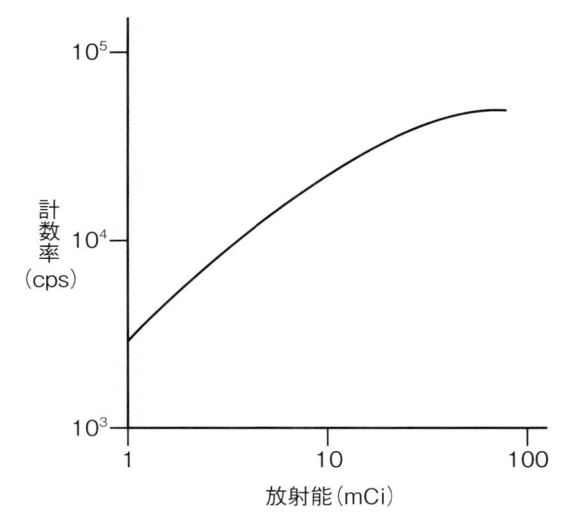

図 12-10　典型的なシンチレーションカメラの計数率特性.

■ 高計数率特性（high count-rate performance）

ガンマカメラは NaI(Tl) 結晶で γ 線を検出し，その検出位置を特定するものであるため，高計数率時には，不感時間（dead time）によるカウントロスに加えて，位置推定のエラーも起こる．計数率が上がるほど，検出器の不感時間内に，2 つの γ 線が同時に結晶内で相互作用を起こす確率は高くなる．そのとき，少なくともどちらか一方が光電吸収を起こせば，光量の合計は，1 つの γ 線が相互作用するときよりも大きくなる．よって，波高分析器（pulse-height analyzer：PHA）がフォトピークに合わせられていれば，これら 2 つの γ 線は，より高いエネルギーの 1 つの γ 線だと認識され，PHA ではじかれる．一方，両方の γ 線がコンプトン散乱を起こし，それぞれの相互作用による光量の和が，ちょうど 1 つの γ 線の光電吸収時と同程度の光量になったとすると，PHA では，正しいエネルギーをもった 1 つの γ 線であると認識されてしまう．しかし，相互作用の位置については，2 つの相互作用位置の平均に近い位置として認識されてしまうため，位置推定のエラーが起こる．

シンチレーションカメラの不感時間は，麻痺型（paralyzable）と非麻痺型（nonparalyzable）の要素から成り立つ．理想的な条件下での不感時間は 1～2 μ 秒の間である．しかし，シンチレーションカメラの不感時間は，時間窓，線源周辺の散乱物質，放射線物質の多重 γ 線放射など，多くの要素が関わる複雑な関数である．よって，実際の使用条件において不感時間を見積ることが重要であり，それはおおよそ 10～15 μ 秒である．典型的なシンチレーションカメラの計数率特性を図 12-10 に示す．

イメージング装置の品質管理 (quality control)

画像診断の精度は，画像がもつ情報の正確性に大きく依存する．よって，核医学イメージング装置が信頼性を保って適切に使われているかどうかは，最も重要なことである．しかし，装置は，さまざまな要因によって変動を受ける電子部品を使っているため，正確性と信頼性を確保するためには，継続した品質管理のプログラムが不可欠である．品質管理の目的は，特定の性能に関して，日ごとの変化をモニタリングして，装置の故障やおかしな挙動を早期に見つけることである．PMT の故障，結晶のひび割れ，コリメータのへこみ，検出器ヘッドへの放射能の付着などは，画像のアーチファクトとして検出可能である．しか

し，これは半定量的方法であって，イメージング装置の特性を正確に測るものではない．次節では，品質管理方法の重要な部分について概説する．

■ シンチレーションカメラ

シンチレーションカメラの性能を最大限に引き出すためにルーチンでテストされる一般的なパラメータは，ピーキング（peaking），視野均一性（field uniformity），空間分解能の3つである．

ピーキング

このテストは，波高分析器のウィンドウがフォトピークに対して適切に設定されているかを確認するために毎日行うものである．以下のステップがある．

1. 小さな線源をシンチレーションカメラの前に置く〔もし，コリメータが外されていれば100～200 μCi（3.7～7.4 MBq）の ^{99m}Tc，コリメータ装着時であれば1～2 mCi（37～74 MBq）の ^{99m}Tc が望ましい〕．
2. カメラをスペクトルモードにし，エネルギーとそのウィンドウを，使う放射性物質の設定に合わせる（^{99m}Tc なら140 keV，20％ウィンドウ）．
3. フォトピークがウィンドウ内にあるかどうかを確認．なければ，高圧の値をゆっくりと下げて，フォトピークがウィンドウの中央に来るように調整する．
4. 画面のスペクトルをキャプチャするなど記録に残し，高圧電圧の設定値を記録する．高圧の設定値の日ごとの変動は10％以下でなくてはいけない．そうでなければ故障を疑うので，原因のチェックが必要．

視野均一性

このテストは，均一な線源に対して，画像中の計数率の変動が既定値の範囲にあるかどうかを確認するためのものであり，毎日実施するものである．コリメータの応答は，明らかな物理的なダメージがない限り変動するものではないため，コリメータを外して測る固有視野均一性のみをルーチンでチェックすることもある．時に，コリメータに異常がないかどうかを調べる目的で，コリメータを付けたシステム視野均一性のチェックも行われる．固有視野均一性の測定手順は次のとおり．

1. コリメータを外し，検出器ヘッドを少なくとも床から5フィート（約152 cm）の高さに動かす．次ステップで述べる点線源からの放射線は，シンチレーションカメラの面において厳密には均一ではないため，高さを確保することは重要である．シンチレーションカメラの面における放射線の均一性は，線源をカメラとの距離に大きく依存する．点線源が遠いほど，シンチレーションカメラに降り注ぐ放射線の均一性は高まる．目的はシンチレーションカメラの不均一性の測定であって，放射線源の不均一性の測定ではないことに注意する．
2. 100～200 μCi（3.7～7.4 MBq）の小体積（0.2 mL）の ^{99m}Tc 線源を床に置く（液漏れに備えて吸収性の高い紙を下に敷く）．
3. プリセットカウントを，狭い視野なら 10^6 カウント，広い視野なら 2×10^6 カウントにセットする．
4. ディスプレイのオシロスコープの強度を，シンチレーションカメラのタイプに応じて，10^6 か 2×10^6 カウントに対応したレベルに調整する．
5. シンチレーションカメラをONにして，画像を記録する．

画像が均一か，形状が真円状か，アーチファクトがないかなど，視覚的に評価する．±10％を超える変動は許容されない．現在のシンチレーションカメラでは，不均一性の計算ができるようになっており，日ごとの2～3％程度の変動もモニターできる．

システム視野均一性の測定においては，コリメータを付けたまま，点線源の代わりに均一な面線源（^{57}Co，5～10 mCi＝185～370 MBq）を測定し，不均一なところがないかどうか解析する．

空間分解能

MTF や FWHM の測定は時間がかかるため，

イメージング装置の品質管理(quality control) **139**

半定量的な評価方法として，クワドラントバーファントム(90-degree quadrant bar phantom)を用いる．このファントムは，アクリル樹脂のケースに4種類の平行な鉛の棒を入れた構造になっている(**図12-11**)．鉛の棒の間隔は，四分円ごとに異なるが，四分円内では均等である．最も小さい間隔は，シンチレーションカメラの空間分解能よりも小さく設定する．固有空間分解能の測定方法は，視野均一性(ステップ1〜5)のステップ1を除き同じである．コリメータを外した後，このバーファントムをシンチレーションカメラの結晶面の前に取り付ける．そして，画像から，最も細かい棒の分離性能などを評価する．このテストの推奨頻度は毎週である．また，コリメータを装着して同様のチェックを行えば，システム分解能を評価できる．この場合，面線源(^{57}Co，5〜10 mCi＝

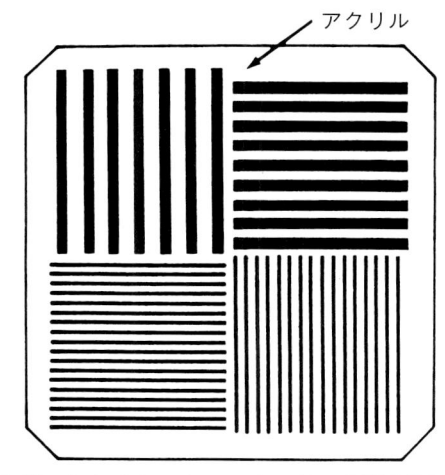

図12-11 シンチレーションカメラの空間分解能の品質管理に用いられるクワドラントバーファントム．

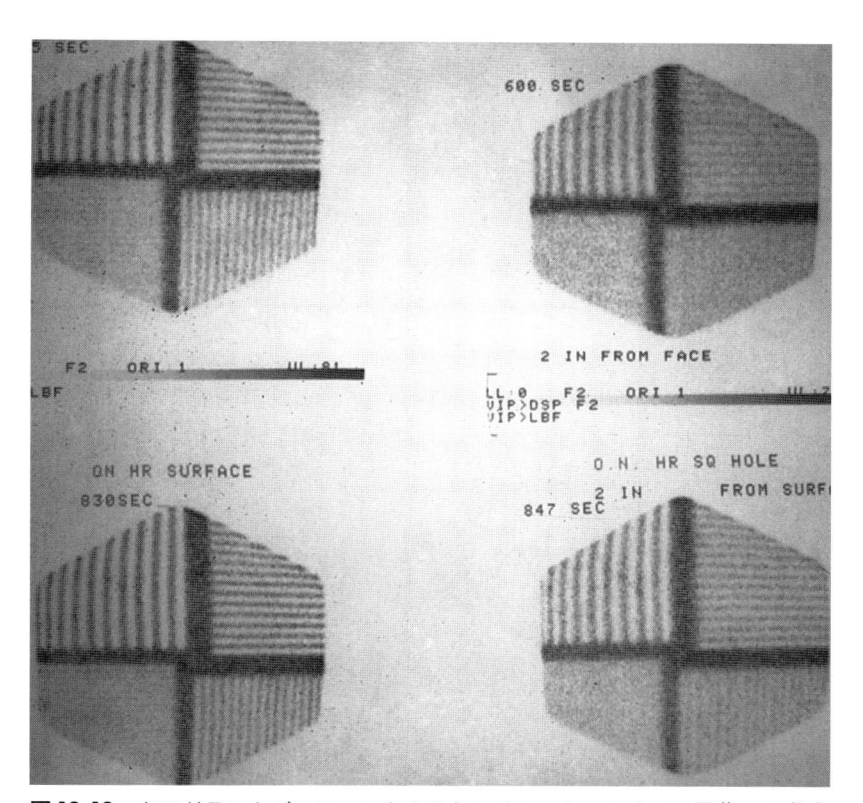

図12-12 クワドラントバーファントムのシンチレーションカメラ画像．上段左は，標準コリメータの直前での画像．上段右は，コリメータ表面から2インチ(50.8 mm)の距離での画像．下段(左はコリメータ直前，右はコリメータ表面から2インチ)は，高分解能コリメータの場合．どちらのコリメータでも，コリメータから距離が離れたほうが，分解能は劣化する．わかりにくいが，高分解能コリメータによる分解能の改善がわずかながらみられるが，感度のロスは30％である．

185～370 MBq)を用いて，このファントムを線源とシンチレーションカメラの間に挟むようにする．図 12-12 に，測定結果の一例を示す．

Key Points

12-1. 空間分解能と感度は，シンチレーションカメラの性能評価において重要である．

12-2. 空間分解能は，点広がり関数の半値幅(FWHM)か，変調伝達関数(MTF)により計測される．

12-3. 感度は，点線源，線線源または面線源によって計測される．

12-4. 分解能と感度は，トレードオフの関係である．

12-5. 固有の空間分解能と感度は，結晶の厚みと γ 線のエネルギーに依存する．

12-6. コリメータの空間分解能と感度は，コリメータの穴直径とコリメータの厚みに依存する．

12-7. コリメータの分解能は，線源とコリメータの距離が増すほど劣化する．

12-8. シンチレーションカメラの位置演算結果は，均一な線源分布であっても，不均一な画像を生成してしまう．不均一性を除去するために，オンラインの補正モジュールが内蔵されている．これにより，通常の均一性は±2%の範囲に収まっている．

12-9. 高計数時(典型的には毎秒 20,000 カウントを超えるとき)，不感時間はシンチレーションカメラの特性に影響する．

12-10. 日ごとの均一性テストと週ごとの空間分解能テストがシンチレーションカメラの品質管理のために推奨される．

Questions

12-1. シンチレーションカメラの空間分解能と感度がそれぞれ 10 mm，50,000 cpm/μCi であるとする．コリメータに付け替えて空間分解能が 5 mm になったとすると，感度はどうなるか？

12-2. 空間分解能評価の指標がいくつもあるのはなぜか？また，それぞれの最適な用途について述べよ．

12-3. 線広がり関数(LSF)の原理的な用途は何か？

12-4. 3 つのシンチレーションカメラの変調伝達関数(MTF)のある周波数での値が 0.8，0.5，0.7 であったとき，その周波数において，どのシンチレーションカメラが最も優れた空間分解能を有しているか？

12-5. コリメータ分解能が 10 mm で，固有分解能が(a) 10 mm，(b) 5 mm，(c) 1 mm，のとき，システム全体の空間分解能をそれぞれ求めよ．

12-6. 同じ空間分解能をもつように設計された 2 つのコリメータだが，一方は低エネルギー用，他方は高エネルギー用である場合，どちらが高感度か？

12-7. シンチレーションカメラにおいて，結晶厚みが約 1 インチ(約 25 mm)の場合，結晶の端部で画像化できないのはなぜか？

12-8. シンチレーションカメラの固有均一性の計測の際に，点線源を 5 フィート(約 152 cm)以上，カメラから離さなくてはいけない理由は？

12-9. シンチレーションカメラにおいて，予想されるカウントロス以外に不感時間が引き起こす問題は何か？

12-10. シンチレーションカメラの次のパラメー

タはどのくらいの頻度(毎日,毎週,毎年)でチェックすべきか？　(a)エネルギー分解能,(b)均一性,(c)空間分解能,(d)感度,(e)エネルギー較正.

13 検出感度 ── 画像のコントラスト

イメージング(画像化)のおもな目的は，臓器中に存在しうる可能な限り小さい異常(病変)を検出することである．しかしながら，実用上のさまざまな制限により，この目的を完全に達成することは困難である．現実的には，これ以下の病変は描出できないという限界が存在する．本章では，この限界を決定するパラメータについて述べる．

病変検出感度に影響するパラメータ

■ 物体のコントラスト

イメージング装置の主たる目的は，物体の詳細を忠実に画像として記録することである．物体の詳細とはどういう意味であろうか？ それは写真でいうと光の強度の空間分布，放射線診断(diagnostic radiology)では透過X線の強度の空間分布，核医学(nuclear medicine)では放射能濃度の空間分布である．そして，病変検出感度において最も重要なのは物体のコントラストである．核医学では，関心のある臓器中で，正常組織と比較して異常な組織に選択的に集まる，またはその逆の挙動を示す放射性医薬品によって，物体のコントラストがつくられる．どちらの場合でも，正常組織と異常な組織の間で，放射能濃度の差が大きければ大きいほど，異常を検出するのが容易になる．そのため，大きなコントラストを生み出す放射性医薬品のほうが，小さなコントラストしか生み出せない放射性医薬品よりも好ましい．

物体のコントラスト C_0 を次のように定義する．

$$C_0 = \frac{異常組織中の濃度 - 正常組織中の濃度}{正常組織中の濃度}$$

もし，異常組織と正常組織中の放射能濃度に違いがなければ，$C_0=0$ となる．つまり，コントラストがない．そのような，コントラストを生み出さない放射性医薬品は，異常病変検出には役に立たないだろう．ある放射性医薬品を投与した際，正常組織よりも異常組織への集積が高い場合には，C_0 は 0 より大きくなり，正のコントラストを生み出す．たとえば，現在，脳血流シンチグラフィに用いられている放射性医薬品は，正のコントラストを生み出し，C_0 の値は通常 15〜25 の範囲となるものが多い．一方，正常組織よりも病変部に集まる放射能が少ない場合には，負のコントラスト(C_0 が 0 より小さい)となる．負のコントラストの場合，C_0 の値が -1 とは病変部に放射能がないことを意味する．したがって -1 より小さい値にはならない．たとえば，肝シンチグラフィで用いられている放射性コロイド(radiocolloid)では，放射能は選択的に正常組織に集積し，病変部にはほとんど集まらない．正のコントラストを生み出す放射性医薬品は，負のコントラストを生み出す放射性医薬品よりも高いコントラスト値(C_0 が 1 以上)を得ることができるため，潜在的にはるかに良い検出感度を有する．

■ イメージング装置の空間分解能と感度

写真用カメラが物体や景色の詳細を記録するように，シンチレーションカメラのようなイメージ

ング装置は核種分布の詳細を記録する．どちらの場合も，装置は物体の画像を得るために用いられる．このことは，電子顕微鏡や望遠鏡，X線など，あらゆるイメージングのプロセスで当てはまることである．いずれの場合においても，目的は物体のコントラストを画像中に正確に再現することである．

残念ながら，物体の詳細すべてを画像中に再現可能な装置は存在せず，物体の詳細，つまりコントラストに関するある程度の損失は不可避である．イメージング装置において，物体のコントラストの損失がどの程度になるか，もしくは物体のコントラストを再現する際の正確さを特徴づけるパラメータの1つは，空間分解能(spatial resolution)とよばれている．優れた空間分解能を有するイメージング装置は，劣った空間分解能のイメージング装置よりも，物体のより細かい部分(小さなコントラスト)まで再現することができ，より小さな病変を検出することができる．したがって，イメージング装置の空間分解能は，病変の検出感度に強く影響する重要なパラメータである．

核医学のイメージング装置において，空間分解能を制限する要因は何であろうか？ 理論上は優れた空間分解能をもつイメージング装置を設計できるとしても，実用上は次の2点を忘れてはならない．まず，患者への被ばく量(radiation dose)を低く保たなければならないこと，そして，スキャン時間を適度に短くしなければならないことである．

上記2点の制約により，検出され画像上に現れるγ線の数が制限されることになる．以下の節でも述べるが，画像中のγ線の総数もまた，病変検出感度に影響を与える重要なパラメータである．そのため，画像として十分なγ線カウントを，限られた時間内に得るために，イメージング装置は高い感度を有していなければならない．イメージング装置の感度は，効率的にγ線を検出する能力を表す尺度である．高感度な装置は，低感度の装置よりも短い時間で同じ数のγ線を検出することができる．

残念なことに，イメージング装置の感度は，空間分解能の2乗に反比例する(**12章**を参照)．そのため，あるイメージング装置より空間分解能が2倍良い装置は，感度を4倍損失している．この損失により，理論的にはスキャン時間を4倍，もしくは患者への被ばく量を4倍にする必要が出てくる．ただし実際には，以下の節で述べられるように，空間分解能を2倍にするためのコストは4倍以上となる．

■ 統計(量子)ノイズ

物体の詳細を再現する際，たとえコントラストが高い場合でも，空間分解能が良いだけの装置では不十分である．人間の目は，明るい部屋では物体のきわめて小さい部分を見ることができるが，暗い部屋では大きな物体ですら感知することができない．つまり，有効な光の量(光子の数)は，物体の詳細，コントラストを可視化する際に影響するもう1つの重要なパラメータであることがわかる．

この点については，**図13-1**にて顕著に表されている．6枚の写真は1人の少女を，画像中の総光子数を増やしながら連続的に撮影したものである．少ない光子数では，コントラストの高い部分が大まかに見えるのみである．光子数が増加するに従って，物体の細かい部分が画像中で視認できるようになっていく．言い換えると，物体中のある細部を可視化するのに必要な光子数は，そのコントラストに依存する．この光子数と物体のコントラストとの関係は，写真に限った話ではなく，あらゆるイメージングプロセスで共通の概念である．

したがって，画像中の最終的なコントラストは，イメージング装置の有限な空間分解能と，画像を構成する光子の数の2つの構成要素から導き出される．光子の数は，画像中の統計ノイズを決定する．明るい(光子数が多い)部屋では，物体のコントラストを再現する際の制限要因は，本質的にイメージング装置の空間分解能のみとなる一方で，暗い(光子がほとんどない)部屋では，制限要因は画像中の統計ノイズとなる．中程度に明るい(光子の数が限られている)部屋では，画像の最終的なコントラストは空間分解能と光子の数という両

病変検出感度に影響するパラメータ **145**

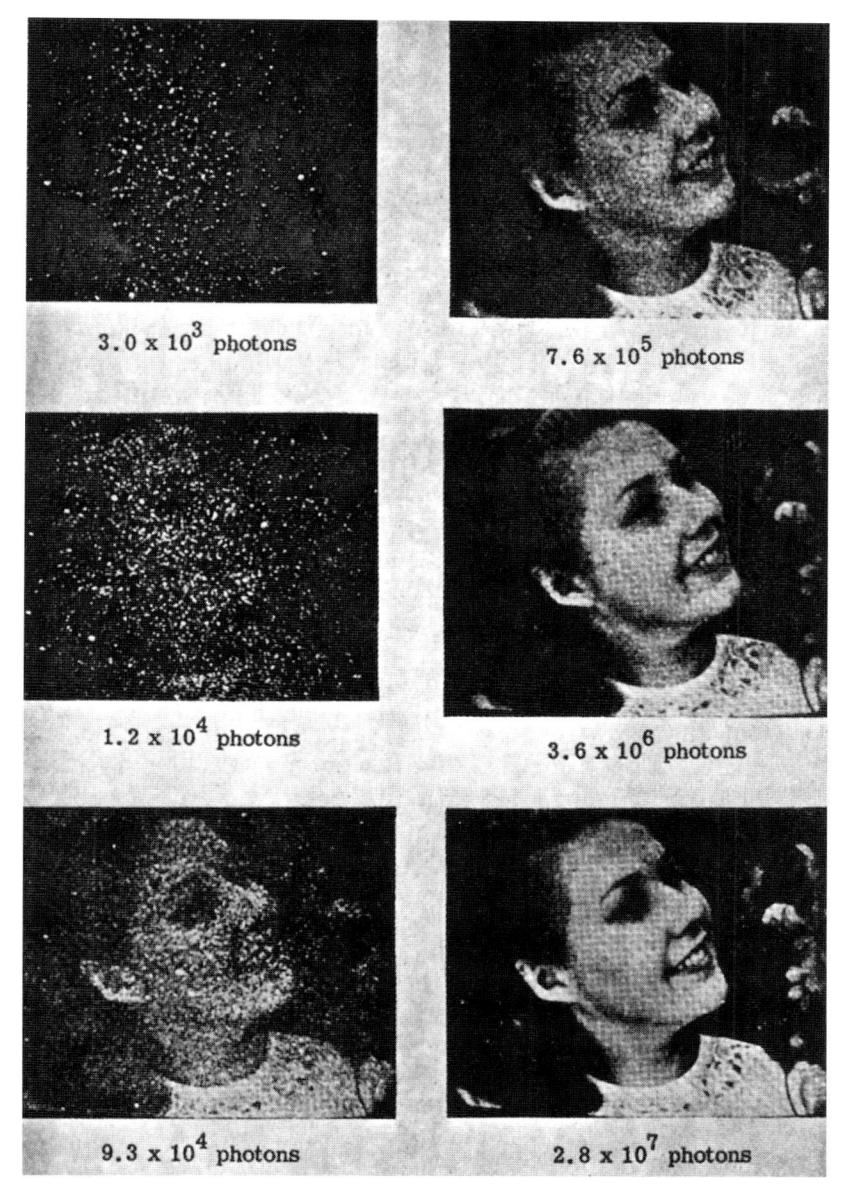

図13-1 光の総量(光子数)以外の条件を統一して撮影した写真．光子数が増加するに従って，詳細がよりはっきりと判別できるようになる．優れた空間分解能を有するカメラであっても，十分な光子数がなければ，その解像度は物体の詳細を描出するのに役に立たない(Rose A. Quantum and noise limitations of the visual process. J Optic Soc Am 1953；43：715 より許可を得て複製)．

方の要因によって決まる．

　核医学では，画像の統計ノイズは物体の単位面積あたりの検出されたγ線の数で定義される情報の密度と関係している．情報の密度に物体の面積を乗ずることで，画像中の平均光子数を求めることができる．直線移動型スキャナを用いてスキャンする場合には，情報の密度を設定したほうがよい．一方で，シンチレーションカメラでは，総カウント数を設定したほうが容易である．いずれの場合でも，画像中の情報の密度，または総カウント数を増加させることで統計ノイズを低減することができる．画像中の光子数(カウント数)がN個の場合には，統計ノイズ(誤差)は$\sqrt{N}$となる(p.28)．病変を描出するために必要な総光子数，

図 13-2

物体のコントラスト
$$\frac{10-1}{1} = 9$$

放射能 → 10　　1
腫瘍　　正常組織

A

物体のコントラスト
$$\frac{13-4}{4} = 2.25$$

深さ ↓

1	1
1	1
1	1
10	1

腫瘍　　正常組織

B

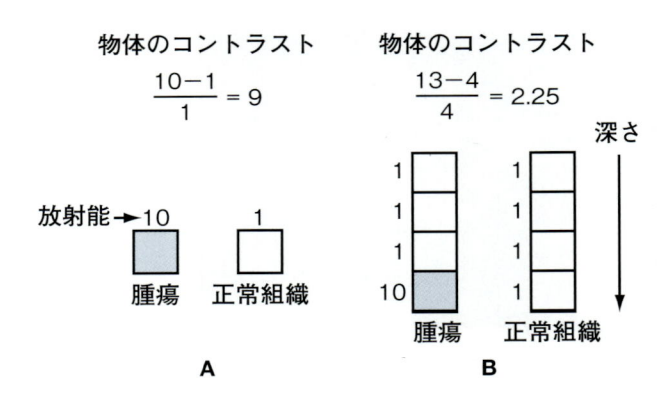

図 13-2　空間分布の 2 次元(平面)への投影によって引き起こされる物体コントラストの損失例．この例では，9 のコントラストをもった腫瘍が，深さ方向の積算の結果，わずか 2.25 のコントラストとなってしまっている．ここでは，それぞれの箱に同じ重みを適用した．実際のスキャンでは重みは一定ではなく，奥行き方向の感度の変化に依存する．

または情報の密度は物体のコントラストに依存するため，一般的な撮影装置においては，臓器の情報の密度およそ 1000 カウント/cm² (ルーチンの脳血流シンチグラフィでは約 300,000 カウント) が適切とされる．この値よりもはるかに低い値の情報密度のコントラストの低い不明確な病変を見逃してしまう可能性がある．一方で，情報の密度をこれよりも増加させたとしても，病変検出感度には大きく影響しない．なぜならば，この場合には検出感度を制限する要因はイメージング装置の空間分解能となるためである．

　将来もし，感度の損失なしに空間分解能を向上させたイメージング装置が登場した場合には，情報の密度をより高くすべきである．たとえば，空間分解能が 2 倍向上した場合には，情報の密度を約 4 倍増加させる必要がある．しかしながら，現在のイメージング装置において，2 倍の空間分解能の向上が感度を 4 倍失わせることを考慮すると，必要な情報の密度は約 16 倍ということになる．つまり，現在のイメージング装置と放射性医薬品を用いて，検出感度の下限(空間分解能)を 2 倍向上させようとした場合，検査時間がおよそ 16 倍になるということである．

■ 空間分布の平面への投影

　ガンマカメラのようなイメージング装置は，本質的に臓器の深さに存在する放射能を積分するものである．そのような積分，つまり放射能の深さ方向の加重和，の結果は物体のコントラストを低下させ，病変の検出感度を劣化させる．図 13-2 にわかりやすい例を示す．

■ γ 線のコンプトン散乱

　10 章で説明したように，コリメータの視野外から来る γ 線も，コンプトン散乱 (compton scattering) の結果，検出器に届いてしまうことがある．このような散乱は物体のコントラスト低下を招き，その結果，病変の検出感度を劣化させる．波高弁別によって，散乱した γ 線を識別することで，コンプトン散乱の結果引き起こされる物体コントラストの低下を，きわめて良好に回復できることが示されている．しかしながら，エネルギー分解能がそれほど高くない NaI(Tl) 検出器の場合，散乱の混入量が増えてしまうため，物体のコントラストはある程度低下してしまう．望ましくない散乱したカウントを除くためウィンドウ幅を狭めると，通常のカウントもいくらか除かれてしまう．したがって，狭すぎるウィンドウ幅は画像のコントラストをある程度向上させるが，感度が犠牲になってしまう．Ge(Li) のようなエネルギー分解能の良い検出器の場合はその限りではないが，8 章で指摘したように他の欠点が存在する．

■ 吸収

　検査対象の組織，またはその周辺を覆っている組織によって γ 線が吸収されるため，検出器に届く γ 線の数が減少してしまい，病変の検出感度が劣化する．その結果，表層部に存在する病変のほうが，臓器の深部に存在する病変よりも検出がよ

物体の動き

検査中の患者の動き，または臓器の動き(特に2 cm近く動くことのある肝臓，肺，心臓)もまた，病変の検出感度に影響する．動きの影響により，物体のコントラストが低下し，その結果，画像のコントラストの減少を招く．コンピュータ処理により，動きのために引き起こされる物体コントラストの低下をある程度取り除くことが可能である．多大な時間と労力をかけてこの問題は取り組まれているが，臨床的にまだ確立されていないため，ここでは詳細には踏み込まない．

表示パラメータ

異常を描出する能力は，露光設定やフィルムの種類，フィルムのHurter-Driffield(H-D)曲線などの表示パラメータにも依存する．適切な表示のためには，対象の計数率の変動が，H-D曲線の許容範囲(図11-7のA点とB点の間)と一致していなければならない．

Contrast-Detail 曲線

病変の検出感度は多くのパラメータに影響されるが，これらを1つの数式にまとめて，あるパラメータセットに対する検出限界を定量的に得ることは可能であろうか？　残念ながら，検出感度の依存性をさまざまなパラメータで1つの式に表現することは困難である．しかしながら，イメージング装置の性能は，contrast-detail曲線を測ることで定量化できる．contrast-detail曲線を測るためには，一般的にいくつかの直径と放射能(コントラスト)の異なる球体を並べたファントム(図13-3)を撮影する．その画像から，検出可能な最も小さい球の直径を，検出可能な最も低いコントラストに対してプロットすることで，contrast-detail曲線(図13-4)が得られる．ここでみられるように，最小の検出可能な球のサイズは，イメージング装置の分解能に依存するが，その場合高い

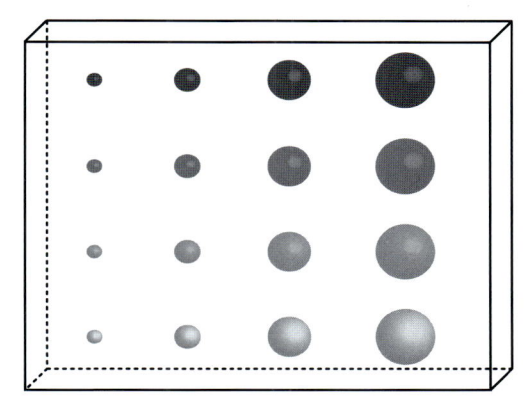

図13-3　イメージング装置のcontrast-detail曲線を測定するためのファントム．異なる直径の球が行方向に並べられている．列方向には異なるコントラストの球が並べられている(列ごとに放射能が異なる)．

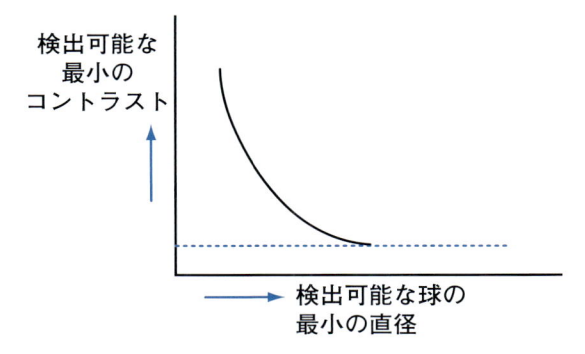

図13-4　図13-3のファントムの画像から，コントラストに対してかろうじて見える球の直径を描画することで，イメージング装置のcontrast-detail曲線(実線)を得ることができる．この撮影装置のノイズも示している(破線)．矢印は増加の方向を表している．

コントラストを必要とすることがわかる．そして，検出可能な最小のコントラストは，球の直径には関係なくノイズによって決まる．

ROC 曲線

雑音を含む画像では，病変検出感度は観測者(読影者，この場合には核医学の医師)にも依存する．すなわち，病変かノイズによって現れた虚像かどうかの判定は観測者によって変動する．観測者の変動はROC(receiver operator characteristic：受信者動作特性)曲線を使って調べることができ

ROC 曲線

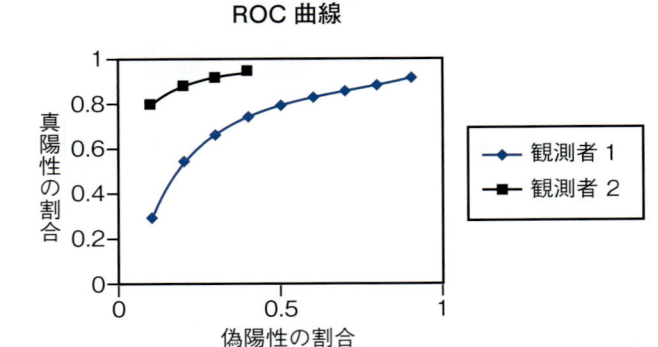

図 13-5 2 人の異なる観測者の ROC 曲線．観測者 2 のほうが観測者 1 よりも良い成績をあげている．

る．ROC 曲線は，異なる観測者同士の比較のみならず，異なるイメージング装置や診断法の比較にも用いることができる．ROC 曲線は，ある試験や観測者に対する患者の集団において，真陽性 (true positive) の割合 (真陽性の数/異常ありの患者数) を偽陽性 (false positive) の割合 (偽陽性の数/正常患者数) の関数として，描いたものである．パターンは次の 4 つである：(1) 患者は正常だが画像は異常ありと読影された (偽陽性：false positive)，(2) 患者は正常で画像も正常と読影された (真陰性：true negative)，(3) 患者は異常ありで画像も異常ありと読影された (真陽性)，(4) 患者は異常ありだが，画像は正常と読影された (偽陰性)．観測者がそれぞれ与えられた画像群をその 4 つに分類する．そして真陽性の割合と偽陽性の割合を計算することで，ROC 曲線をそれぞれの観測者に対してプロットすることができる．図 13-5 に 2 人の異なる観測者 (読影者) に対して行った ROC 曲線が示されている．観測者 2 は，観測者 1 よりも真陽性の割合が常に高いことから，観測者 1 よりも顕著に良い成績をあげていることが読み取れる．一般的に，ROC 曲線下面積 (area under the curve：AUC) によって，どちらの観測者が優れているのかを決定する．AUC が大きいほど優れた観測者である．

Key Points

13-1. 病変検出感度は，いくつかのパラメータの複雑な関数になっており，患者やシンチレーションカメラ，イメージング手技にも依存している．

13-2. 物体のコントラストは放射性医薬品分布，散乱，吸収に依存し，患者それぞれで異なる．

13-3. 空間分解能と感度はシンチレーションカメラによって決まるパラメータである．

13-4. 検出されたカウント数とそれによる画像上の統計ノイズは手技に依存する．使用する表示パラメータも手技によって決まる．

13-5. contrast-detail 曲線はイメージング装置の詳細な性能を測定し，異なるイメージング装置を臨床に近い条件下で比較することができる．

13-6. ROC 曲線は観測者 (読影者) の能力を比較するために用いる．

Questions

13-1. 投与後 3 時間経過後の放射性医薬品の集積が，脳腫瘍において 5500 カウント/mL/分であった．正常脳では 2200 カウント/mL/分と測定された．脳腫瘍と正常脳との間のコントラストを計算せよ．

13-2. Question 13-1 と同種の放射性医薬品が脳腫瘍と正常脳にそれぞれ 2700，1100 カウント/mL/分の集積を与えたとする．コントラストを計算せよ．24 時間経過後のコントラストは，3 時間経過後と比較して，向上した，劣化した，変わらない，のどれか？

13-3. 肝シンチグラフィの際の情報の密度が 1000 カウント/cm^2 のとき，(99％の信頼水準で) 描出しようとした場合，正常肝臓と転移病変(直径 4 cm)の最小コントラストはいくつか？

13-4. 脳血流の検査用につくられた放射性医薬品は腫瘍検出用につくられた放射性医薬品よりもコントラストが高いか，低いか？　また，これら 2 つのうちどちらが高い検出感度を有するか？

13-5. コストは度外視して，シンチレーションカメラの感度，ひいては病変検出感度を向上させる方法を提案せよ．

13-6. CT(computed tomography)では，分解能が核医学の装置と比較して一桁高いにもかかわらず，脳における腫瘍検出感度が核医学と CT でそれほど変わらないのはなぜか？

13-7. contrast-detail 曲線で，最小の検出可能な直径と最小の検出可能なコントラストを決定づけるのは何か？

13-8. ROC 曲線を比較する際に用いられる尺度は何か？

14 エミッション CT

プラナーイメージングでは，たとえさまざまな角度から見たとしても，放射性核種分布の正確な3次元情報を得ることができない．プラナーイメージングは，深さ方向の情報を束ねてしまうため，病変のコントラストを低下させる結果となる（13章を参照）．1970年代はじめのX線コンピュータ断層撮影法（computed tomography：CT）の出現とその成功と同時に，同様のコンセプトは，核医学においてもエミッションCT（emission computed tomography：ECT）として応用された．一般的に，断層撮影法（tomography）は横断（軸位断）面と縦断面の2つに分類される．臨床で用いられているのは横断断層撮影法（transverse tomography）である．エミッションCTは，単光子（single photon）を放出する放射性核種，または陽電子（positron）を放出する放射性核種を用いる．単光子を用いた横断断層撮影法は，単光子放出コンピュータ断層撮影法（single-photon emission computed tomography：SPECT）とよばれ，また，陽電子放出核種を用いたものは陽電子放出断層撮影法（positron emission tomography：PET）とよばれている．

本章では，横断断層撮影法の原理，SPECT，PETとして一般的に用いられている機器の特徴について述べる．断層撮影法の数学的な手法（画像再構成手法）は，きわめて高度化されており，この本で扱う範囲を超えている．そのため，ここでは現象論的記述に限定する．また，PETとCTや，SPECTとCTを組み合わせた機器についても簡単に述べる．

横断断層撮影法の原理

最も単純な形態としては，図14-1に示すように，放射能を含んだ薄い断面（スライス）からのデータを，横断面の周辺における複数方向からの直線スキャンによって検出する．実際は，主としてデータ収集時間短縮のため，PETでは多くの検出器を用いて，またSPECTではシンチレーションカメラを用いて，複数のスライスや，複数方向のデータ収集を同時に行う．いずれの場合も，横断断層撮影法の原理は同じであり，複数方向から横断面の線積分を投影データとして取得し，その投影データから単一または複数の横断面を再構

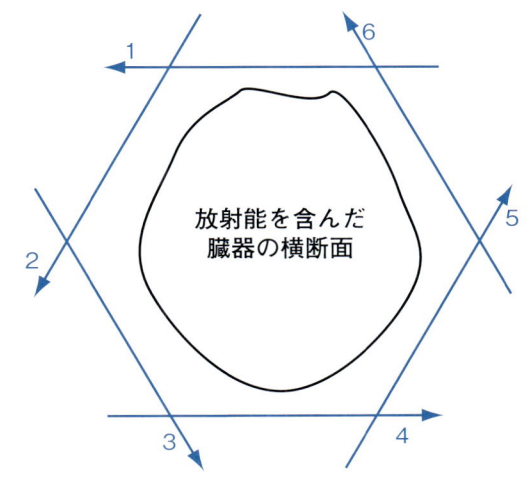

図14-1 断層撮影法の原理．臓器のあるスライスを複数の接線方向からスキャンする（この例では6方向）．これらのスキャンから，さまざまな手法を用いて横断面の放射能分布を再構成する．

成するという2つのステップから成る．後述するように，SPECTと異なりPETでは，同時計数（coincidence）モードでデータ収集を行うが，これ以外の点はPETとSPECTで共通である．

■ データ収集の考察

ピクセル幅，行列，投影数

　単一の検出器が，1つの横断面を複数の方向から直線的にスキャンする単純な場合を考える．また，検出器が1つの投影から次の投影に，直線に沿って移動する際に，等間隔に並んだスキャン方向に垂直なN個の列からのカウントを受け取ると仮定する．異なる2つの直線スキャン中の2つの検出器の位置を図14-2に示す．互いに垂直な2つの列は，共通の小さな領域をもつ．この領域をピクセル（pixel）とよび，このような小さなピクセルを正方形のN×Nの行列（matrix）上に分布させて構成することで，横断面全体が画像化される．異なる方向からスキャンが行われた場合，スキャン方向に垂直な異なる組み合わせのピクセルが，スキャンラインに沿った異なる位置の検出器にカウントを与える．これらは面の線への投影とよばれ，投影の数Mは横断面の再構成にとって重要なパラメータとなる．正確でアーチファクトのない再構成を行うためには，MはNとほぼ等しくなければならない．次の節で述べる手法によって，投影データからそれぞれのピクセルの放射能を計算する．

　単独の検出器によるデータ収集は，システム感度が限られるため，非常に時間がかかる．そのため，さまざまな方法がシステム感度を向上させるために，開発されてきた．たとえば，直線スキャンを避けるために，N個の検出器を直線状に配列することで，ある投影方向におけるデータを一度に取得することができる．これは，1つの検出器を用いて直線スキャンする場合と比較して，感度をN倍増幅させる．さらに，複数の検出器アレイを並べ，複数の方向から同時にデータを収集することで，さらに感度を増幅させることが可能である．当然のことながら，このような感度の向上は，装置の複雑性とコストの増加を伴う．核医学

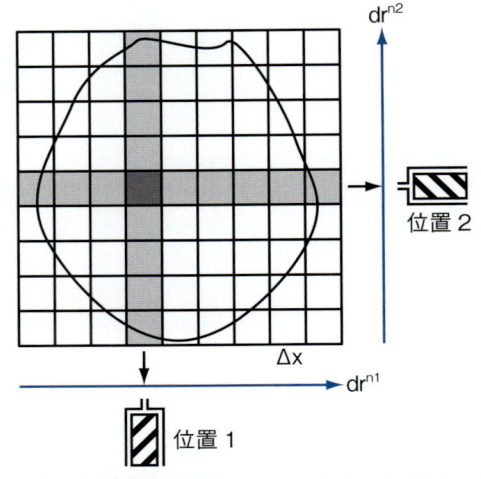

図14-2　横断断層撮影法におけるデータ収集．dr^{n1}, dr^{n2}は，それぞれスキャン方向1，2を表す．

において，シンチレーションカメラによるデータ収集がSPECTとして日常的に行われているが，これは感度改善がおもな理由である．また，心臓に対する応用では，この章で後ほど説明するように，近年画期的なデータ収集方法が登場し，きわめて成功している．

　横断面のピクセル数は，スキャン方向の列数Nによって決まり，単純にN×Nとなる．図14-2の場合，ピクセル数は9×9＝81となる．決まった視野サイズに対して，ピクセル数とピクセルサイズΔxは逆数の関係がある．ピクセルサイズが小さくなるほど，ピクセル数，つまり行列のサイズが大きくなる．通常の核医学では，行列サイズは64×64か128×128，つまり4,096か16,384ピクセルが用いられる．次に，ピクセルサイズを決める要因について説明する．

ピクセル幅，分解能，感度

　ピクセル幅Δx（行列サイズN×Nおよび投影数M）は，総スキャン時間に関連するため，データ収集において重要である．ピクセル幅は，機器の分解性能，つまり，SPECTにおいてはコリメータの分解能，PETにおいては使用されている検出器のサイズに関係し，経験的には，ピクセルサイズΔxは，SPECTではコリメータの分解能，PETでは検出器のサイズ以下にするとよい．一

般的に，分解能向上のためには，ピクセル幅⊿xを小さくする必要があるためSPECTでは検出器のコリメータの穴のサイズを小さくする，PETでは高分解能の検出器を用いる必要がある．特にSPECTにおいて，それは感度の低下を伴うので注意が必要である．結果として，同じ統計的精度を得ようとした場合，撮影により長い時間をかけなければならない．それに加えて，⊿xを小さくするとスキャンラインに沿ったピクセル数Nが増加し，最適なサンプリングのためにはさらに投影Mを増やす必要がある．これは，さらなる撮影時間の増加を引き起こす．このようにして，横断断層撮影法においても，2次元画像化のときと似たような(実際にはさらに悪い)ジレンマにぶつかる．つまり，分解能の向上は感度を大きく犠牲にするため，両者の間で妥協点を探る必要がある．

CTの場合には，X線管からの光子数は必要に応じて増やせるため，一般的な分解能，すなわちピクセルサイズはおよそ1 mmであり，直線スキャン数または検出器アレイ数は180以上である．核医学では，横断面内で得られる光子数は通常少なく，SPECTの典型的な分解能は1 cm程度で，必要な直線スキャンの数または検出器アレイ数は64程度である(高分解能の場合には128)．PETの場合，標準的な分解能は約6 mmである．最新の心臓専用SPECTシステムの分解能もおよそ6 mmである．

その他の要件

理想的なコリメーション(検出器へ入射する放射線の制限)の要件を以下に列挙する．

1. ある位置にある単一の検出器は，スキャン方向に対して垂直な1列からのみのカウントを検出する．
2. 均一な横断面に対し，スキャン位置や投影方向による検出カウントのばらつきがない．
3. ある列上のピクセルが同じ放射能を含んでいる場合，それらはカウントに同様に寄与する．つまり，検出器応答は深さに対して均一である．
4. すべてのカウントは対象となる横断面からのみに由来し，隣り合った横断面には影響されない．

これらの要件は，SPECTで特に重要であるが，患者の体内での吸収，散乱のため，核医学では容易に達成することができないことでもある(図10-1, p.106)．

CTとECTのデータ収集における大きな違いは，CTでは投影方向が180°であるのに対し，SPECTでは，180°回転が望ましい心臓検査を除いて投影方向が360°である点である．

■ 横断面の画像再構成

投影からの画像再構成は，さまざまな分野で遭遇する一般的問題である．まず，この問題の解析解は，1917年までさかのぼりRadonによって与えられた．しかしながら，その計算の複雑性のため，近年大型計算機が発展し，容易に入手可能になるまで，実際に用いられることはなかった．基本的に，再構成の手法には，解析的な手法と反復的な手法の2種類のアルゴリズムが存在する．解析的な手法として最も知られている方法は，フィルタ補正逆投影(filtered back-projection：FBP)法である．この手法は，CTやSPECT，PETで広く使用されている．近年では，逐次近似法もまた，特に心臓核医学の分野でよく使われるようになった．

単純逆投影法

図14-3Aに示すように，2つの放射性核種が含まれた単純な横断面を考える．この横断面に対して，適切な検出器と，複数の方向からの投影によってデータ収集を行った場合，検出器の応答はスキャン1，スキャン2，スキャン3，スキャン4，などと表されているとおりになる．この場合，検出器は1つまたは2つの位置でカウントを検出する．その場所はスキャン方向とそれぞれの線源からスキャン方向への垂線の交点によって決まる．単純逆投影法では，その名が示すとおり，直線スキャンでのある1つの箇所で得られたデータが，その位置のちょうど真上の列に逆投影される．その列において，どのピクセル，またはいくつのピクセルが放射能を含んでいるかという先見情報

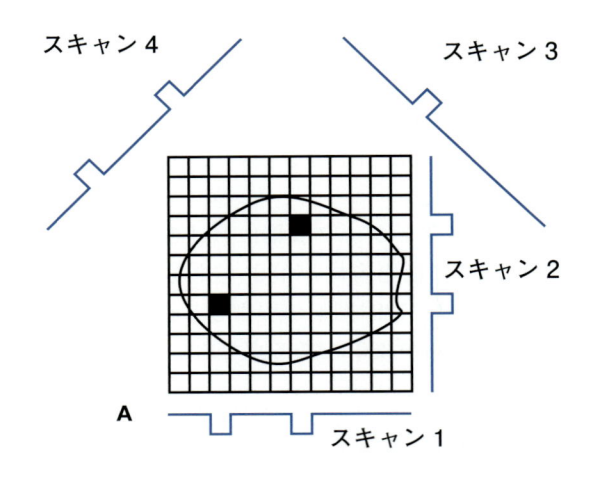

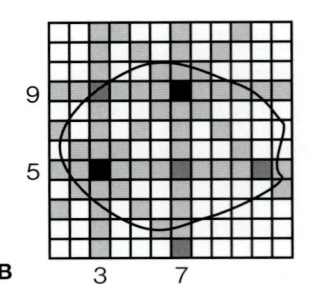

図 14-3 単純逆投影法による横断面の再構成．

（実際にはこれが知りたい情報である）をもっていないため，ある場所でのカウントは，その列のそれぞれのピクセルから等しくその場所へ到達したと仮定する．図 14-3B に例示するように，スキャン 1 の 2 つの場所の検出器で受け取ったカウントは，第 3 列と第 7 列の 12 ピクセルずつにそれぞれ等しく分配された．同様な手順を他のスキャンについても繰り返すと，横断面の再構成が完了する．ここでみられるように，点が星型になってしまっているものの，2 つの放射線源が正しい位置に再現されている．しかし，元の横断面では放射能を含んでいなかったピクセルの一部が，少量の放射能を含んだように不正確に再構成されている．これをここでは星型アーチファクトとよぶ．

フィルタ補正逆投影（FBP）法：実際の手順

より改善された，フィルタ補正逆投影（filtered back projection：FBP）法とよばれる手法では，各列のカウントをいくつかの両側で隣り合った列に一定の割合で加減算することで，星型アーチファクトを低減させる．これにより，非常に正確かつアーチファクトのほとんどない再構成を行うことができる．収集されるデータが多く，演算は大規模であるため，そのデータを格納し，迅速に処理できる計算機が必要である．実際には，FBP 法による再構成は，周波数すなわちフーリエ空間（12 章で議論した変調伝達関数 MTF と同様）で行われ，それにより，フィルタ関数がより単純な形となり，計算が容易かつ高速になる．具体的には，以下のステップで行われる．

1. 個々の投影データのフーリエ変換を行う．
2. それに対してフィルタ関数を掛ける．
3. 逆フーリエ変換を行う．
4. 逆投影して横断面を得る．

フィルタ関数の選択は，再構成画像のノイズや分解能に影響するため，エミッション CT の重要なパラメータとなる．Ramp, Hanning, Butterworth, Metz など，数々のフィルタが提案されている．フィルタの選択は，画像中で許容されるノイズと分解能のバランスに依存するものであり，Hanning と Butterworth が，臨床の核医学で最も一般的に使われている．図 14-4 に Ramp フィルタと平滑化の程度が異なる 2 つの Butterworth フィルタを示す．Ramp フィルタは最も分解能の優れた画像を生成するが，同時にノイズも強調されてしまう．Butterworth 2 はノイズが最も少ないが，分解能も最も悪い．Butterworth 1 は分解能の損失とノイズの低減にほどよく折り合いをつけたものである．

FBP 法における吸収補正

正確な横断面の再構成の要件 —— ある列の各ピクセルの感度は同一であり，それぞれの位置でのカウントはその列のみに由来する —— は SPECT では満たされない．これは，異なるピクセルに由来する γ 線は，厚みの異なる組織を通過し異なる量の減衰を受けるためである．その結果，横断面中で均一な放射能分布に対して，再構成を行った結果はきわめて不均一となる．この問題を解決する方法は，解析的手法と実測法に分類できる．解析的手法では，吸収媒体の均一性など吸収に対し

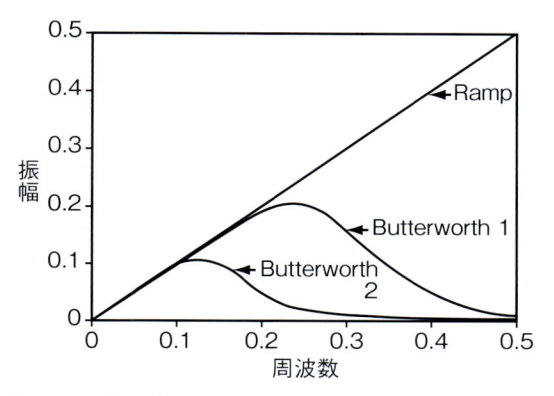

図 14-4　核医学の断層画像再構成に用いられる代表的なフィルタ．

ていくつかの単純化を行い，再構成の前の段階（Sorenson法）か，再構成と同時（Gulberg法）か，再構成後（Chang法）に吸収補正を行う．Sorenson法とChang法が市販装置において広く使用されている．これらの手法は，胸部のように，吸収媒体が著しく不均質な場合にはうまくいかない．実測法では，CTのようにトランスミッションスキャンを行うことで，実際の吸収マップを取得する．理論的にはこの手法がベストであるが，セットアップ時間やスキャン時間，ならびに患者への被ばくが増えてしまう．

FBP法における散乱補正

コンプトン散乱により，ある検出器の対象の列の外側に由来するγ線が入射してしまう（図10-2を参照）．散乱イベントを除去する最良の方法は，エネルギーウィンドウを狭くするか，複数（通常2つか3つ）のウィンドウを用いて散乱イベントを減算するかである．

逐次近似法

FBP法とは異なるアプローチとして，数多くの逐次近似法（iterative method）が提案されている．最大の欠点は，再構成に必要な計算時間であったが，計算機のデータ処理速度の爆発的な向上により，それはもはや問題ではなく，逐次近似法はFBP法に置き換わって使用されるようになってきた．逐次近似法のおもな利点は，データ収集時に遭遇するすべての問題，すなわち吸収や散乱，コリメータ応答（分解能，深さ依存性，セプタの透過など），検出器の特性を，アルゴリズム内で厳密にモデル化できる点である．分解能補正がアルゴリズム内に内包されると，比較的分解能の粗いコリメータを使用することもできるようになる．分解能の粗いコリメータは，感度向上に有利である．結果として，得られる画像は分解能も良く，さらにノイズも低減されている．FBP法で遭遇するような放射状のアーチファクトも発生しない．よって，逐次近似法の画像は，FBP法で生成されるものよりも定量的である．ノイズと分解能の改善は，高い計算処理能力のコストに依存しているといってよい．

反復的な再構成は，横断面中の放射性核種の総数の推定から始める．推定された分布から計算された投影は，測定データと比較され，その結果は，次の推定を更新する際に用いられる．この手順は測定投影データと推定投影データの誤差が最小化されるまで続けられる．吸収や散乱，空間分解能の補正は，順投影と逆投影の計算のなかで，数学的にそれらのパラメータをモデル化することで行われる．

逐次近似法として，最尤推定-期待値最大化法（maximum likelihood expectation maximization：MLEM）とその派生であるサブセット化による期待値最大化法（ordered subset expectation maximization：OSEM），最大事後確率推定法（maximum a posteriori expectation maximization：MAP-EM）が広く用いられている．また，これらのアルゴリズムを改善して，より効率を高める研究が継続的に行われている．

SPECT

現在のSPECTは，シンチレーションカメラを利用する方法と，多様な幾何学条件で配置された複数の検出器による方法の2つを利用している．後者は部位別SPECT装置として，おもに心臓核医学の分野で利用されている．

■ シンチレーションカメラのデータ収集

シンチレーションカメラを利用するタイプのSPECT装置は、すでに核医学施設で広く普及している。シンチレーションカメラ部は回転機構に搭載され、データ収集や画像再構成を含めプログラムで制御されている。さらに、データ収集時間を減らすために、2個や3個のシンチレーションカメラを備えたSPECT装置も開発されている。市販のデュアルヘッド(2検出器型)シンチレーションカメラの例を図14-5に示す。

図14-6において、シンチレーションカメラは被験者の周囲を円状に回転し、複数の角度(一般利用において64か128ポジション)からのデータを取得するために、一定時間ずつ複数回停止し測定を行う。これがステップアンドシュート(step-and-shoot)データ収集法である。次のポジションに移動している間はデータ収集しない。不感時間(dead time)を避け、感度をさらに向上するため、データを連続的に収集するプロトコルや、連続収集とステップアンドシュート収集を組み合わせたプロトコルも開発されている。検出器の軌道は円形でなくてもよい。感度や空間分解能の改善に有利であることから、楕円や被験者の輪郭に沿った軌道が現在では一般的である。

シンチレーションカメラは、臓器などの大きな領域からのデータを同時に収集するため、収集されたデータは断層面の線投影というよりむしろ3次元物体の平面投影である。したがって、一度の収集から組織のさまざまな断面(axial, coronal, sagittal, oblique)を生成できる。これは、スライスが限定された多列検出器型のSPECT装置(部位別SPECT装置)に比べた場合の、シンチレーションカメラによるSPECTの利点である。

■ コリメータ

シンチレーションカメラ型のSPECTにおいて、コリメータの選定は非常に重要である。通常の利用においては、汎用タイプのパラレルホールコリメータ(parallel-hole collimator:平行多孔コリメータともいう)が用いられる。高空間分解能タイプのパラレルホールコリメータも利用されることがある。また、SPECT専用に設計された特

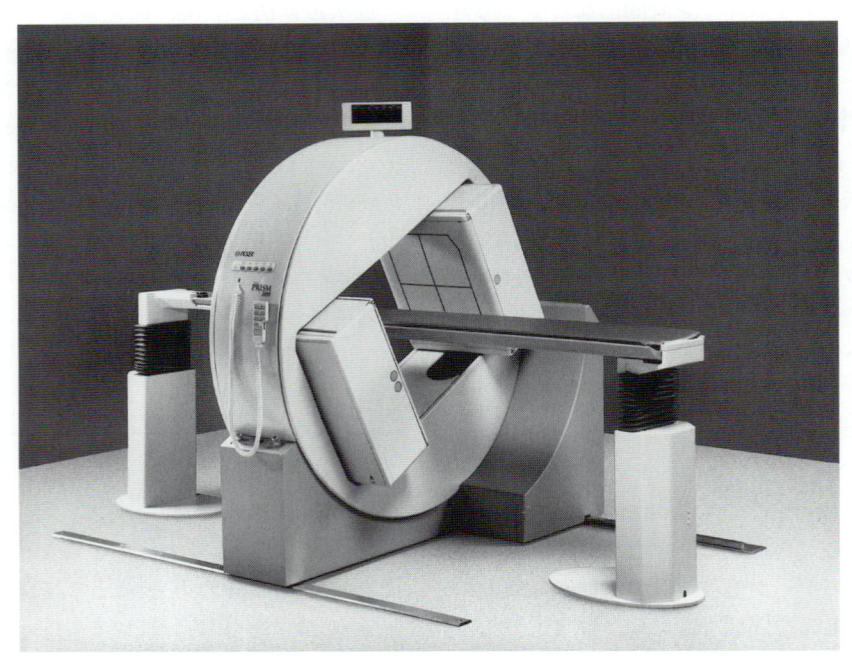

図14-5 市販のデュアルヘッドシンチレーションカメラ(Marconi Medical Systemsのご厚意による)。(Bushberg JT, Siebert JA, Leidholdt EM Jr, et al. The Essential Physics of Medical Imaging. 2nd ed. Philadelphia:Lippincott Williams & Wilkins, 2002 より許可を得て引用)

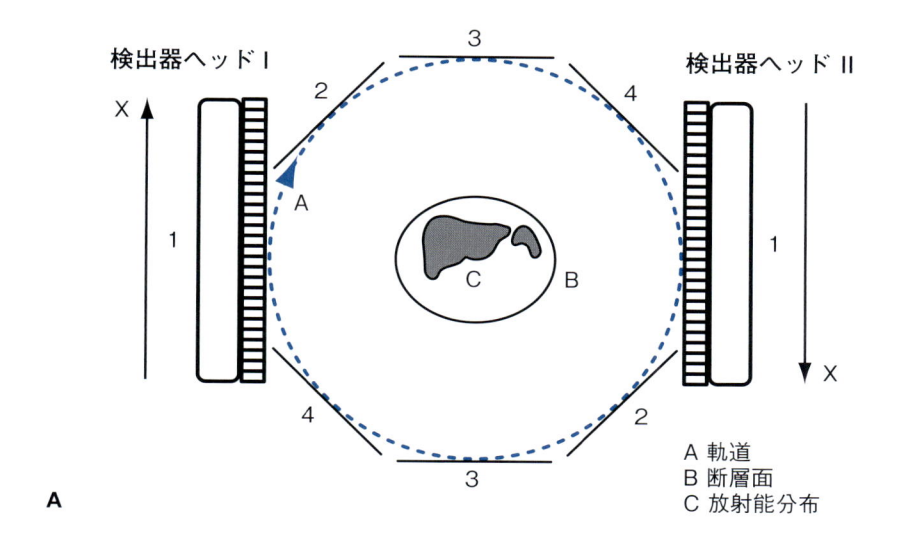

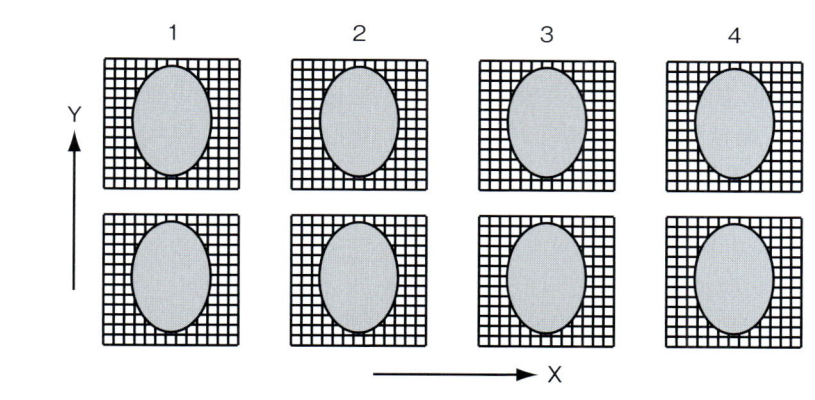

図 14-6　**A**：被験者を取り囲む円軌道による2個のシンチレーションカメラを用いたデータ収集．この例においては，面投影の4つのペアが取得される．実際の場合は32や64ポジションのこのようなペアが取得される．**B**：シンチレーションカメラで得られる画像．それぞれの行は，体軸方向の異なる断層面に対応する投影を示す．すなわち，近傍の行を足し合わせるは，画像再構成する断層面の厚みが増すことを意味する．

別なコリメータも利用されるようになってきている．前述のように，反復的画像再構成法と組み合わせれば，荒い空間分解能(高感度タイプ)のコリメータを使うことも可能となる．

■ 他の要求と誤差要因

次に述べる誤差要因はシンチレーションカメラ型のSPECTに特有である．
1. 回転中心：物理的な回転中心とソフトウェア上の(x, y)の中心位置が一致しているかどうか．プラナーイメージング(面イメージング)において，xやy方向の1ないし2画素のずれはほとんど目立たないが，SPECTにおいて(すなわち断層像として画像再構成すると)このような不整合は目立つアーチファクトを生じる(たとえば，点線源はリング状に再構成される)．適切な調整法は中心に配置した点線源を2つの対向方向から測定することである．もし，2つの画像上の線源の位置が一致すれば，装置を調整する必要はない．しかしながら，もし線源の画素位置が一致しなければ，場合によっては電気的にXかYのオフセットを調整する

などする.

2. 均一性：シンチレーションカメラの応答の均一性．小さな誤差でも画像再構成において強調されるため，この要求はSPECTにおいてはプラナーイメージングのときよりも非常に厳しい．たとえプラナーイメージングの均一性が±5%の幅で容認されたとしても，SPECTにおいては±2%以下にすべきである．前に説明したように，最近のシンチレーションカメラはこのような性能を有している．

3. 投影角度に対する均一性の安定性：多数の角度で画像データを収集する必要があるため，シンチレーションカメラの均一性はそれぞれの角度においても維持されなければならない．異なる角度で均一性の応答が変わるおもな理由は，光電子増倍管に対する地球磁気の影響の変化であろう．最近のカメラでは，光電子増倍管はミューメタル（μ-metal）で覆われているのでこの影響はかなり低減されている．

4. 回転軸に対する物理的精度

よって，SPECTの臨床利用は，しっかりとした品質管理プログラム，画像で十分な数の計数の収集，適切なコリメータの使用，吸収と散乱の適切な補正が重要である．これらの点を特に注意することで，核医学施設において日常的に高品質のSPECT検査が実現できる(図14-7)．しかしながら，臨床上有用になったとはいえ，SPECT画像の定量性は十分とはいえない．

■ 部位別SPECT装置

複数のシンチレーション検出器を利用した部位別SPECT装置は，多くの年月をかけて検討されてきたが実用化に至っていない．しかしながら，近年，CZT半導体検出器が登場し，部位別SPECTは再び見直されている．主として，検出器のサイズがより小さくなり新しい幾何学的配置とコリメータ設計が可能になったことによって，より短い時間(一般的なシンチレーションカメラ型装置の10分の1以下)で臨床画像を取得でき，シンチレーションカメラ型SPECTよりも高い空間分解能をもつようになった．しかしながら，技術的問題により，現在部位別装置の利用は心臓核医学のみに制限されている．市販の装置としてD-SPECTとGE-Discovery NM 530cがある．

D-SPECT(図14-8)は図14-9に示すように，心臓を取り囲むように配置される9つの検出器モジュールから成る．NaI検出器ではなくCZT検出器を利用している点を除いて，シンチレーションカメラと基本動作は同じであり，心臓の大きさ程度の物体の画像化に特化している．検出器は回転と移動により，異なる方向(異なる投影)からの画像を取得できるようになっている．このように，9つの検出器により心臓の断層スライスを再構成するのに十分な多数の心臓の投影データを得ることができる．それぞれの検出器モジュール(図14-10)は1024個のCZT検出器から成る(それぞれ2.46×2.46 mm^{2}の断面と5 mmの厚さ)．これらは16×64の行列上に配置され，4×16 cm^{2}の長方形を形成する．それぞれの検出器モジュール上のコリメータは，検出素子ごとに1つの長方形の孔をもつパラレルホールコリメータである．孔のサイズは一般的なシンチレーションカメラで使われるパラレルホールコリメータより大きく，孔の長さは一般的なパラレルホールコリメータより短い．したがって，一般的なパラレルホールコリメータより低い空間分解能となる．感度の利得を10倍以上にするために空間分解能を犠牲にしている．空間分解能は画像再構成によって回復され，実際の利用条件下において，一般的なシンチレーションカメラに比べて空間分解能は2倍高い．

GE-Alcyone NM装置は多方向からの心臓画像を得るために多数のピンホールを利用している(少なくとも3×9の2次元アレイで27個)．したがって，検出器と被験者のどちらも動くことなしに断層スライスの再構成のために十分なデータを集めることができる．それぞれのピンホールは小さなシンチレーションカメラのように働き，16×16アレイのCZT検出器(それぞれの素子は約$2.5 \times 2.5 \times 5$ mm^3)上に心臓の画像を投影する．心臓の断層画像は3次元画像再構成アルゴリズムを用いて再構成される．

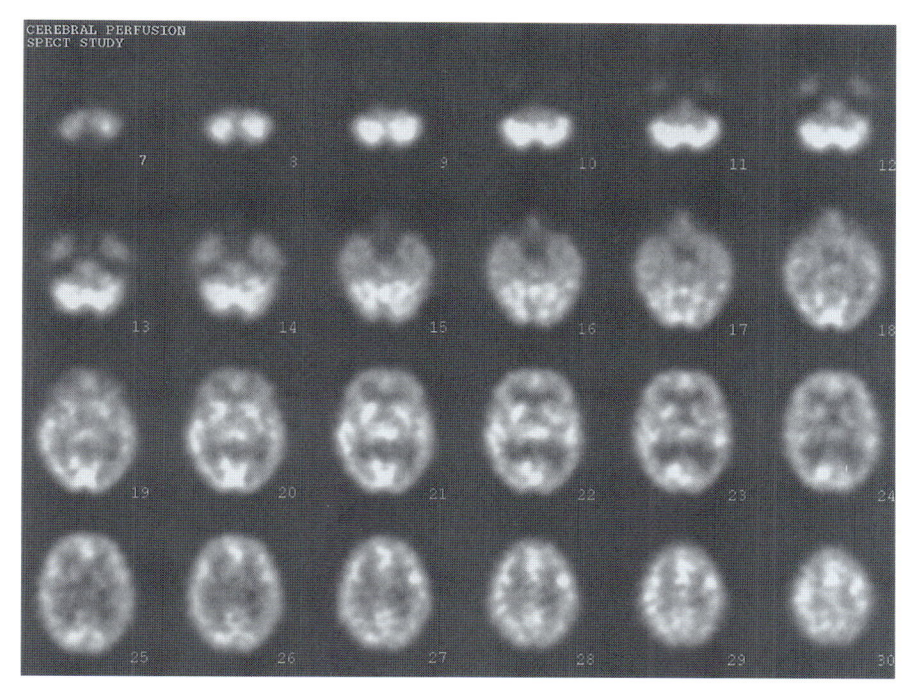

図 14-7　代表的な SPECT 画像．断層スライスは脳の灌流を示している．

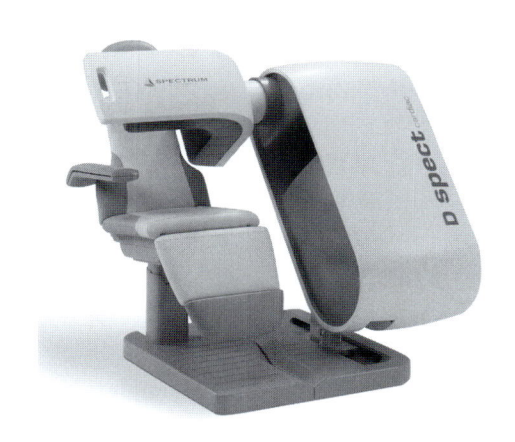

図 14-8　市販の部位別 SPECT 装置（D-SPECT より許可を得て引用）．

PET

■ なぜ PET か？

5章の PET 用放射性医薬品の項で述べたように，核医学で使われる放射性核種（たとえば，^{99m}Tc，^{67}Ga，^{201}Tl）は，水素，炭素，窒素や酸素のような生理的に重要な元素の同位体（isotope）ではない．生理的に重要な元素で γ 線を放出する唯一の同位体は分単位の短い半減期（half life）をもった陽電子（positron）放出核種（^{11}C，^{13}N，^{15}O）である．生理的に重要な元素ではないが陽電子放出核種であるフッ素-18（^{18}F）は，多くの重要な生物分子中の機能をほとんど変えることなく，分子中の水素と置き換えることができる．したがって，非常に多くの重要な生体分子の生理機能や代謝の分布を非侵襲で測定するには，それらの陽電子放出核種と組み合わせて PET を使用するしかない．25 年以上の間，PET は研究用装置として貴重な情報をもたらしてきたが，現在，^{18}F-FDG（フルオロデオキシグルコース）の普及によって，PET は最終的に臨床核医学の重要な存在になったといえる．

■ PET の原理

陽電子放出核種はそれ自体は γ 線を放出しない．しかし，放出された陽電子が放出された近く（表 5-2 に示すように ^{18}F の場合の平均飛程は

図14-9 被験者の心臓を取り囲む9個の検出器モジュールの幾何学的配置（D-SPECTより許可を得て引用）．

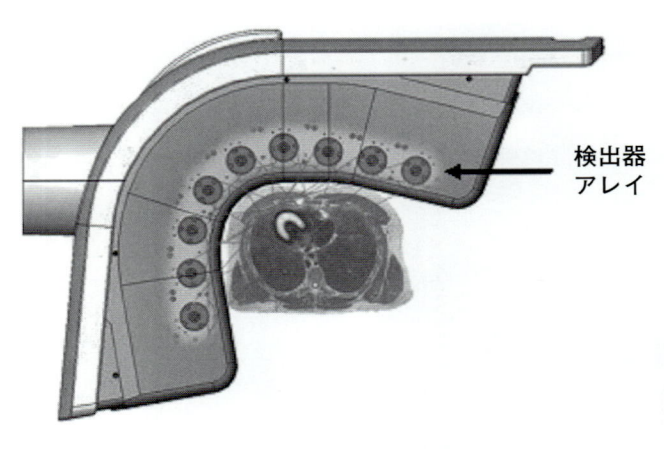

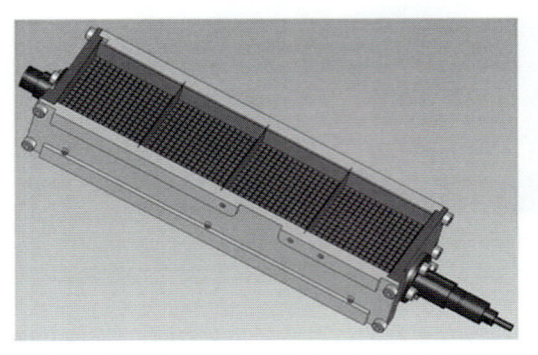

図14-10 CZT検出器とコリメータを含んだ検出器モジュール（D-SPECTより許可を得て引用）

0.22 mmである）で周辺の媒体と相互作用してそのエネルギーを失ったとき，陽電子は電子と結合して対消滅（annihilation）し，511 keVのエネルギーの2本のγ線を同時に発生する（図6-2）．このような陽電子の対消滅によって発生した1対のγ線は，ほぼ180°反対方向に進む．PETやポジトロンイメージングでは，これらの2つのγ線を1対の検出器で同時に検出する（同時計数法）．図14-11（検出器1と2が第1のペアであり，検出器3と4が第2のペアである）に示すように，測定対象の両側に1対以上の小さな検出器を配置する．それぞれのペアの検出器の出力は短い時間内（10^{-9}秒以下，これを同時計数回路の分解時間とよぶ）に生じたかを調べるために同時計数回路に送られる．この場合，検出器1と2の出力は同時計数回路1に，検出器3と4の出力は同時計数回路2にそれぞれ送られる．

真の同時計数

図14-11のaで示した対消滅において，2つのγ線はほとんど同時に検出器1と2とそれぞれ相互作用する．その結果，真の同時計数（true coincidence）が同時計数回路1において検出される．この検出器対は対消滅が2つの検出器間の点線に示した領域で起こったときのみ真の同時計数を出力する．上記のように，この検出器対は，シングル収集法（同時計数判定を行わない収集方法）では必要とされるコリメータがなくても，検出可能な視野を定義するものである．bで示した対消滅において，2つのγ線は検出器3と4においてそれぞれ相互作用し，真の同時計数が同時計数回路2において検出される．この場合，この検出器対の検出視野は2つの検出器間の破線で示される．同様の考察が真の同時計数が検出器1と2の間で検出されるaで示した対消滅においてもいえる．検出器1と2の間の破線で示した領域で発生した対消滅からのみ，同時計数回路1は同時計数を検出できる．したがって，円柱状の検出器対による2つの消滅放射線の同時検出はコリメータなしで円柱状の視野を一意に定義できる．

感度

同時計数検出の感度（sensitivity）は利用する検出器対の数によって増加する．上記の例で検出器対の感度をさらに増加するために，同時計数回路3において検出器1と4の出力を検出し，同時計数回路4において検出器2と3の出力を検出することができる．これにより，検出器1と4および

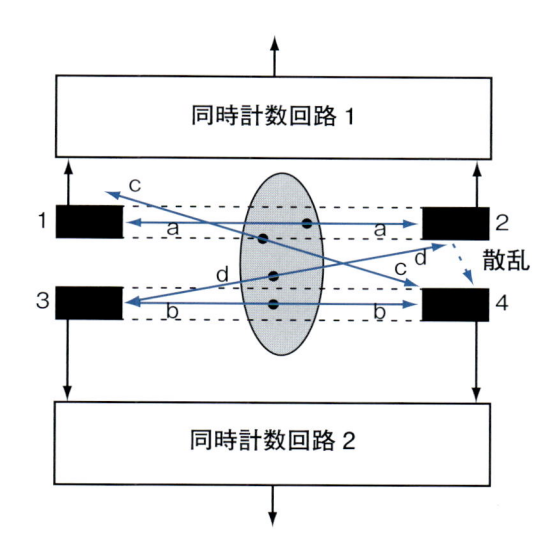

図 14-11　陽電子放出核種の検出のための同時計数法

検出器 2 と 3 の 2 つの新しい視野を定義できる．したがって，4 つの同時計数回路を有する 2 つの検出器対が別々の検出領域を形成する．市販の PET 装置のように多くの検出器を利用する場合，それぞれの検出器で多数の同時計数回路を利用することで，感度を大幅に増加できる．

空間分解能

同時計数対の空間分解能（spatial resolution）は 2 つの検出器のサイズ（長さや幅）によっておおよそ決まる．一般的な市販装置の空間分解能は 5〜8 mm である．8 章で述べたように，検出器の厚さは固有感度を決定する．図 14-11 の配置で示したように，検出器対の視野において，感度と空間分解能は視野内の放射性線源の位置ではほとんど変わらない．これは前に述べたように，SPECT では達成するのが困難だが，PET では容易に達成できるエミッション CT の重要な必要条件である．

到達できる空間分解能の限界を制限する他の要因は，陽電子飛程（positron range）と検出器対間の距離の 2 つである．陽電子飛程は，対消滅が飛程の終わりでのみ起こるため発生する．検出器対間の距離については，2 つの 511 keV の γ 線は正確には反対方向に進まないためである．この 180°からのわずかなずれを角度揺動という．しかしながら，現在の市販 PET 装置においては，検出器のサイズ（位置弁別性能）が空間分解能を制限する最大の要因となっている．

偶発同時計数

c と d で示した対消滅の例はどちらの場合も片方のみで検出されるため，いずれの検出器対でも真の同時計数は生じない．しかしながら，偶然に c と d の 2 つの対消滅が同時に起こった場合，対消滅 c による一方の γ 線が検出器（ここでは検出器 4）と，対消滅 d による一方の γ 線が検出器（ここでは検出器 3）と相互作用を同時に起こし，結果として同時計数回路 2 において同時計数が検出される．このような事象は真の同時計数ではなく偶発同時計数（accidental coincidence，または random coincidence）という．これらの事象は検出器対の視野の外でも生じるため好ましくない．偶発同時計数を低減するためには 2 つの方法がある．1 つは同時計数の分解時間を可能な限り短くすることであり，もう 1 つは測定する放射能の強度を下げることである．2 つ目の手段は測定時間が増えるため実行可能な選択ではない．実際には，偶発同時計数は容易かつ正確に計測し除去することができる．偶発同時計数は，真の同時計数回路と並行し，検出器対の出力をわずかにずらした他の同時計数回路〔遅延同時計数（delayed coincidence）回路〕を利用することによって計測される．遅延同時計数回路で得られた計数は 100％偶発同時計数であるため，本来の同時計数回路で得られた計数からこれを除去すればよい．

散乱同時計数

SPECT において γ 線の散乱が重要な問題であったのと同様に，PET においても散乱は重要な問題である．対消滅による γ 線ペアの少なくとも一方が散乱されたにもかかわらず，同時計数してしまう事象を，散乱同時計数（scatter coincidence）という．散乱事象は 2 種類ある．1 つ目は，検出器散乱である．図 14-11 の d に例示するように，γ 線ペアの一方が検出器 2 において散乱されて，検出器 4 に入射し，検出器 4 で計測されたとする．この場合，正しい同時計数ペアは本来は d

であるのに，bのペアで検出されたと勘違いしてしまう．この事象は望ましくなく，減らすべきである．対策の1つは，検出器間に遮蔽材を挿入し，散乱したγ線が他の検出器に入射しにくくすることである．2つ目の散乱事象は，被験者内での散乱である．どちらの散乱事象も，10章で述べたように，エネルギー識別により低減できる．そのためには，検出器のエネルギー分解能が高いほどよい．PET用シンチレータとしてBGOとLSOがあるが，LSOはBGOより高いエネルギー分解能を有しているため，散乱同時計数の低減に効果的である．

吸収補正

2つの消滅放射線は検出器対の視野内で，対消滅した位置とは関係なく組織の同じ厚さを一緒に通過する．したがって，PETでは非常に容易かつ正確に吸収補正(attenuation correction)を行うことができる．はじめに外部線源を用いて被験者のさまざまな場所を通過する際の吸収の程度を計測する．この計測はきわめて正確に行うことができる．このデータを用いて，真の同時計数が受けた吸収を補正することができる．その後補正されたデータを，再構成し画像を得る．正確な吸収補正ができることは，PETのSPECTに対する大きな利点の1つである．

■ PET装置

一対の検出器を用いて複数の方向から直線上にスキャンすれば薄い断層面の画像再構成に必要なデータが取得可能である．しかしながら，このような装置の感度は低くなる．感度を向上するために，市販の装置では，図14-12に示すように，リングや六角形の検出器構成としている．これらの装置ではさらに感度を向上するために，複数の検出器リングによって，同時に多数の断層面からのデータを取得できるようにしている．市販PET装置の例を図14-13に示す．これらの装置は多数のBGOやLSO結晶(5 mm×5 mm×30 mmのサイズで5000個を超える)を利用しており，かなり複雑である．その一方で光電子増倍管の数はもっ

と減らす必要がある．装置のコストと電子回路の複雑さを抑えるために，図14-14で示すような代表的な検出器モジュールでは，約4〜5 mmの幅と30 mmの厚さの64個の検出素子が8×8に配列された結晶ブロックに，4つの光電子増倍管を光学結合している．シンチレーションカメラと同様の重心演算(Anger計算法)を適用すれば，それぞれの結晶位置を識別できる．この方式の配置は，結晶素子ごとに光電子増倍管を接続する場合と比べて，16分の1に光電子増倍管の数を減らすことができる(そもそも光電子増倍管の小型化には限界がある)．コスト削減のほかに，電子回路の単純化・安定性向上によりPET装置の性能を改善することができる．また，この結晶ブロックが円形や六角形に1周分配置されたとき，同時に8スライス以上の断層面を取得できる．2リングにすれば16スライス以上，3リングにすれば24スライス以上となる．

PET-CTとSPECT-CT

近年，図14-15に示すようにPETとCTの2つの装置が一体化されたPET-CT装置の普及が目覚ましい．PETは空間分解能は劣るが他の装置では取得できない機能画像(functional image)を取得でき，CTは高い空間分解能の形態画像(anatomic image)を取得できる．よって，この2つを一体化すれば，高い空間分解能で機能画像と形態画像を1つの装置で得ることができる．もちろん，2つの独立した装置で得られたPET画像とCT画像を，後でコンピュータを用いて重ね合わせることはできるが，実際には異なる画像のフォーマット，被験者の体動，2つの画像間の時間差や別々のワークステーションの必要性が問題となる．一体化されたPET-CTはこれらの問題の多くを一度に解決できる．加えて，PETでは吸収補正のために吸収係数の測定が必要であるが，吸収係数はCTデータから類推できるため，放射性線源を用いた測定(トランスミッションスキャン)を必要としない．トランスミッションスキャンによる被ばく量はCTより少ないが，PET＋トランスミッションスキャン＋CTがPET＋

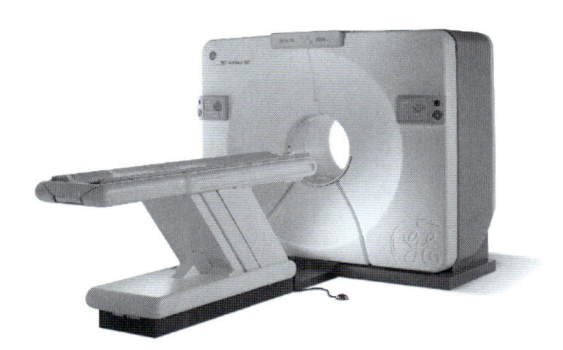

図 14-13 市販 PET 装置の例（General Electric Medical Systems, Waukesha, WI の許可を得て引用）.

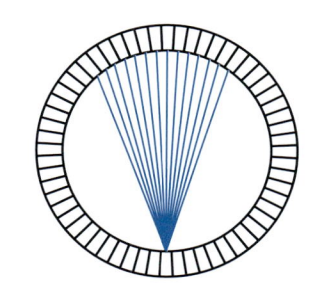

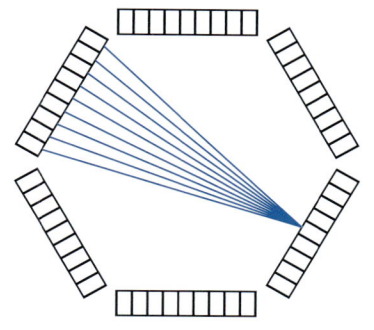

図 14-12 PET 画像の円形および六角形検出器配置の例．六角形およびリング状のそれぞれの検出器は，対向する多数の検出器と同時計数する．ここでは，単一の検出器と対向するいくつかの検出器との同時計数を示す．

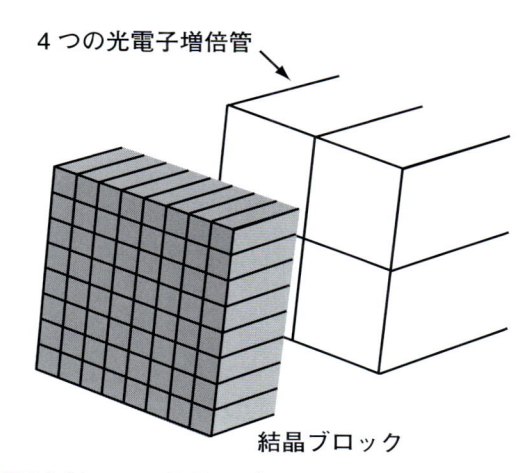

図 14-14 BGO 結晶のブロックは 64 個の個々の検出器に分割されるが，4 つだけの光電子増倍管に光学結合される．64 個の検出器の間で相互作用した γ 線の位置は 4 つの光電子増倍管の間の波形出力分布から決定する．

CT になるという点において，被験者の被ばく量が低減できる．もっとも，実際のメリットは，被験者の拘束時間が大幅に短縮され，その結果，1 日あたりの検査人数（スループット）を増やせることだろう．一方，すべての被験者に PET と CT 両方の診断がいつも必要でないのも事実である．現在，PET-CT 装置は頭頸部の腫瘍において臨床的に有用であることが示されている．臨床的に効果が期待できる他の部位は腹部である．PET-

CT の成功を受け，SPECT-CT も登場した．図 14-16 に例を示す．

Key Points

14-1. エミッション CT は，横断面（軸位断面，axial），矢状断面（sagittal）や冠状断面（coronal）のように組織の断層面の放射能の分布を画像化する．

14-2. 投影データは多方向から収集される．

14-3. その後，断層面は数学的アルゴリズムを用いてこれらの投影データから再構成される．画像再構成法のなかで最も一般的なのは，フィルタ補正逆投影法（FBP 法）である．しかしながら，逐次近似法も市販装置

164　14章　エミッションCT

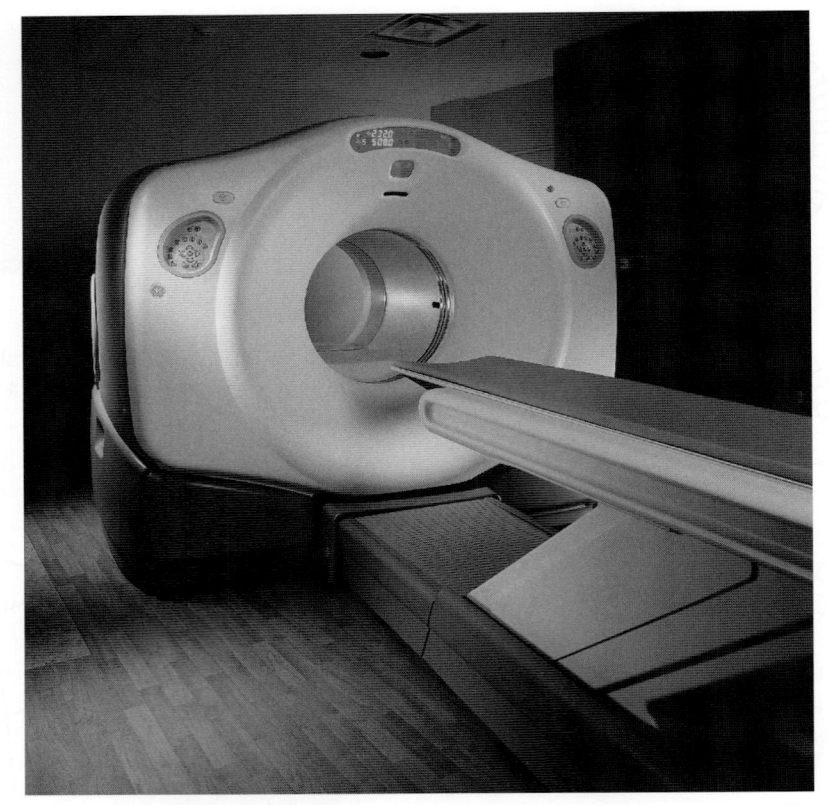

図14-15　市販PET-CT装置の例（General Electric Medical Systems, Waukesha, WI の許可を得て引用）

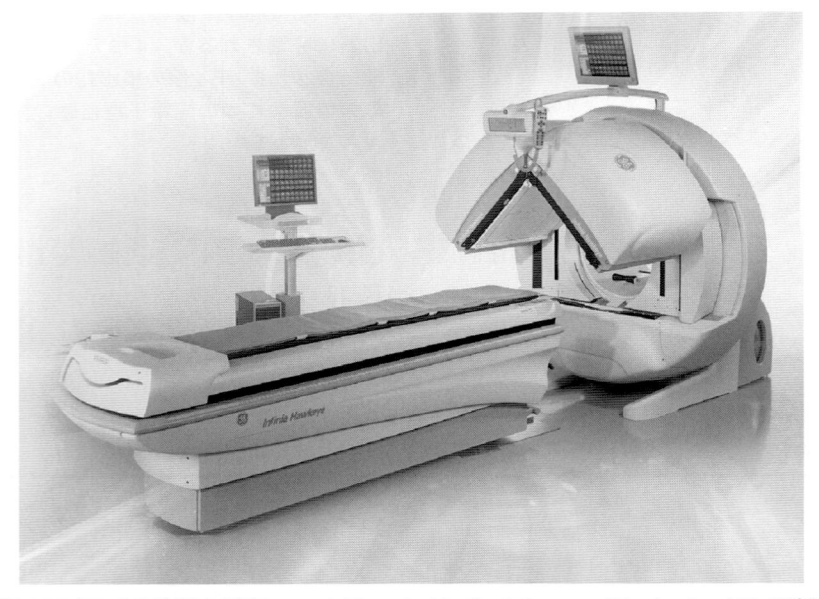

図14-16　市販SPECT-CT装置の例（General Electric Medical System, Waukesha, WI の許可を得て引用）

で使われ始めている．

14-4. SPECTは回転機構に取り付けられたシンチレーションカメラとコンピュータによって構築される．

14-5. 心臓検査のための部位別SPECT装置はシンチレーションカメラ型SPECT装置に比べて多くの利点がある．

14-6. SPECTにおける定量性を困難にする2つの問題は吸収と散乱である．これらの2つの問題に対する最新の方法（トランスミッションスキャンによる吸収の測定と3つのエネルギーウィンドウによる散乱補正）は定量誤差を大幅に低減した．

14-7. PETは同時計数法（機械的コリメータに対して電気的コリメータともよぶ）によって陽電子消滅放射線（反対方向に進む2つの511 keVのγ線）を計測する．同時計数法において，吸収は容易かつ正確に扱うことができる．散乱線の補正もSPECTよりは容易である．このことはPETによる体内の放射性物質の正確な定量につながる．

Questions

14-1. SPECTでは正確な再構成のために360°投影からのデータが不可欠か？ 180°以下でもこれは可能か？

14-2. SPECTにおいて2検出器や3検出器のシンチレーションカメラを利用する最大の利点は何か？ それに伴う問題は何か？

14-3. SPECTにおいて，なぜ品質管理が重要か？

14-4. SPECTの定量性がPETよりも劣ってしまう要因を2つ挙げよ．

14-5. シンチレーションカメラ型SPECT装置に比べてCZT検出器の部位別SPECTの利点は何か？

14-6. PET装置において，同時計数回路の分解時間が重要な要素なのはなぜか？

14-7. PET装置の空間分解能を決定するすべての要素を挙げよ．

15 放射線の生物学的影響と放射線被ばくのリスク評価

生体系と放射線の相互作用は，有害または無害のさまざまな生物学的変化をもたらす．これらの変化は，すぐにはっきり現れることもあれば，明らかになるまでに何年あるいは何世代もかかることもありうる．一般的に，発生確率と，変化の種類と程度は多くの要因に左右され，放射線とその性質に関連するものもあれば，生物学的性質に関連するものもある．それらに影響する変化と要因の詳細な説明は，放射線生物学の分野に該当するので，ここでの議論は，放射線利用において考えられる危険性の評価に不可欠で，核医学に関連する放射線生物学のみに限定する．

生物学的損傷のメカニズム

放射線による生物学的損傷の徴候は，**図 15-1** に示すように，常に複雑な一連の生理化学的事象が先行する．

この一連の事象における第1段階は，電離を通じた放射線のエネルギー付与と，**6 章**で説明された生物系の原子または分子の励起である．これは，一般的におよそ 10^{-12} 秒以下の間，継続する．

第2の段階は，10^{-12} 秒〜10^{-3} まで継続する，隣接する分子（分子間）へのエネルギー伝達である．頻繁に生じるのは，分子自身の内部（分子内）でフリーラジカル（不対電子をもつ原子あるいは分子体で，化学記号の右側にドットを付けて表示）として知られる，短寿命で化学的に活性なさまざまな種を形成するエネルギー伝達である．水（H_2O）は生体系の質量の 75〜85% を構成しているため，ほとんどの電離は水中で生じ，2 つのラジカル，H・と OH・が最も多くつくられる．

次の段階では，ミリ秒から数秒程度の時間スケールで，フリーラジカルがそれら自体と，ある

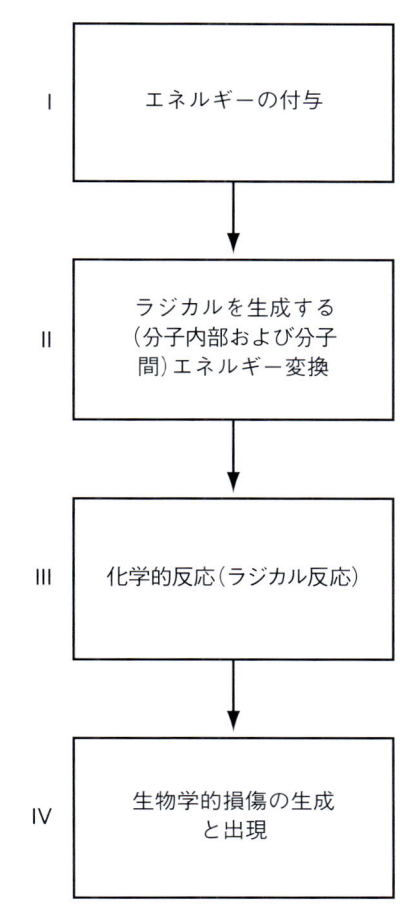

I	エネルギーの付与
II	ラジカルを生成する（分子内部および分子間）エネルギー変換
III	化学的反応（ラジカル反応）
IV	生物学的損傷の生成と出現

図 15-1 高エネルギー放射線被ばくによる生物学的損傷の出現までのステージ．

いは有意に，他の重要な生体分子(たとえば，DNA，RNA)に変化を生じさせる反応を起こす．生体系内で観察されるたいていの放射線損傷は，H・やOH・ラジカルと重要な生体分子との反応により引き起こされる．

前段階で引き起こされた生物学的変化の表出である最終段階では，変化した生体分子の運命が決定される．

その結果生じる生物学的な損傷は，短時間に生じるか，幾世代も遅延することもありうるが，これらの変化した分子の種類や機能と，照射された生体系の修復能力によって決まる．

生物学的損傷に影響する要因

放射線により引き起こされる生物学的損傷(または影響)は，次の要因に依存する．

■ 放射線量(radiation dose)

どのような放射線の生物学的影響も，有害であれ無害であれ，放射線量に強く依存する．一般的に，重篤な影響は，低い線量よりは高い線量により引き起こされる．しかしながら，線量と生じる影響の厳密な関係は，影響の質によって異なる．たとえば，発がんに対する線量-影響関係は，遺伝子変異を引き起こす特質によって異なる．線量-影響関係によって，放射線の影響は確率的影響あるいは確定的影響とよばれる．確率的影響では，発生確率が放射線量に依存するが，影響の重篤度には依存しない．2つの重要な例は発がんと遺伝的損傷で，誘発確率は放射線量の関数であるが，重篤度はそうではない．確率的影響はそれより低い線量レベルでは発生確率がゼロであるという閾値をもたない．それゆえ，放射線防護では，確率的影響がおもな関心事であり，放射線からのリスクは閾値がなく線量に直接比例する，という一般的な仮定がなされている．この仮定は，放射線防護におけるALARAの原則とよばれる基礎を形成しており，**16章**で議論する．

一方，確定的影響では，影響の重篤度は放射線量に依存し，その線量より低ければ影響が観察されない閾値をもつ．放射線の確定的影響の代表的例は，白内障と紅斑である．

■ 線量率(dose rate)

線エネルギー付与(linear energy transfer：LET)の低い放射線の場合，同じ線量が2つの同じ生体系に，一方は短時間(高線量率)で，他方は長期間(低線量率)で与えられれば，2つの系の生物学的反応は異なる．高線量率は，低線量率よりも，より大きい損傷を与える．

■ LETまたは放射線の種類

より高いLET(p.57を参照)の放射線(α粒子と陽子)は，低LET放射線(電子とγ線，X線)よりも単位放射線量あたり，生体系により大きな損傷を与える．同じ条件下で生体系に与えられた影響を生じる放射線の生物効果比(relative biological effectiveness：RBE)は，次のとおりに定義される．

$$RBE = \frac{\text{同じ生物影響を生じるのに必要な標準(X線)放射線の線量}}{\text{同じ生物影響を生じるのに必要なもう1つの(対象の)放射線の線量}}$$

たとえば，細胞を殺す10 MeVの中性子のRBEは，およそ10である．10 MeVの中性子は，X線(一般的に，250 kVpのX線が用いられる)よりも細胞死で10倍の影響がある．次章で議論する「線質係数(quality factor)」Qと放射線加重係数(radiation weighting factor)W_Rは，放射線のRBEから評価される．

■ 組織の種類

生体系の生物学的反応は，組織の種類(たとえば，肝臓，骨髄，神経組織)によって大きく異なる．同じ放射線量と線量率が与えられた場合，特定の放射線損害の種類に対して，骨髄は神経組織よりも感受性が非常に高い．後で議論される組織加重係数(tissue weighting factor)W_Tは，異なる線源からの放射線被ばくを比較する際，この違いを

考慮している．

■ 組織の量

生体系への損害は，照射された組織の量にも依存する．たとえば，哺乳類は，全身照射よりも体の一部へのより高い線量に耐えることができる．

■ 細胞交代率

組織内の細胞交代率は，組織損傷の出現に対する潜伏期に影響を与えるとみなされている．傷害は，遅い細胞交代(たとえば肝臓)よりも，早い細胞交代を有する組織(たとえば骨髄)に対して早く現れる．

■ 個人差

生体系の反応は，仮に他の要因が完全に同じであったとしても，個人差の影響を強く受ける．ある人では 400 rad (cGy) の全身線量でも生存するかもしれないが，他の人では 200 rad (cGy) の線量でも致死的になるかもしれない．

■ 化学的修飾因子

ある化学物質の存在は，放射線に対する生体系の反応を変化させることが知られている．生体系をより放射線耐性にする物質は，放射線防護剤(radioprotector)とよばれる．放射線防護剤のよい例は，蛋白質システインである．一方，生体系をより放射線高感受性にする物質は，放射線増感剤(radiosensitizer)とよばれる．放射線増感剤の一例は，酸素である．放射線防護剤あるいは放射線増感剤もその効果を発揮するためには，照射中に存在していなければならない．

ヒトへの有害作用

ヒトに有害な影響は，急性(おもに確定的)あるいは晩発性(おもに確率的)である．急性影響は，照射後短時間に，一時的な悪心・嘔吐から死亡までの範囲で現れる．晩発影響は，最終的に発現するまで幾世代かの時間がかかることがある．これらは確率的影響を含み，たとえば，発がんと白血病，出生異常，そして被ばく者の子孫における異常(遺伝的障害)，そして非確率的影響，たとえば，白内障，全体的な寿命短縮，個人における一時的または永久的な不妊が生じることである．

■ 急性影響

一般的に放射線量が高く，短時間に体の大部分に照射された場合に生じる影響である．放射線量が増加するに従い，5つの臨床的に異なる段階に分類される：影響なし，骨髄の軽度の損傷，骨髄の重篤な損傷と消化管の軽い損傷，消化管の重い損傷，そして中枢神経系の損傷である．表 15-1 に放射線量と，4つの段階に対し生じる代表的な症状が記載されている．

■ 晩発影響

晩発影響は，急性反応がごく小さい場合(全身への放射線量が低い，あるいは体の一部のみに照射された場合)に起こりうる．放射線の診断利用では，放射線診断であろうと核医学であろうと，患者に通常与えられる放射線量は，このカテゴリーに入る．それゆえ，晩発影響の線量-影響関係は，重要である．

残念なことに，低放射線量に関するリスクについての正確な情報は，次に示す理由で十分に明らかになっていない．第一に，低線量被ばくの晩発影響の発生確率は小さい．それゆえ，統計的に有意な結論を得るためには，大規模な集団を対象にした研究を行わなければならないが，実際に，これを実行することは困難である．第二に，晩発影響発現の潜伏期の出現には，長いフォローアップ(10年またはそれ以上)が必要である．最後に，放射線の晩発影響は，他の要因でも起き，放射線の低線量によるものよりも頻度が高い．これら自然発生の正確な情報が欠けているため，低い放射線量の影響(増加または減少)を評価することは困難である．さらに，自然発生の頻度は，年齢，性

表 15-1 放射線量と急性影響

ステージ	線量の範囲(rad)	症状
急性影響なし	0〜200(0〜2)[a]	通常は無症状
1	150〜400(1.5〜4)	一過性の悪心・嘔吐，造血機能障害，1，2か月で回復する
2	350〜600(5〜6)	重篤な造血機能障害；骨髄移植が必要；生存率は中等度
3	550〜1000(5.5〜10)	胃腸障害；重篤な悪心・嘔吐，下痢；回復する見込みはきわめて低く10〜24日以内に死に至る
4	1000 以上(10 以上)	意識混濁，ショック，灼熱感；数時間以内に死に至る

[a] カッコ内の数値は Gy

別，遺伝的履歴，地理，さまざまな環境的および社会経済的要因のような，多くの複雑な要因によって影響を受ける．

これらの制約があるものの，以下のデータを用いて，低放射線量に被ばくした人あるいは集団に対するリスクの適切な評価が行われてきた．実験動物(たとえば，マウス)について行われる実験からの外挿と，長崎と広島での原爆被害者，放射性降下物(フォールアウト)の結果として被ばくしたビキニおよび他の太平洋諸島の住民，医療で照射された人，ウラン鉱山作業者や放射線作業従事者(たとえば，放射線科医)といった職業的作業者のレトロスペクティブな研究である．2つの科学委員会，原子放射線の影響に関する国連科学委員会(United Nations Scientific Committee on the Effects of Atomic Radiation)と，米国アカデミーの電離放射線の生物影響に関する委員会(National Academy of Sciences Committee on the Biological Effects of Ionizing Radiation)は，これら研究の評価と，放射線からの生物学的リスクの評価に積極的に関わっている．

すべての晩発影響のなかで，がんの誘発と遺伝的損傷は最も重要である．単一で均一な全身への被ばくからの致死がん(すべての種類)の生涯リスクは，被ばく時間と線量および線量率に依存する．米国放射線防護審議会(National Council on Radiation Protection：NCRP)レポート 116(1993 年)は，両方の要因を考慮し，表 15-2 に示されているように，1 Sv の放射線被ばくからの致死がんリスク(確率)を評価している．

遺伝的影響の情報は，おもにショウジョウバエ(チチュウカイミバエ)とマウスの実験によって得られた結果から推定されてきた．遺伝的影響の倍加線量(遺伝的または体細胞の変異の自然発生率を倍にするために必要な線量)に対する現在の評価は，60〜160 rad(0.6〜1.6 Gy)の幅である．これは過大評価かもしれない．なぜなら，ショウジョウバエに比べると，ヒトは遺伝的損傷の感受性が低いことを，最近のデータは示しているからである．放射線防護のため，NCRP レポート 116 は，作業者に対する重大な遺伝的影響のリスク値を 0.8×10^{-4} rem^{-1} (0.8×10^{-2} Sv^{-1})，一般集団(全年齢)に対しては 1.3×10^{-4} rem^{-1} (1.3×10^{-2} Sv^{-1})と評価している．これらのデータから安全側に推測すると，放射線の発がん影響は，遺伝的影響よりもより顕著である．がんの発生と遺伝的損傷に対する放射線からの全損傷は，2つのリスクを足すことにより決定される．

胎児の放射線影響

胎芽と胎児は，成人よりも放射線に対する感受

表 15-2 さまざまな集団における致死がん放射線のリスク

高線量，高線量率	致死がんのリスク
一般公衆（全年齢）	10×10^{-4} rem^{-1} または 10×10^{-2} Sv^{-1}
労働人口（18歳以上）	8×10^{-4} rem^{-1} または 8×10^{-2} Sv^{-1}
低線量，低線量率	
一般公衆（全年齢）	5×10^{-4} rem^{-1} または 5×10^{-2} Sv^{-1}
労働人口（18歳以上）	4×10^{-4} rem^{-1} または 4×10^{-2} (Sv^{-1})

性が高い．胎児期の放射線は，胎児死亡を起こし，がんを引き起こすだけでなく，さまざまな肉眼的異常および行動的異常と奇形も引き起こす．異常の発生に対し最も感受性の高い段階は，受精後3〜15週であり，ヒトにおける最も一般的な異常は，中枢神経系に生じる(精神遅滞)．この期間に関する齧歯類の研究では，5 rad (cGy) の低い線量でも肉眼的な先天的奇形を生じさせる可能性があることを示唆している．5 rad よりも低い場合，胎児に対するおもなリスクは，がんの確率を増加させることであり，現在は成人(すなわち，生涯で 1×10^{-3} rem^{-1} または 1×10^{-1} Sv^{-1}) よりも2〜3倍高いと推定されている．

さまざまな放射線被ばくと等価線量（線量当量）および実効線量（実効線量当量）

線量に依存することに加え，生物学的影響は多くの要因により修飾されるため，種々の条件下で与えられる放射線量からの放射線リスクを比較する場合，これらの要因をどのように考慮するのであろうか？ 国際放射線防護委員会(International Council on Radiation Protection：ICRP) と NCRP の2つのアドバイザリーグループは，最新の科学データを考慮することと，放射線防護に関する問題点について定期的に勧告を出すことによって，この作業を行っている．これらの勧告は，わずかな変更はあるが，引き続き適切な規制当局により規則や規制として採択される．米国では，原子力規制委員会(Nuclear Regulatory Commission：NRC) がこの目的を果たし，その規則や規制は連邦規則集10編に公表されている．

放射線リスクを比較する場合，放射線の種類は，新たな用語「等価線量(equivalent dose)」の定義で，NCRPにより明確に取り入れられている．NRC は，古い用語の「線量当量(dose equivalent)」を用いているが，これは次に述べるようにわずかに違いがある．次に組織感受性は，組織加重係数 W_T を定義することにより考慮される．放射線加重係数 W_R と組織加重係数の両方がリスク評価に含まれる場合，NCRP は新しい用語の「実効線量(effective dose)」を定義している．NRC は，いまだに古い用語である「実効線量当量(effective dose equivalent)」を使用している．

■ 等価線量（線量当量）

組織 T 中の単位放射線量あたりの生物学的影響は，放射線の種類(X線および γ 線 vs. 陽子および粒子)に依存するので，加重係数 W_R はこれらの違いを説明するために，放射線の各種類に対して定義されている．その加重された線量は，等価線量とよばれる．放射線量 D と区別するため，従来の単位で rem，SI単位でシーベルト Sv で示されており，H の文字で表される．したがって，

$$H(\text{rem あるいは Sv}) = W_R \times D(\text{rad あるいは Gy}) \quad (1)$$

放射線医学あるいは核医学で用いられる放射線(X線およびγ線，電子，陽電子)にとって幸いなことに，放射線加重係数 W_R は1に等しい．それゆえ，線量 D と等価線量 H は結局同じであるが，単位は rem に対し rad(Gy に対し Sv)と異なる．結果として，**7章**で計算されたすべての線量は，単純に単位を rad から rem に(Gy から Sv に)変えることにより，等価線量に簡単に変換することができる．中性子と α 粒子に対しては，W_R はもっと高い値(10〜20)をもつが，ここでの関心事ではない．

線量当量は，放射線加重係数 W_R の代わりに放射線の線質係数 Q_R が用いられる場合を除き，NRC の規制で用いられ，上記方程式(1)と同様の式で定義される．核医学で用いられる放射線に対しては，Q_R も1に等しい．他の違いは，上記方程式では D は組織への平均線量であるが，線量当量は組織中の一点への線量に対して計算されることである．核医学においてはこれらの2つの用語には違いはない．

■ 実効線量，実効線量当量，組織加重係数

表15-2で示されているリスク評価は全身一様照射した場合のものであるため，体の部分ごとあるいは非一様照射の場合のリスクは，適切に調整されなければならない．組織加重係数 W_T は，異なる組織の放射線感受性の違いを考慮(年齢と性別にわたって平均化)するために用いられる．現在 NCRP によって勧告されている組織加重係数を，**表15-3**に示した．NRC の規制は，まだ古い加重係数を用いている．これらも**表15-3**に示した．NCRP の組織加重係数を用いることで，与えられた照射条件(被ばく)に対する実効線量 E が決定される．その一方で，NRC の組織加重係数を用いることにより，実効線量当量 ede が決定される．実効線量(または ede)は，たとえば，自然放射能による被ばくと医療被ばくの比較のよう

表15-3 ICRP と NRC 規制による組織加重係数 W_T

	ICRP レポート 103	NRC
生殖腺	0.08	0.25
赤色骨髄	0.12	0.12
結腸	0.12	0.12
肺	0.12	0.12
胃	0.12	0.12
膀胱	0.04	0.05
乳房	0.12	0.05
肝臓	0.04	0.05
食道	0.04	0.05
甲状腺	0.04	0.05
皮膚	0.01	0.01
骨表面	0.01	0.01
その他	0.12	0.05
脳	0.01	-
唾液腺	0.01	-

に，異なる条件における被ばくのリスクを比較するために用いられる．より高い実効線量(または ede)の被ばくは，比例的に高いリスクをもたらす．実効線量(または ede)は，次の式で定義される．

$$E = \Sigma W_T H_T \quad (2)$$

ここで，Σ はすべての照射された組織と臓器 T にわたる合計を示す．

一般公衆と放射線作業従事者(職業従事者)に対する被ばくについて NCRP が勧告した限度は，外部と内部の線源の両方からの線量を合わせた実効線量に基づいている．これらは，NRC によって採択され，再度いくつかの修正が行われており，次章で掲載する．

■ 異なる被ばくの比較方法

種々の異なる放射線被ばくによる放射線リスクをどのように比較するか？　それは簡単な問題ではない．というのも，多くの要因(放射線の種類，総量，照射された組織の種類，被ばく時の年齢，性別，線量，線量率など)が関係するからである．最近，NCRP は，一般公衆と職業従事者を対象に，上記要因のほとんどを考慮し，次の方法論を開発

した．

最初に，1つまたは複数の組織への平均線量 D (rad または Gy)を評価する．2番目に，式(1)で与えられるように，平均線量 D に適切な放射線加重係数 W_R を乗ずることにより，等価線量 H_T を決定する．最後に，組織加重係数と式(2)を用いて実効線量を決定する．

■ 預託等価線量と預託実効線量

体内に残留する放射性核種の場合，2つの他の用語，預託等価線量(committed equivalent dose)と預託実効線量(committed effective dose)が用いられる．これは，自然界に存在する放射性核種の半減期に広い幅(秒単位から数千年単位まで)があることを考慮するためである．放射性核種の摂取あるいは吸入による体内放射線源からの実効線量の計算では，100年以上の半減期を有するものは特に問題がある．ヒトの平均寿命(およそ70年)を超える放射線被ばくは意味がないため，7章の線量計算は，長寿命放射性核種について修正されなければならない(もちろん，核医学では用いられないが，自然界の放射線には存在する)．そのような場合に対し，NRC は2つの用語，組織への預託等価線量と預託実効線量を定義した．

放射線核種の内部線源から組織への預託等価線量 $H_T(\tau)$ は，時間間隔 τ における線量率〔7章の式(2)を参照〕の積分である．それから，放射性核種からの預託実効線量 $E(\tau)$ は，式(2)により与えられているように，すべての組織に対する組織加重 $H_T(\tau)$ の合計である．τ は，線量の積分がなされる，特定された被ばく期間を意味している(τ は個人の摂取時年齢により異なる)．それは，一般公衆(全年齢)に対して70年，放射線作業者(18歳以上)に対しては50年とする．放射線作業者のような特定の個人の場合，摂取時の年齢が τ を決める．

■ 一般人の被ばくの要因

人々が放射線に被ばくする要因は，大まかに3つの種類，自然バックグラウンド(自然放射線)，医療，技術および商業利用に分類できる．最初の2つが放射線被ばくのおもな要因である．

第1のおもな被ばく源は，自然バックグラウンド放射線である．自然バックグラウンド放射線は，おそらく恩恵はないが，いつでも，どこにでも存在している．地球外および地球上の線源から生じるため，それを除去するためにできることは，ほとんどない．宇宙線と，宇宙線からつくられた放射性核種(たとえば ^{14}C)は，地球外放射線のおもな源である．その量は，海面で最も少なく，高度が上がるにつれて増加する．バックグラウンド放射線の地球上の線源は，^{226}Ra(娘核種の ^{222}Rn は，バックグラウンド放射線のおもな部分を占めている)のような長寿命放射性核種と，地球上のいたるところにさまざまな量が存在する ^{40}K である．放射性核種の ^{40}K は，食物連鎖に入っており，結果として常に微量が人体内部に存在している．

他のおもな被ばく源は，CT や核医学，そして他の放射線医学の手技のような，高エネルギー放射線を用いる医療である．

技術的な被ばくは，産業で用いられる放射線源(たとえば，核兵器や原子力，空港の X 線検査機器など)，あるいは他の商用放射能(たとえばウラン鉱石など)からもたらされる．これらは，米国民の被ばく全体ではほんのわずかな割合を占めるにすぎない．

米国民における統計では，すべての線源から，1人あたりの平均合計実効線量は，現在 6.2 mSv と推定されている．これは，おもに医療件数の増加により，近年顕著に増加している．内訳は，自然バックグラウンドは 3.1 mSv(50％)，医療は 3.0 mSv(49％)，技術・産業利用は 0.1 mSv(1％)である．

核医学における実効線量と他の被ばくとの比較

米国民における統計では，すべての医療被ばくのなかで，CT は最大の約 49％(1.5 mSv)を占め，核医学は約 26％(0.8 mSv)である．利益を考慮すると，核医学検査による被ばくは個人に対しては小さなリスク要因であるが，米国民が受ける全実

表 15-4　一般的な放射性医薬品と放射線診断からの実効線量

放射性医薬品	放射能 mCi	放射能 MBq	実効線量 rem	実効線量 mSv
99mTc 標識				
過テクネチウム酸	10	370	0.48	4.8
リン酸塩など	10	370	0.21	2.1
硫黄コロイド	3	111	0.1	1
MAA（大凝集ヒト血清アルブミン）	3	111	0.12	1.2
DMSA（ジメルカプトコハク酸）	6	222	0.2	2
DTPA（ジエチレントリアミペンタアセテート酸）	20	740	0.16	16
赤血球	20	740	0.52	5.2
HIDA など	5	185	0.31	3.1
メルチアジド（MAG3）	10	370	0.26	2.6
セスタミビ（カーディオライト®）	30	1110	1	10
テトロホスミン（マイオビュー®）	30	1110	0.84	8.4
エキサメタジム（セレブロテック®）	20	740	0.7	7
クエン酸ガリウム 67Ga	5	185	1.8	18
111In-DTPA-pentetreotide（OctreoScan®）	3	111	0.6	6
ヨウ化ナトリウム 123I	0.1	3.7	0.08	0.8
123I-MIBG	10	370	0.3	3
133Xe	10	370	0.054	0.54
塩化タリウム 201Tl	3	111	0.18	18
18FDG	10	370	0.7	7
胸部 X 線	–	–	–	0.04
CT（頭部）	–	–	–	1.8
CT（腹部）	–	–	–	7.6

効線量への重要な寄与因子である．

核医学で考慮すべき集団は 2 種類である．医学的な利益のために放射性医薬品を受ける患者と，放射線技師・医学物理士・医師といった放射線従事者である．放射線診断と核医学検査職員に対しては 1 年あたり 100 mrem（1 mSv）と推定されており，ウラン鉱山作業者（23 mSv）・原子力職員（5.5 mSv）・放射線治療従事者（1.7 mSv）・特別な放射線医学手技（18 mSv）といった放射線作業者のなかで，最も低い．

実効線量は，おもに一般公衆あるいは放射線作業者の集団に対する放射線リスクの比較に用いられる．その一方で，ガイドラインとして，これらは異なる医療手技からの患者へのリスクを比較するのにも用いることができる．まず最初に，各臓器への放射線量（rad または Gy）を計算する．次に，放射線量は，放射線加重係数（この場合 1.0）を乗じることにより等価線量（rem または Sv）に換算される．各臓器への放射線量は，それから組織加重係数（**表 15-3**）が乗じたのち実効線量を得るために足し合わせる．より高い実効線量を有する手技は，比例してより高いリスクをもたらす．たとえば，放射性医薬品 67Ga クエン酸と 99mTc で標識されたリン酸塩化合物は，それぞれ実効線量 22 mSv と 5 mSv を与える．これは，ガリウムシンチグラフィが骨シンチグラフィよりも 4 倍高いリスクを与えることを意味している．**表 7-5**（7 章）に示された全身あるいは重要臓器の線量を比べると，違いはあるが，より現実的な結論である．**表 15-4** は，成人患者に対する一般的な核医学検

査からの平均実効線量を示している．比較として，他の診断法の実効線量も示されている．^{67}Ga と ^{201}Tl を例外として，核医学の実効線量は X 線イメージング(実効線量が非常に高くなりうる透視検査は含まれない)や CT と同等であることがわかる．なお，ここで示された実効線量は，投与量が変われば変わる．これらは平均の線量であるため，小児の場合など個別ケースではとりわけ外れる可能性もある．

Key Points

15-1. 放射線の生物学的影響は，種々の生理化学的プロセスにより進行する．

15-2. 生物学的影響は，総線量，線量率，放射線の LET，照射された組織の種類と量，照射された組織中の化学的修飾物質があるかないかに依存する．

15-3. 2種類の生物学的影響，確率的影響と非確率的影響が認められる．非確率的影響は，高線量および高線量率で認められ，閾値をもち，影響の重篤さは線量に依存する．確率的影響は，閾値をもたないと仮定され，発生確率は線量に関係し，影響の重篤さは関係しない．低線量および線量率(たいていの診断被ばく)では，被ばくした個人への放射線リスクは，おもに確率的影響である．

15-4. 同じ線量に対し，生物学的影響は，放射線の種類と組織によって異なる．2つの用語，等価線量と実効線量は，これら生物学的影響の2つの変数を考慮してつくられている．

15-5. ヒトでは，発がんと遺伝的影響が放射線の2つの有害作用であり，大きな懸念事項である．

15-6. 米国民に対する医療放射線被ばくは，自然放射線から受けるものとほとんど同じである．核医学検査からの被ばくは，米国民すべての医療放射線被ばくの26%にすぎない．

Questions

15-1. 放射線傷害が発生するときの，各段階を挙げよ．

15-2. 同じ放射線量でも，生物学的影響あるいはそれらの強さを変える要因は何か？

15-3. 一般的に，どのくらいの線量より低いと急性影響がみられないか？

15-4. 最も一般的な晩発影響を挙げよ．また，一般集団に対する低線量率被ばくにおいて1 rem の全身被ばく後の発生確率を述べよ．

15-5. 胎児異常の発生に対し，妊娠中で最も感受性の高い期間はどれか？

15-6. 放射線量から等価線量あるいは実効線量に変換するときに必要な要因は何か？

15-7. 組織加重係数とは何か？ なぜ必要なのか述べよ．

15-8. 内部で吸収された放射性核種からの実効線量を求める際に，線量計算を修正しなくてはならないのはなぜか？

15-9. 米国民に対する放射線被ばくの2つのおもな要因は何か？

15-10. 米国民に対する全医療放射線被ばくに占める核医学の割合は？

15-11. 患者に最も高い実効線量を与える核医学検査を2つ挙げよ．

16 放射性核種の安全な取り扱いおよび関連規則と規制

　放射性核種のいかなる使用においても，不注意による個人の放射線被ばくと，その結果生じた損害を被る危険性を伴う．これは，大量の非密封放射線源が日常扱われる核医学施設では，特に当てはまる．ジェネレータが使われるたびに，放射性医薬品が生成され，投与され，そして患者のスキャンが行われると，スタッフ（技師，物理士，医師）と環境に対する被ばくと汚染の可能性がでてくる．よって，本章には2つの大きな目的がある．放射線被ばくを最小にし，個々のユーザが自分自身と周りの作業者の被ばくを最小限に抑えて，環境汚染を低減する実用的方法を示すことと，核医学における放射性核種の使用管理に関する規則と規制の概要を述べることである．なお，この分野の規則と規制は定期的に変更されるため，最新の文献を読むことを推奨する．

外部線源からの被ばく低減の原則

　被ばくは，空気中に電離を生成する放射線の能力の尺度である．被ばくの単位は，レントゲンRで，空気中に2.58×10^{-4}クーロン/kgの量の電離を生成する放射線の総量である．1 mR（ミリレントゲン）は，1/1000 レントゲンである．被ばくのSI単位は，単純にクーロン（coulomb）/kgである．ゆえに，1クーロン/kg＝3876 Rである．

　もし，ある時点での被ばくした線量がわかれば，fファクターを被ばくした放射線量に乗じることにより，その時点でのヒトへの放射線量を計算できる．筋肉と軟部組織に対しては，fファクターは1に近い．それゆえ，核医学においては，被ばくはおおよそ放射線量と等価で，線量当量，すなわち1 R（1/3876 クーロン/kg）≡1 rad（0.01 Gy）≡1 rem（0.01 Sv）である．

　X線とγ線放出放射性核種に関していうと，体外の線源からの放射線被ばくのみを低減する原則は，時間，距離，遮蔽の3つのキーワードに集約される．

■ 時間

　全放射線量は，全身か一部にかかわらず，被ばく時間に直接比例するため，X線またはγ線放出放射性核種線源近くには，できる限り短時間の滞在にとどめることが重要である．このため，事前の計画と予防措置が求められる．たとえば，^{99}Moジェネレータの溶出時はその近くに立つべきではない．また，放射性医薬品を患者に投与するときは，最初に静脈の位置を確かめて，それから放射性核種を含むシリンジを鉛の遮蔽容器から取り出すべきである．しかしながら，急いで手技を行うことを推奨するものでは断じてなく，もし仮に急いだことによってやり直すことになったら，全被ばく時間はむしろ増えてしまう．

■ 距離

　小さな外部線源からの放射線量は，体と線源の距離の2乗に反比例する．すなわち放射線源からの距離を2倍に増やせば，放射線量は4分の1に

なる．ゆえに，たとえば高エネルギーγ線（>300 keV）を放出する非常に高線量（>50 mCi）の放射性核種の線源を，ある場所から別の場所に移動させる場合，たとえこれらの線源が遮蔽されていたとしても，長い取手の付いたカートを用いるべきである．放射能が中程度（≈10 mCi）であれば線源を手で運ぶこともあるかもしれないが，なるべく線源は体から離すべきである．

注射のために線量を抽出する際，目標量が追加され，対処しなくてはならないときに，半分満たされた程度にしかならないような十分大きなシリンジを用いることである．もし，長期間高い放射能の線源を用いて作業を行う必要がある場合，放射性のバイアルを取り上げたり，放射性溶液をピペットで吸い出すためには，種々のリモートコントロールツールの利用を真剣に考慮すべきである．

■ 遮蔽

γ線とX線は，厚い容器，レンガ，鉛製の仕切りを用いて，効果的に遮蔽することができる．ここで，鉛の仕切りの後方を見るためには，鏡を用いるべきである．被ばくを最小化するために必要な遮蔽材の厚みは，遮蔽する放射能の量とγ線のエネルギーに依存する．しかし，遮蔽を十分にすると非常に重くなって持ち運びは大変になるため，遮蔽は本来の目的を損わない範囲で，最大化すべきである．たとえば，シリンジ鉛シールドの使用は，ALARA（as low as reasonably accetable：合理的に許容される範囲でできるだけ低く）の原則から非常に重要である．しかしながら，X線イメージングで着用される鉛エプロンは，核医学において被ばくを低減するのにそれほど効果的ではなく，推奨されない．

外部線源からの被ばくの計算

3つの変数，時間，距離，遮蔽は，限局された放射線源からの被ばくに関して1つの式で結びつけることができる：

$$E = \frac{n\Gamma}{d^2} \cdot e^{-\mu_{(linear)} \cdot x} \cdot t \qquad (1)$$

ここで，Eは被ばく（R），nは線源の放射能（mCi），dは線源からの距離（cm），tは被ばくの時間（時），$\mu_{(linear)}$は遮蔽材料の線源弱係数（cm^{-1}），そしてxは遮蔽材料の厚さ（cm）である．Γ*は，放射性核種の照射線量率定数（exposure rate）であり，その単位はR・cm^2/mCi・時間である．放射性核種のΓの値が高いほど，放射線のリスクはより高くなる．^{99m}Tcでは，その値は0.6で，^{18}Fではその値は5.1である．結果として，遮蔽されていない線源では，^{18}Fは同じ放射能の量に対して，^{99m}Tcよりもヒトに8.5倍の被ばくを与える．

^{18}Fと他の放射性医薬品の利用の増加は，潜在的に核医学のスタッフへの被ばくを増加させる．γ線のエネルギーが511 keVであるため，遮蔽を効果的にするのは容易ではない．たとえば，^{99m}Tcに対する鉛の半価層は0.3 mmであり，^{18}Fに対しては3.0 mmである．したがって，3 mm厚の鉛は^{99m}Tcの被ばくを1000倍低減するが，^{18}Fに対してはほんの2倍の低減である．一方で，^{18}Fの短い半減期は，被ばく低減に有利である．核医学に重要な他の放射性核種について，Γの値を巻末の**付録A**に示した．

例：

(1) ^{99m}Tcの放射能15 mCiを含んだシリンジを指先で持ったときに，指先が1分間に受ける被ばくを計算せよ（指先からの放射能の距離は3 cmと仮定）．

この場合，
n=15 mCi　Γ=0.60 R・cm^2/mCi・時間
t=1 分=1/60 時間
x=0（遮蔽なし，線源の吸収は無視する）
d=3 cm

式(1)のこれらの値を代入し，

$$E = \frac{15 \times 0.6}{3^2} \cdot e^{-\mu_{(linear)} \cdot 0} \cdot \frac{1}{60} R$$

$$= 0.017 R = 17 mR$$

(2) 1の例で，シリンジが1 mm厚の鉛〔$\mu_{(linear)}$

---

*放射線防護において，20 keV以下のX線，γ線はλに含めない．

＝25 cm^{-1}]で遮蔽されているときの同じ被ばくを計算せよ．この場合，x＝1 mm＝0.1 cm で，$\mu_{(linear)}$＝25 cm^{-1}．

他のパラメーターは同じである．

それゆえ，式(1)を用いて，次の式が得られる．

$$E = \frac{15 \times 0.6}{3^2} \cdot e^{-25 \times 0.1} \cdot \frac{1}{60} \text{ R}$$

$$= 0.017 e^{-2.5}$$

$$= 0.017 \times 0.08 = 0.00136 \text{ R}$$

$$= 1.36 \text{ mR}$$

(3) ^{99m}Tc を 15 mCi 注射した患者のセットアップのため，平均して，30 分間，患者からおよそ 1 m のところにいた技師への被ばくを計算せよ（放射能は患者内に局在し，患者内での減衰はないと仮定）．

n＝15 mCi，Γ＝0.60 R・cm^2/mCi・時間
d＝1 m＝100 cm
t＝30 分＝0.5 時間
x＝0，そして $\mu_{(linear)}$＝0
式(1)を用いて，

$$E = \frac{15 \times 0.6}{100^2} \cdot e^{-0} \cdot 0.5 \text{ R}$$

$$= \frac{15 \times 0.6 \times 0.5}{10,000} = 0.00045 \text{ R}$$

$$= 0.45 \text{ mR}$$

もし，患者内の減衰も考慮するなら，被ばくはおそらく 4 倍低減される．

(4) 例 3 と同じだが 15 mCi の ^{18}FDG に対して．

$$E = \frac{15 \times 5.1}{100^2} \cdot e^{-0} \cdot 0.5 \text{ R}$$

$$= \frac{15 \times 5.1 \times 0.5}{10,000}$$

$$= 0.00382 \text{ R} = 3.8 \text{ mR}$$

これらの事例は，核医学において可能性のある被ばくの程度を示している．ほかの被ばくの線源として重要なのは，放射性核種のジェネレータである．

内部汚染の防止

放射性核種による内部汚染は，皮膚を通しての浸透，経口摂取，吸入の 3 つのルートの可能性がある．経口摂取や皮膚を通しての浸透を防ぐため，次のことに注意する．

1. 放射線物質を扱うたびに，カバーオールまたは実験衣と，使い捨ての手袋を着用する．ひとたび放射性物質を扱うと，手袋は汚染することに留意する．それらは，実験室内での汚染の広がりの原因となるため，放射性物質を扱った後は，直ちに処分する．放射能が高い物質を扱う場合は，二重に手袋を着用することが賢明である．
2. 放射性核種の実験室内では，飲食，喫煙厳禁である．放射性溶液を口を用いてピペットで吸わないこと．放射性核種を扱った場合は，食事前に両手を徹底的に洗うこと．
3. 放射性核種を扱う場所は，整頓しておくこと．万が一のトラブルに備えて放射性物質の広がりを制限するために，吸収性の高い裏地のあるトレイを用いること．
4. 患者をスキャンするときに用いるベッドシーツ，枕，そしてストレッチャーは，患者の唾液，血液，尿によって汚染するかもしれなので，気をつけること．

放射性ガスを用いたり，大量の放射性ヨードを扱ったりという少数の事例を除き，核医学では，吸入による汚染は大きな問題にならない．放射性ガスによる部屋の汚染を防ぐためには，そのような品目は，ドラフトチャンバーの中に収め，ガスが部屋に流出しないよう，適切な処置を施すべきである．大量の放射性ヨードの場合，すべての作業は，可能であればドラフトチャンバーの中で行うべきである．高い放射能の放射性ヨードで標識した化合物を含むバイアルを開ける場合，バイアルは自身から遠くに離すべきである．^{131}I の治療線量を投与する場合，患者がバイアルを開け，自分で放射性ヨードカプセルを飲むことを許可するべきである．

投与後の患者

放射性の患者は，核医学において重要な放射線源である．透過性の放射線（X線あるいはγ線）によって，患者は離れていても人を照射する．物理的な接触，または環境中への排泄や呼気によって，患者は内部汚染の源にもなる．30 mCi (111 MBq) よりも多い投与を受けるか，または測定された1 mにおける線量当量が5 mrem/時間 (0.5 Sv/時間) 以上ならば，患者は個室に隔離されるべきである．この量の放射能に対する規制はないが，ALARAのため，被ばくを最小レベルに抑え，適切な保健物理の原則に従うべきである．37〜111 MBq (10-mCi) の量の ^{131}I の放射能を含んだ患者は，実効線量で100 mrem (1 mSv) よりも大きい線量を近親者を被ばくさせる可能性がある．これは一般公衆に対する被ばく限度である．ゆえに，身近な家族との接触を制限するように適切な指示を患者に与えるべきである．

PETにおける放射性医薬品の利用増加に伴い，^{18}FDGを含んだ患者が，一般公衆に対するのと同様に，核医学のスタッフに対する被ばく源になる．γ線のエネルギーは511 keVであり，十分な遮蔽は難しいため，距離と時間が最適で現実的な選択である．

■ 授乳中の母親の特別な場合

授乳中の母親については，特別に議論する必要がある．多くの放射性核種は母乳中に出てくるため，母乳に依存している幼児は，不当なリスクにさらされる可能性がある．よって，さまざまな代替案を慎重に検討する必要がある．テクネチウムで標識された化合物を用いる検査には，2日間授乳を休止するという単純なルールが役立つ．これらの化合物すべてに対し，母親の放射能は，この期間中に1000分の1以下になるため，幼児にほとんど摂取されない．しかしながら，^{67}Ga，^{111}In，^{131}I，^{201}Tlといった放射性核種を用いる検査では，状況はきわめて複雑である．幼児が危険にさらされないことを確実にするために，数週間の休止に加えて，慎重な評価とモニタリングが求められる．

規則と規制

■ 米国の規制当局

米国では，適切で安全な放射性核種の利用を確実にするため，連邦と州（agreement statesとよばれる）の当局は，放射線に対する防護のための基準を作成し，放射性核種の生産，運搬，所有，利用，廃棄に対する規制を発令している．基準と規制の大半は，おもに国際放射線防護委員会と米国放射線防護審議会（NCRP）の勧告に基づいている．米国原子力規制委員会（NRC）は，これら規制に対して最も責任のある連邦当局である．これらは連邦規則集10編として出されている．特に，核医学に直接関係するパート20と35を読むことを勧める．NRCの規則と規制は，厳密に原子炉で生産される放射性核種のみに適用され，粒子線加速器あるいはサイクロトロンによってつくられる放射性核種には適用されない．米国食品医薬品局（FDA）は，放射性医薬品の生産と，ヒトにおける臨床あるいは研究利用の規制に対して責任を負っている．NRCと責任をともにする2つの連邦当局は，放射性核種の輸送に対する規制を作成している運輸省と，大気中への放射性核種の放出に対する規制を作成している環境保護庁である．

■ 被ばくまたは線量限度：年間摂取限度と誘導空気中濃度

表16-1は，各職業分野に対する被ばく限度を表にしている．外部被ばくと内部被ばくの両方が含まれているが，自然の線源からの被ばくはこれらの限度から除かれている．外部被ばくは，1 cmよりも深い組織に対してのもので（深部線量当量），内部被ばくは預託実効線量である．線量限度は，実効線量当量の合計として示しており，現行のNRCの規制に基づいている．これらは，NCRP報告書116のそれと，わずかに異なる．2つの間の大きな違いは，異なる組織加重係数を用いていることによるもので，**15章**で論じている．

表 16-1 現行の NRC 最大許容年線量限度

	線量限度 (mSv)
放射線(職業的)作業者	
総実効線量当量限度	50
組織と臓器への線量当量限度	
眼の水晶体	150
皮膚，手，足	500
他の臓器または組織	500
一般公衆	
総実効線量当量	1
胎芽-胎児(妊娠全体，9 か月)	
総実効線量当量	5

臨床の核医学部門における作業者の通常の年間被ばくは，限度を超えることはめったになく，一般的に限度のおよそ 10 分の 1 である．

これら制限には放射性核種からの内部被ばくが含まれているにもかかわらず，異なる放射性核種からの預託実効線量と預託等価線量の計算は，複雑である(**7 章**および **15 章**を参照)．そのため，個々の利用者によるこれらの計算の必要性を軽減するために，「標準人」に対する実効線量当量に基づく放射性核種の取り込みを制限する 2 つの新しい量が定義されている：年間摂取限度(annual limit on intake：ALI)と，誘導空気中濃度(derived air concentration：DAC)である．これらの限度は，多数の放射性核種に対して NRC により発表されていて，上回るべきではない．

ALI は，体への投与が 1 人(標準人)あたり 1 年間に 50 mSv の実効線量当量を与える量として定義される．^{99m}Tc 化合物に対する ALI は，mCi の程度で，^{131}I に対しては μCi 程度である．これらは比較的大きな上限であり，放射性医薬品の通常の適切な使用では，決して到達することはない．

空中放射能に対し，DAC は 1 作業年における標準人による空気の吸入量(2.4×10^3 m^3)で除した ALI として定義される．

■ ALARA の原則

表 16-1 の限度は，法定であり，いかなるときも超えてはならない．その一方で表 16-1 の限度は，このレベルを下回る放射線は害がなくて安全である，ということではない．放射線防護または保健物理の指針は，放射線量は「合理的に達成できる限り最大限低く(ALARA)」すべき，というものである．この指針は，法律によって命令されるものであり，放射線レベルが法的な限度よりも十分に低いとしても，作業場所の放射線レベルを可能な限り低くする責任を負っているということである．

■ 免許の種類

米国では，核医学検査を行うためには NRC あるいは州(ニューヨークは州がその権威を市に与えている例外である)が発行する免許が必要である．免許は，限定された，あるいは広範な利用が可能である．限定された利用の免許は，おもに個人開業あるいは病院の医師に対して意図されたもので，ルーチンあるいは十分に確立した手技のような特定の目的に対する放射性核種の利用を求めている．広範な利用の免許は，大規模なメディカルセンターに対して発行され，ルーチンの手技に対する利用に加え，新しい手技の研究と開発に対する広い範囲を認めるものである．免許を取得するためには，厳格な教育と訓練が必要であり，免許取得者に対してはすべての条件の遵守を課している．

■ 放射線安全委員会と放射線安全管理者

NRC は，放射性核種を扱う部門と管理部門からの代表で構成される放射線安全委員会(RSC)を設立することを要求している．RSC は，免許を受けて放射線安全に対し全体にわたる責任を有する．それ(または RSC が強制でない場合の免許)により，放射線安全管理者(RSO)が任命され，放射線安全管理者は安全プログラムの実施とモニタリングに対して責任を負ことになる．

■ 従事者のモニタリング

核医学従事者の安全のために，放射線レベルのモニタリングが求められる．これには，外部モニタリングと内部モニタリングの両方が含まれる．

外部モニタリング

外部モニタリングは，体の外側のいくつかの部分に着用可能な，小さくて安価な線量計を用いて行われる．個人モニターの3種類——フィルム線量計，熱ルミネセンス線量計(TLD)，ポケット線量計——が，放射線被ばくの外部モニタリングに用いられる．

これらのうち，フィルム線量計は，最も正確というわけではないが，最も一般的で経済的である．それは，照射される放射線の特質とエネルギーを識別するため，異なる放射線フィルタ(たとえば，フィルタなし，アルミニウム，鉛とアルミニウム，そしてカドミウムとアルミニウム)で覆われた4つの窓のあるプラスチックの容器に封入された小さなフィルムで構成される．フィルムの黒化は，被ばくレベルに関係する．0.1 mGy〜15 Gyの高さまでの放射線量を測定することができる．線量計中のフィルムは，通常は毎月交換される．古いフィルムは現像され，被ばくが測定され，永久的な記録として残される．

熱ルミネッセンス線量計は，8章で述べたとおり，その中に長期間の放射線被ばくによる沈着エネルギーを蓄積し，熱にさらされたときに光としてそれを放出する，LiFのような物質からつくられている．生み出される光の量は，放射線量に関係する．TLDは正確であるが高価であり，フィルム線量計と異なり，永久的な記録を残さない．

ポケット線量計は，測定してすぐに放射線被ばくを表示することができる，小さな電離箱線量計，GM管，または半導体検出器である．これらは，さまざまなレベルの被ばくに適用が可能であり，おもに短期間の高レベルな被ばくのモニタリングのために使用される．これらは永久的な記録になるものではない．

内部モニタリング

職業被ばくの結果としての，放射性核種の内部取り込みによる被ばくは，臓器あるいは全身の取り込みの測定と，放射能が存在する尿あるいは血液の解析といった，バイオアッセイを通してモニターされる．バイオアッセイは，^{131}Iが治療目的で用いられるときは必須である．

■ 放射性核種の受取，使用，廃棄

所持が認められた放射性核種のすべてに対して，受け入れた放射能，貯蔵量，使用量，そして廃棄量の詳細な記録を保存することが必要である．免許で認められた所有量はどんな場合であっても決して超えてはならない．

^{99m}Tc，^{123}I，^{67}Ga，^{201}Tl，^{111}Inのような短半減期の放射性核種の処分は，放射線レベルがバックグラウンドの2倍未満まで低減する間の保管を通してなされる．患者からの排出は，直接汚水に放出されうる．他のどんな放射性廃棄物も，汚水中，または^{133}Xeといったガスの場合は大気中への放出について厳しい制限がある．放射性廃棄物は，許可された受取業者に譲渡することが可能である．ジェネレータメーカーによる回収は，このような譲渡の一例である．

■ 放射性核種を保管または使用する区域の管理と標識

NRCは，放射線管理区域とそうでない区域に分類するよう命じている．制限区域に対し，警戒標識，マーク，放射線を示す標識の掲示を求めている．これら標識は，「注意，放射線区域」(線源から30 cmで>5 mrem/時間または0.05 mSv/時間の線量当量)，「注意，高放射線区域」(線源から30 cmで>100 mrem/時間または1 mSv/時間)，「注意，放射性物質」(放射性物質が保管または使用される区域内か，放射性物質の容器の上)などがある．

■ 汚染検査と放射線レベルモニタリング

　放射線のレベルと使用する放射性物質の量に従って，放射性核種の使用・保管区域に対して，放射線レベルを定期的にモニターし，拭き取り検査をすることが求められる．周辺線量レベルの毎週の検査は，校正されたGMカウンタで行われる．GMカウンタの校正は，毎年チェックされるべきである．拭き取り検査は，紙のような吸収するもので複数の区域を拭き取り，それらを放射線検出器〔できればNaI(Tl)井戸型カウンタ〕でカウントして行われる．もし汚染が規制の限度を超える場合，その区域の除染が必要である．これらの限度は，^{99m}Tcに対して0.01 μCi(370 Bq)/100 cm^2 で，^{131}I に対しては 0.001 μCi(37 Bq)/100 cm^2 である．

■ 放射性物質の受け入れと出荷（輸送）

　「放射性物質」と標識されたすべての輸送物はモニタリングが必要である．まず最初に，輸送物の保全するための外観検査が行われる．それから，表面と1 mの点における放射線レベルが測定され，可能性のある表面汚染に対して拭き取り検査が行われる．表面で200 mrem/時間(2 mSv/時間)，または1 mで10 mrem/時間(0.1 mSv/時間)を超える放射線レベル，あるいは拭き取り検査が1分あたり22,000壊変の読値を示したときは，当局に即座に通知すべきである．

　放射性物質を含む荷物に接する人に起こりうる危険を防護し警告するため，米国運輸省は放射性輸送物の出荷に対して特別な規則と規制を発令している．表面の放射線レベルに従って，3種の標識が必要である：白―Ⅰ，0.5 mR/時間未満の表面線量，黄―Ⅱ，0.5〜50 mR/時間の表面の線量および1 mで1 mR/時間未満の線量，そして黄―Ⅲ，50〜200 mR/時間の表面の線量と1 mで1〜10 mR/時間の線量.

■ 事故による放射性汚染

　必要かつ適切な措置を講じたにもかかわらず，事故は起き，放射性物質の大量流出が起きる可能性は否定できない．放射能漏れは小さなもの（1 mCi未満）と大きなもの（1 mCi以上）に分類される．大量流出については，安全担当者に報告し，事故を調査して是正措置をとるように勧告しなければならない．

　放射能漏れの場合，汚染区域に近づくことは直ちに制限し，吸収性の高いもので流出の拡散を防ぐ必要がある．放射性ガスあるいは蒸気の場合は，部屋を閉め切る．そして，担当責任者により汚染区域の除染を行う．

Key Points

16-1. 核医学実験室内の放射線被ばくは外部被ばくと内部被ばくの両方をもたらす可能性がある．

16-2. 外部被ばくは，放射線源から距離をとり，放射線源近くにいる時間を最小にし，適切に放射線源を遮蔽することで最小に抑えることができる．

16-3. 内部汚染は，決められた手技やルールに従うことで低減できる．

16-4. 放射線作業者と一般公衆に対する被ばくについては限度（表16-1）がある．患者への放射線被ばくについては，利益が医療被ばくのリスクを上回ること以外に，限度規制はない．

16-5. 核医学施設の職員の外部被ばくのモニタリングと特定の状況においては内部摂取のモニタリングは必須である．

16-6. 放射性核種の所有・使用・廃棄には一般的な規則と規制があり，放射性核種の医学利用に関しては特定の規則がある．核

医学施設で作業するすべての人はこれらの規則を知らなくてはいけない．

Questions

16-1. 次の照射線量率定数 Γ をもつ放射性核種のうち，放射線の外部線源として最も危険なのはどれか？
(a) 2.0 R/mCi/時間，(b) 100 mR/mCi/時間，(c) 2.0 R/mCi/日，(d) 1.0 R/mCi/分

16-2. 放射性ヨード 100 mCi の投与を受けた患者に対して，100 cm で 10 mR/時間を測定した．翌日，測定値は 2 mR/時間まで下がった．患者が有している放射能はどのくらいか？

16-3. 放射線被ばく予測において，なぜ ^{99m}Tc よりも ^{18}F が心配されるか？

16-4. ある放射性シリンジの照射率は，20 cm の距離で 1 R/時間である．シリンジからそれぞれ 50 cm と 100 cm のところで 3 時間作業を行っていた 2 人の被ばくを計算せよ．

16-5. 授乳中の母親が放射性医薬品(テクネチウム) 10 mCi を投与された．どのくらいの期間授乳を止めるようにいうべきか？

16-6. 摂取と吸入のどちらが内部被ばくの大きな要因か？

16-7. ALARA は何を表しているか？

16-8. 放射線作業者，妊娠中の放射線作業者，一般公衆，患者に課せられている被ばくの線量限度は？

16-9. フィルム型の線量計は実効線量当量の合計を測定するか？

16-10. 放射性輸送物を受け取るときにはどのような検査が必要か？

16-11. 大規模な放射性汚染と小規模な放射性汚染の分類の違いは何か？

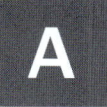

A 核医学で用いられる放射性同位元素の物理的特徴

表 A-1 ^{123}Iの壊変で放出される放射線（Γ＝1・53 R・cm²/mCi・時間）; $T_{\frac{1}{2}}$＝13 時間

No.	放射線(i)	放出頻度(n_i)	平均エネルギー(MeV)(E_i)
1	γ_1	0.84	0.159
2	K殻内部転換電子	0.13	0.127
3	L殻内部転換電子	0.02	0.154
4	γ_2	0.01	0.529
5	X線-K(α)	0.71	0.027
6	X線-K(β)	0.15	0.031
7	X線-L	0.13	0.003
8	LMM オージェ電子	0.92	0.003
9	MXY オージェ電子	2.19	0.001

表 A-2 ^{131}Iの壊変で放出される放射線（Γ＝2・2 R・cm²/mCi・時間）; $T_{\frac{1}{2}}$＝8.1 日

No.	放射線(i)	放出頻度(n_i)	平均エネルギー(MeV)(E_i)
1	β_1	0.02	0.069
2	β_2	0.07	0.096
3	β_3	0.90	0.192
4	γ_1	0.03	0.080
5	K殻内部転換電子	0.03	0.046
6	γ_2	0.06	0.284
7	γ_3	0.82	0.364
8	K殻内部転換電子	0.02	0.330
9	γ_4	0.07	0.637
10	γ_5	0.02	0.723

J Nucl Med 1975 ; (Suppl 10). より引用.

表 A-3　^{201}Tl の壊変で放出される放射線（Γ＝0.47 R・cm^2/mCi・時間）；$T_{\frac{1}{2}}$＝73 時間

No.	放射線(i)	放出頻度(n_i)	平均エネルギー(MeV)(E_i)
1	γ_1	0.01	0.032
2	L 殻内部転換電子	0.21	0.018
3	M 殻内部転換電子	0.07	0.029
4	γ_2	0.04	0.135
5	K 殻内部転換電子	0.10	0.052
6	L 殻内部転換電子	0.02	0.121
7	γ_3	0.12	0.167
8	K 殻内部転換電子	0.18	0.084
9	L 殻内部転換電子	0.03	0.154
10	X 線-K(α)	0.78	0.070
11	X 線-K(β)	0.22	0.081
12	X 線-L	0.46	0.010
13	KLL オージェ電子	0.03	0.055
14	KLX オージェ電子	0.02	0.066
15	LMM オージェ電子	0.81	0.008
16	MXY オージェ電子	2.44	0.003

表 A-4　^{133}Xe の壊変で放出される放射線（Γ＝0.15 R・cm^2/mCi・時間）；$T_{\frac{1}{2}}$＝5.3 日

No.	放射線(i)	放出頻度(n_i)	平均エネルギー(MeV)(E_i)
1	β_1	0.02	0.075
2	β_2	0.98	0.101
3	γ_1	0.01	0.080
4	K 殻内部転換電子	0.01	0.044
5	γ_2	0.36	0.081
6	K 殻内部転換電子	0.53	0.045
7	L 殻内部転換電子	0.08	0.076
8	M 殻内部転換電子	0.03	0.080
9	X 線-K(α)	0.39	0.030
10	X 線-K(β)	0.09	0.035
11	X 線-L	0.08	0.004
12	オージェ電子	1.67	0.003

表 A-5　^{111}In の壊変で放出される放射線（Γ＝1・9 R・cm^2/mCi・時間）；$T_{\frac{1}{2}}$＝67.4 時間

No.	放射線(i)	放出頻度(n_i)	平均エネルギー(MeV) (E_i)
1	γ_1	0.90	0.172
2	K 殻内部転換電子	0.09	0.145
3	L 殻内部転換電子	0.01	0.168
4	γ_2	0.94	0.247
5	K 殻内部転換電子	0.05	0.220
6	L 殻内部転換電子	0.007	0.243
7	K(α)-X 線	0.70	0.023
8	K(β)-X 線	0.14	0.026
9	L-X 線	0.11	0.003
10	KLL オージェ電子	0.11	0.019
11	KLX オージェ電子	0.04	0.022
12	LMM オージェ電子	0.99	0.002

表 A-6　^{67}Ga の壊変で放出される放射線（Γ＝0・80 R・cm^2/mCi・時間）；$T_{\frac{1}{2}}$＝78.1 時間

No.	放射線(i)	放出頻度(n_i)	平均エネルギー(MeV) (E_i)
1	γ_1	0.033	0.091
2	γ_2	0.38	0.093
3	K 殻内部転換電子	0.28	0.084
4	L 殻内部転換電子	0.038	0.092
5	M 殻内部転換電子	0.013	0.093
6	γ_3	0.24	0.185
7	γ_4	0.025	0.209
8	γ_5	0.16	0.300
9	γ_6	0.04	0.394
10	K-X 線	0.46	0.009
11	オージェ電子	0.66	0.008

B CGS 単位系および SI 単位系

量	CGS 単位系	MKS 単位系または SI 単位系	換算係数[a] (CGS → MKS)
長さ	センチメートル(cm)	メートル(m)	0.01
質量	グラム(g)	キログラム(kg)	0.001
時間	秒(s)	秒(s)	1
エネルギー	erg	ジュール(J)	10^{-7}
放射能	キュリー(Ci)	ベクレル(Bq)	3.7×10^{10}
被ばく量	レントゲン(R)	クーロン/キログラム(C/kg)	2.58×10^{-4}
放射線量	rad	グレイ(Gy)	0.01
線量当量	rem	シーベルト(Sv)	0.01
等価線量	rem	シーベルト(Sv)	0.01
実効線量	rem	シーベルト(Sv)	0.01
実効線量当量	rem	シーベルト(Sv)	0.01

[a] CGS 単位系の値に換算係数を乗じることで MKS 単位の値を求めることができる．MKS 単位系の値に換算係数を除することで CGS 単位の値を求めることができる．

C 指数表

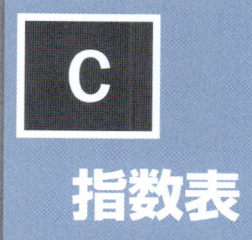

x	e^{-x}	x	e^{-x}	x	e^{-x}
0.00	1.00	0.22	0.80	0.60	0.55
0.01	0.99	0.24	0.79	0.65	0.52
0.02	0.98	0.26	0.77	0.693	0.50[a]
0.03	0.97	0.28	0.76	0.75	0.47
0.04	0.96	0.30	0.74	0.80	0.45
0.05	0.95	0.32	0.72	0.85	0.42
0.06	0.94	0.34	0.71	0.90	0.41
0.07	0.93	0.36	0.70	1.00	0.37
0.08	0.92	0.38	0.68	1.50	0.22
0.09	0.91	0.40	0.67	2.00	0.13
0.10	0.90	0.42	0.66	2.50	0.08
0.12	0.89	0.44	0.64	3.00	0.05
0.14	0.87	0.46	0.63	3.50	0.03
0.16	0.85	0.48	0.62	4.00	0.02
0.18	0.84	0.50	0.61	4.50	0.01
0.20	0.82	0.55	0.58	5.00	0.007

[a] 3 章 p.24 を参照.

D 核医学で用いられる放射性核種

放射性核種	製造方法	壊変形式	おもな光子のエネルギー (keV)[a]	半減期
おもに診断に臨床で利用され，ジェネレータとして供給される核種				
^{99}Mo	核分裂または原子炉	β^-	740(14), 780(5)	67 時間
^{99m}Tc	ジェネレータ	IT	140(88)	6 時間
^{81}Rb	サイクロトロン	EC, β^+	511(54)	4.6 時間
^{81m}Kr	ジェネレータ	IT	190(67)	13 秒
おもに診断に臨床で利用され，ジェネレータとして供給されない核種				
^{51}Cr	原子炉	EC	320(100)	27.8 日
^{67}Ga	サイクロトロン	EC	93(40), 184(24), 296(22), 388(7)	78 時間
^{111}In	サイクロトロン	EC	173(89), 247(94)	67 時間
^{123}I	サイクロトロン	EC	159(83)	13 時間
^{125}I	原子炉	EC	27–31(142)	60 日
^{133}Xe	原子炉	β^-	80(37)	5.3 日
^{201}Tl	サイクロトロン	EC	69–80(94), 167(10)	73.1 時間
おもに診断に臨床で利用される PET 核種				
^{11}C	サイクロトロン	β^+	511(200)	20.4 分
^{13}N	サイクロトロン	β^+	511(200)	10 分
^{15}O	サイクロトロン	β^+	511(200)	2 分
^{18}F	サイクロトロン	β^+, EC	511(194)	110 分
^{68}Ga	ジェネレータ	β^+, EC	511(176)	68 分
おもに治療に臨床で利用される核種				
^{32}P	原子炉	β^-	None	14.3 日
^{89}Sr	原子炉	β^-	None	52 日
^{131}I	核分裂	β^-	364(82)	8.1 日
標準線源として利用される核種				
^{57}Co	サイクロトロン	EC	122(86)	270 日
^{137}Cs	核分裂	β^-	660(100)	30 年

IT：isomeric transition（核異性体転移），EC：electron capture（電子捕獲）．
[a] カッコ内は放出頻度％．

E 平均的なヒト組織重量

組織	重量(g)
全身	70,000
膀胱	509
腎臓(両側)	288
肝臓	1,833
肺	999
卵巣	8.8
膵臓	61
骨髄を含む骨	10,091
脾臓	176
胃	402
睾丸	38
甲状腺	20

Answers

1章

1-1. (a) 27.98 KeV, (b) 72.14 KeV

1-2. (a) 2.15, 7.11, 59.40 keV, (b) 1.19, 5.19, 15.86 keV

1-3. H：0.014, C：0.007, I：5.19 keV

1-4. 入射電子は 50 keV のエネルギーを K 殻電子に与え，そのうち 33.17 keV が結合エネルギーに相当するので，残りの 16.83 keV が運動エネルギーである．

1-5. P の場合 17.85 か 19.81 keV, I の場合 14.81 keV, Pb の場合 4.14 keV.

1-6. 0.124, 0.0124, 0.00124 nm

1-7. 140 keV の 10% は 14,000 eV．よって 14,000/5＝2,800 個．

1-8. できない．電子を除去するために十分なエネルギーをもっていないため．

1-9. オージェ電子のエネルギー＝特性 X 線のエネルギー(L 殻の BE と K 殻の BE の差)－L 殻の BE＝K 殻の結合エネルギー－2×L 殻の結合エネルギーなので，それぞれの場合でオージェ電子のエネルギーを計算すると，リン原子(P)では，2.15－0.19－0.19＝1.77 より 1.77 MeV．同様に鉄原子(Fe) 5.41，銀原子(Ag) 17.89 である．

1-10. 511 keV, γ 線

1-11. 2 (正確には 2.52 だが，端数は電子を生成できない)

2章

2-1. 同位体：$(^{4}_{2}He, ^{3}_{2}He)$, $(^{12}_{6}C, ^{14}_{6}C)$
同重体：$(^{3}_{1}H, ^{3}_{2}He)$, $(^{12}_{6}C, ^{12}_{7}N)$, $(^{99m}_{43}Tc, ^{99}_{42}Mo)$
同中性子体：$(^{3}_{1}H, ^{4}_{2}He)$, $(^{99}_{43}Tc, ^{100}_{44}Ru)$
核異性体：$(^{99}_{43}Tc, ^{99m}_{43}Tc)$

2-2. (a) β 壊変，核異性体転移，(b) β^{+} 壊変，電子捕獲，(c) β^{-} 壊変，(d) α 壊変，(e) γ 壊変

2-3. ^{3}H：平均エネルギーは，0.0186/3＝0.0062 よって 0.0062 MeV．
^{32}P：これは 1.710/3＝0.57 より 0.57 MeV．

2-4. 励起状態にある．また，原子から電子が 1 つ減り，陽子数も 1 つ減るのでイオン化されていない．

2-5. このような壊変をする核種は非常に珍しいがありうる．このような壊変を否定するような法則はない．

2-6. 半減期の違い，1 μ 秒より長い半減期であれば準安定状態とよばれる．

2-7. (a) 0.021 MeV, (b) 0.172 MeV, 0.247 MeV, (c) β_2 (1.4%の頻度で放射されるの 0.298 MeV の β 線), β_3 (79.7%の頻度で放出される 0.452 MeV の β 線), γ_7 と γ_8 (あわせて 18.5% の頻度で放出される), (d) 70(78%), 80(22%) と 10(46%) keV の X 線．

2-8. A：γ_1 は 25 本，γ_2 は 25 本，C：γ_1 は 0 本，γ_2 は 100 本．いずれの γ 線もエネルギー

は 100 keV．

2-9. ジェネレータとして使用できるのは核種 A．核種 B の準安定状態は 200 keV（半減期は 1 時間）

2-10. 100 個

2-11. 0.25 MeV × 3 = 0.75 MeV

2-12. ^{18}F，^{18}O の質量をそれぞれ MO，MF とすると，MF − MO = 陽電子とニュートリノが持ち去るエネルギー（0.75 MeV）+ 陽電子放出が起こるための質量差（1.02 MeV）より，1.77 MeV

3章

3-1. 2.7×10^{-4} mCi，0.01 MBq

3-2. 370 MBq

3-3. (a) 10^5，(b) 3.6×10^8

3-4. (a) 131 MBq，(b) 92.5 MBq，(c) 0.370 MBq

3-5. 1.32 mL，1.76 mL，2.43 mL，2.64 mL

3-6. (a) 146 時間，(b) 134 時間，(c) 156.2 時間

3-7. 3 時間

3-8. 10,000

3-9. 95 回

3-10. ±180

3-11. 20

3-12. (a) 5.5%，(b) 9.35%

3-13. 0.883（^{99m}Tc の壊変で 140 keV の γ 線が放出される確率）× 3.7×10^7 = 3.2671×10^7

3-14. 0.9×10^6

3-15. $0.82 \times 10 \times 3.7 \times 10^4 = 3.034 \times 10^5$

3-16. SD = 52.9，%SD = 1.89%

4章

4-1. 0.025 eV の熱中性子．

4-2. 10 MeV 以上の陽子，重水素または α 粒子．

4-3. 原子炉内における中性子捕獲の反応により，原子核は中性子過剰状態を引き起こす．このような原子核は β 崩壊により中性子が陽子へと壊変し安定状態になる．また，加速器により生成された陽子過剰核種は，$β^+$崩壊または電子捕獲により陽子が中性子へと崩壊し安定状態に落ち着く．

4-4. ターゲットの量，荷電粒子または中性子の照射粒子束密度，核反応断面積および生成核種の半減期である．

4-5. 無担体の放射性核種は望みの放射能に対して，その元素や化学物質の量を最小にできる．少量の使用にすることでその毒性を抑え，高い標識効率を発揮できる．

4-6. ほぼ理想的な親核種であるため．^{99m}Tc は利用しやすく，安価で，親核種の流出が少なくて済み，迅速な溶出方法があるためである．

4-7. ^{99m}Tc は無担体ではない．なぜなら，^{99}Tc が存在するためである．^{99}Tc は放射性核種（半減期，20 万年）ではあるが核医学の利用目的においては安定であるとみなせる．

4-8. 親核種が大量に混入しても患者になんの利益も生み出さずに被ばく量を増大させ，さらに，イメージングの障害となるので．

4-9. 1 mCi の ^{99m}Tc（37 MBq）につき 0.15 μCi（5.6 kBq）の ^{99}Mo．

4-10. 4 GBq

4-11. 0.125 GBq

4-12. 12.8 時間の間隔（娘核種の半減期の 4 倍の時間）．

5章

5-1. 単光の γ 線，エネルギーは 100〜300 keV，粒子線を発しない，半減期が短い．

5-2. (a) b，(b) a，(c) c

5-3. 投与方法，血流，血漿タンパクとの結合，臓器に選択的な抽出効率．

5-4. (b) 妨げる

5-5. 目的とする核種の半減期が異核種の半減期より長い場合には，核種の純度は時間の経過とともに増加（改善）する．

5-6. ^{99m}Tc-過テクネチウム酸（^{99m}TcO$_4^-$）および還元された ^{99m}Tc．

5-7. 酸素が存在すると還元剤が ^{99m}Tc を十分還元することができない．

5-8. 肝臓：^{99m}Tc-硫化コロイド，骨：^{99m}Tc 標識リン酸化合物，骨髄：^{99m}Tc-硫化コロイド，心筋：塩化タリウム ^{201}Tl，循環血液量：放射性標識赤血球，循環血漿量：放射性標識ヒト血清アルブミン，腎臓：^{99m}Tc-DMSA，肺：^{99m}Tc-大凝集ヒト血清アルブミン(^{99m}Tc-MAA)，肝胆道系：^{99m}Tc-HIDA，甲状腺：ヨード ^{123}I，脾臓：^{99m}Tc-硫化コロイド，腫瘍：クエン酸ガリウム ^{67}Ga，脳：^{123}I-amphetamines(^{123}I-IMP)

5-9. 半減期が極端に短い．

5-10. 投与後 20～90 分の間．

5-11. (^{68}Ge-^{68}Ga ジェネレータなど)ジェネレータで産生できるものもある．

5-12. 粒子線(α線またはβ線)が望ましく，物質の透過力が大きい X 線やγ線は適さない．比較的半減期が長い核種がよい．

5-13. 治療の対象となる部位への核種の集積量や被ばく線量が正確に算定できないこと．

5-14. FDA は，ヒトに投与する放射性医薬品を承認し，NRC は一般公衆の安全を確保するために放射性医薬品を規制する．

5-15. 15 日間．

6章

6-1. 1 MeV の X 線，400 keV の γ 線，50 keV の X 線，1 MeV の電子，1 MeV の α 線．

6-2. 粒子の質量，エネルギー，電荷，および相互作用する物質の密度．

6-3. (a)媒質の密度，(b)できない

6-4. 511 keV の二本の γ 線が反対方向に放出される．

6-5. それぞれ，5.8，0.87，0.15 cm

6-6. それぞれ，22%，55%

6-7. 38%

6-8. それぞれ，0.1%，71%

6-9. γ 線のエネルギーが，相互作用する原子の内側の殻の電子の結合エネルギーに近い場合．

6-10. それぞれ，71，167，200 keV

6-11. 水の $\mu_{(linear)}$＝氷の $\mu_{(linear)}$/氷の密度＝蒸気の $\mu_{(linear)}$/蒸気の密度．

6-12. 67%が透過し，33%が相互作用する．

6-13. 33%の相互作用のうち，26.4%が光電効果で 6.6%がコンプトン散乱．

6-14. 1.02 MeV

6-15. 放射線と生物システムが相互作用した場合の影響を強く反映するため．

7章

7-1. (a)3.5 Gy，(b)1.2 mGy，(c)50 mGy

7-2. 0.075 Gy

7-3. (a)1.4 Gy，(b)2 Gy

7-4. 放出されるエネルギー，投与量，γ 線の吸収率，有効半減期．

7-5. 生物学的データ．

7-6. 同じ．

7-7. 異なる(それぞれの吸収率が異なるため)．

7-8. γ 線のエネルギー，標的臓器の大きさと形状，線源と標的臓器との距離．

7-9. $\tilde{A}=1.44\times f\times A_0 \times T_{\frac{1}{2}}(\text{eff})$

7-10. S 値は物理学的データのみで決定され，放射性核種および人体ファントムの各臓器ごとに決まっている．放射性医薬品の体内分布(累積放射能)さえわかれば，被ばく線量が計算できる．S 値は人体ファントムのデータなので，特定の患者(特に小児のように明らかに標準人体ファントムと体格が異なる場合)には，S 値は使用できない．

7-11. 6 mGy 〔D(肺←肺)＝$1.44\cdot f\cdot A_0\cdot T_{\frac{1}{2}}(\text{eff})\cdot S$(肺←肺)＝$1.44\times 100$ MBq$\times 3$ 時間$\times 1.4\times 10^{-5}$ Gy/MBq・時間＝6×10^{-3} Gy＝6 mGy〕

7-12. 肝臓以外の臓器も被ばくする，最も高い放射線量を示す臓器：脾臓，最も低い放射線量を示す臓器：脳．

7-13. ^{67}Ga シンチグラフィ

8章

8-1. 線減弱係数や検出器の厚さ，固有検出効率が高いと，被ばくや測定時間を減らすことができる．

8-2. 反比例の関係．短い不感時間の検出器は，高い計数率下での測定ができる．

8-3. 比例計数管．しかし，核医学ではあまり使用されない．

8-4. 1つの放射線の電離で得られる電流値は非常に小さいため，電離箱では検出できない．

8-5. 約60,000カウント/分

8-6. (a)GM計数管．(b)NaI(Tl)シンチレーション検出器．(c)放射線量較正器．(d)Ge(Li)検出器

8-7. 核医学で用いられるγ線に対して高い線減弱係数をもつ，不感時間が短い，安価，サイズを大きくすることができる．

8-8. 511 keVのγ線に対して固有効率が高いため．

8-9. 固有効率は同程度であるが，発光量や蛍光時間が短いため．

8-10. 与えられた範囲のパルスを選ぶことができる．

8-11. ウィンドウ幅を減らすと観測される計数率が減少する．

8-12. それぞれ13％，14％，16％．13％のエネルギー分解能を持つ検出器が最も良い．

8-13. 感度が良く，エネルギー分解能が優れている．さらに場所をとる光電子増倍管が不要となる．

9章

9-1. 検出器の幾何学的検出効率を上げるには，断面積の大きな検出器を用いるか，線源と検出器の距離を縮めるかすればよい．幾何学的検出効率は，使用する検出器の種類に左右されない．検出部を4πジオメトリにする利点は，幾何学的検出効率が最大になるため．

9-2. 放射性試料の壊変率と計測される計数率が異なるのは，全検出効率が存在するから．普通は壊変率のほうが大きい．

9-3. 0.045％

5 μCiの^{51}Crを含む放射性試料に対し，3分間の計測で1.5×10^6カウントを得た．この測定系の全検出効率は，

全検出効率 E＝幾何学的検出効率 E_g×固有検出効率 E_i

$$E_g = \frac{検出器に入射した放射線の数}{放射線源から放射した全放射線の数}$$

$$E_i = \frac{検出器で検出された放射線の数}{検出器の検出部に入射した放射線の数}$$

検出器に入射した放射線の数＝検出器の検出部に入射した放射線の数，

1回の壊変でγ線は1本放射する．

放射線源から放射した全放射線の数＝5 μCi

$=5\times3.7\times10^4$ Bq

(1 Ci$=3.7\times10^{10}$ Bq, $\mu=10^{-6}$)

検出器で検出された放射線の数＝$(1.5\times10^6)/(3\times60)$カウント/秒

$\therefore E=(1.5\times10^6)/(3\times60\times5\times3.7\times10^4)$

$=0.045$

9-4. 2775カウント/秒

測定系の全検出効率が0.15，γ線の放射周波数が$n_i=0.25$，試料が2 μCiの放射能をもっているとき，この測定系での計数率の平均値は放射性試料から放射した全放射線の数＝2 μCi

$=2\times3.7\times10^4$ Bq

放射性試料から放射したγ線の数

$=(2\times3.7\times10^4)\times0.25$ Bq

全検出効率 E＝0.15

計数率の平均値＝$2\times3.7\times10^4\times0.25\times0.15$

$=\underline{2775カウント/秒}$

9-5. 0.675

全検出効率 E＝幾何学的検出効率 E_g×固有検出効率 E_i

$=0.90\times0.75=\underline{0.675}$

9-6. 1250カウント/分

検出器と放射性試料の距離が2倍になる

と計数率は1/4となる．したがって，
計数率＝(5000/4)＝<u>1250 カウント/分</u>

9-7. 2400 カウント/分
図9-3より，体積が5 mLの放射性試料からの放射線の計数は1 mLの場合の80％．
計数率＝$(3\times10^3)\times0.8$＝<u>2400 カウント/分</u>

9-8. 試料の厚みは，他の方法で補正がなされていない限り，その試料の放射能値の計測に影響する．

9-9. β粒子の飛程が短いため．

9-10. ほぼ100％

10章

10-1. 体内で起こるγ線の吸収や散乱．体内の放射能分布の形，大きさの情報がなく，γ線の吸収，散乱の補正が難しいため．

10-2. 波高分析により，コンプトン散乱を起こした放射線によるイベントを除去することができる．

10-3. エネルギー分解能がとても良い検出器．例としてGe(Li)検出器が挙げられる．CZT検出器もその次に理想的な検出器といえる．

10-4. ウインドウの幅を狭くすると散乱線イベントの混入は少なくなるが，同時に散乱していない放射線による計数が除外される確率も高くなる．結果として，NaI(Tl)検出器の感度が低くなる．

10-5. 心臓．周りに軟部組織，骨，肺があるため，吸収がひどく不均一であるから．脳と腎臓は，心臓ほどは不均一にならない．

10-6. 2つのイメージの各ピクセルを乗算して平方根をとる．

10-7. FOVを明確に設定すること．鉛は原子番号が高く高密度な物質であり，価格も安価であるため用いられる．他の原子番号が高く高密度な物質(たとえば金)は，比較的高価であるため，あまり使用されない．

10-8. 検出効率と応答の均一性が，甲状腺と検出器の距離との相関において相反するため．

10-9. 手術中のリンパ管のマッピングやセンチネルリンパ節の生検などの外科的処置で，放射能の取り込み量を測定するときに用いられる．

10-10. 計数率が低いため．したがって，特に高計数率を必要とする動態計測は不可能．

11章

11-1. 固有空間分解能，固有感度．

11-2. 複数の検出器ヘッドの利用，少なくとも画像化する臓器と同じ大きさの結晶を利用する．

11-3. 発光量の増加はシンチレーションカメラのエネルギー分解能を改善する．そのことで固有分解能の改善や散乱γ線の除去率の向上が期待できる．

11-4. (a)パラレルホール，(b)コンバージング，(c)ダイバージング，(d)ピンホール

11-5. 異なるエネルギーをもつ複数のγ線を放出する放射性医薬品に対する感度が向上する．加えて，異なるエネルギーをもつγ線を放出する2つの放射性核種を同時に画像化することが可能となる．

11-6. 均一性が向上する．

11-7. 輝度を減らす．

11-8. さらに高いビット数が必要となり，より高速であることが望まれる．

11-9. 9.76 mm^2

12章

12-1. 空間分解能の2倍の改善は，感度を4倍劣化させるので，12,500 cpm/mCi．

12-2. FWHMは，イメージング装置のさまざまな特性を把握するために最も適している．PSFやMTFは，装置の分解能性能を示すもっとも一般的でかつ完全な指標である．バーファントムのようなファントムは，装置の分解能性能の大まかな変化を計測するのに適しており，品質管理

- 12-3. イメージング装置のMTFの測定.
- 12-4. MTFが0.8のカメラ.
- 12-5. (a) 14.14 mm, (b) 11.18 mm, (c) 10.05 mm
- 12-6. 低エネルギー用のコリメータのほうがセプタが薄いので, 低エネルギー用のほうが高感度.
- 12-7. (シンチレーション光の折り返しなど結晶端部での不連続性による)エッジパッキングにより, 位置推定に誤差が生じてしまうため.
- 12-8. シンチレーションカメラの面において, 入射するγ線の分布を均一にしたいため.
- 12-9. 位置推定のエラー
- 12-10. (a)毎年, (b)毎日, (c)毎週, (d)毎年, (e)毎日

13章

- 13-1. 1.5
- 13-2. 1.45. 13-1とほとんど変わらない. 投与後3時間に撮影したほうが24時間後よりもよい.
- 13-3. 10%. 単純計算. イメージング装置の分解能が非常に優れており, 検出感度はノイズのみで決まると仮定している.
- 13-4. 腫瘍検出のための放射性医薬品のほうが, 脳血流測定のためのものより高いコントラストをもつ. 高いコントラストは高い検出感度を意味する.
- 13-5. 大面積と複数ヘッドのシンチレーションカメラによって高い感度を実現でき, 検出感度の向上や, 検査時間の短縮が可能である.
- 13-6. 核医学のコントラストはCTと比較して非常に高いが, CTの空間分解能は核医学よりも非常に優れている.
- 13-7. イメージング装置の分解能とノイズ.
- 13-8. ROC曲線下面積

14章

- 14-1. 一般的に, 360°のデータはSPECTの結果を改善する, しかし, 臓器が表面近くに位置する場合(たとえば心臓), 180°でも実行可能である. 180°未満では不可.
- 14-2. 感度の向上, より厳格な品質管理が必要とされる.
- 14-3. なぜなら, シンチレーションカメラの応答の小さな誤差が再構成過程において誇張されるから.
- 14-4. SPECTの撮像視野は円筒ではなく, 吸収も容易には補正できないため. しかしながら, 新しいアルゴリズムによってある程度補正が可能である.
- 14-5. 感度と被験者の散乱放射線の除去能力が高い.
- 14-6. 短い分解時間は検出器対の偶発同時計数を低減できる.
- 14-7. 検出器対のサイズ, 陽電子飛程, 検出器対間の距離.

15章

- 15-1. エネルギー付与, 他の分子へのエネルギー伝達, 化学的反応(ラジカル反応), 生物学的損傷の生成と出現.
- 15-2. 線量率, 放射線の種類, 照射された組織の種類と量, 化学的修飾因子の存在, そして個人差.
- 15-3. 200 rad (2 Gy) 未満
- 15-4. がん. 0.0005の超過死亡率.
- 15-5. 受胎後3週〜15週の間.
- 15-6. 放射線加重係数(線質係数)
- 15-7. 全身と個々の臓器では, 同じ線量でも生物学的リスクは異なる. 組織加重係数は, 種類の異なる被ばく(全身 vs. 個々の臓器)に対し, リスクの比較を可能にする.
- 15-8. ヒトの普通の寿命はおよそ70年であるが, 多くの放射性核種は何千年という半減期をもつ.
- 15-9. 自然バックグラウンド放射線と医療.

15-10. 26%

15-11. ^{67}Ga（クエン酸ガリウム）と ^{201}Tl（塩化タリウム）

16 章

16-1. （d）

16-2. 20 mCi

16-3. ^{18}F の放射能が同量なら，^{99m}Tc により与えられる被ばくの 8.5 倍になるから．

16-4. 50 cm：0.48 R，100 cm：0.12 R

16-5. 最低でも 3 日間．

16-6. 経口摂取

16-7. 合理的に達成できる限り最大限低く（as low as reasonably achievable）．

16-8. 放射線（職業的）作業者：5 rem（50 mSv），一般公衆：0.1 rem（1 mSv）

16-9. しない．基本的に特定の点における線量を測定する．

16-10. 外観検査，1 m および表面における放射線レベルの測定，拭き取り検査による汚染チェック

16-11. 小規模な汚染は 1 mCi より小さく，大規模な汚染は 1 mCi より大きい．

参考文献

1. Cherry SR, Sorenson JA, Phelps ME. *Physics in Nuclear Medicine*, 3rd ed. Philadelphia: W. B. Saunders; 2003.
2. Shapiro J. Radiation Protection—*A Guide for Scientists and Physicians*. Cambridge, MA: Harvard University Press; 2002.
3. Hall, EJ, Giaccia, AJ. *Radiobiology for the Radiologist*, 6th ed. Philadelphia: Lippincott Williams and Williams; 2006.

和文索引

あ
アインシュタインの式　6
アボガドロの法則　22

い
硫黄コロイド　174
位置決定回路　114, 118
井戸型 NaI(Tl) 検出器　98
イミノ二酢酸化合物　46
医療被ばく　173
インビトロ放射線計測　97
インビボ放射線計測　105, 113

う
ウェルカウンタ　98, 99
ウラン　31

え
永続平衡　35
エキサメタジム　47, 174
液体シンチレーション検出器　101
エッジパッキング　136
エネルギー校正　92
エネルギー分解能　81, 91
エネルギー弁別　106, 117
エネルギー弁別能　81
エネルギー保存の法則　11
エミッション CT　151
塩化タリウム　48, 76

お
横断断層撮影法　151
オージェ電子　5, 6, 18, 74
悪心・嘔吐　170
汚染検査　183
重み付け係数　118
親核種　16, 34
　　──の漏出　36

か
カーディオライト®　46, 76, 174
外部モニタリング　182
壊変系列　11
壊変図式　15
　　──，^{18}F の　18
　　──，^{125}I の　17
　　──，^{99}Mo の　15, 16
　　──，^{99m}Tc の　17
壊変定数　23, 59
ガウス分布　27
化学クエンチャー　85
化学的試験　42
化学的修飾因子　169
化学的純度　38, 43
化学ルミネッセンス　103
核異性体　10
核異性体転移　13
拡散型コリメータ　116, 134
核種　9
　　──の安定性　10
確度　27
核分裂　33
確率的影響　169
加算ピーク　93
ガス検出器　81
画像再構成　153
加速器　31
過テクネチウム酸　76, 174
過テクネチウム酸ナトリウム　36
荷電粒子　55, 56
過渡平衡　35
肝シンチグラフィ　143
間接電離放射線　61
肝胆道シンチグラフィ　46
感度　131, 133, 160
感度測定　133
ガンマカメラ　114

き
偽陰性　148
幾何学的検出効率　97
期待値最大化法　155
基底状態　15
機能画像　162
吸収　108, 146
吸収線量　67
吸収補正　162
吸収率　70
吸収率法　69
急性影響　169, 170
キュリー　21
キュリーメータ　83
偽陽性　148
行列　152
均一性　131, 135

く
空間分解能　131, 138, 144, 161
偶然誤差　27
偶発同時計数　161
クーロン　177
クエン酸ガリウム　48, 76, 174
クエンチング　102
クワドラントバーファントム　139

け
蛍光スクリーン　120
ケイ酸ルテシウム　88
計数率　122
　　──における誤差　28
計数率計　90
形態画像　162
系統誤差　27
結合エネルギー　3
ゲルマニウム酸ビスマス　88
原子　1
原子減弱係数　60

索引

原子番号　1, 9
減弱係数　106
検出感度　143
検出器
　——, CZT　107, 160
　——, Ge(Li)　95, 107
　——, NaI(Tl)　94, 95, 98, 107, 109
　——, 液体シンチレーション　101
　——, 半導体　94, 95
原子力規制委員会　171
原子炉　31, 190
元素　1

こ

高エネルギー光子　14, 55
高エネルギー放射線　55, 79
光学密度　121
高計数率特性　131, 135, 137
光子　5, 144
甲状腺機能亢進症　74
甲状腺シンチグラフィ　42
校正係数　89
光電陰極　88
光電吸収イベント　100
光電効果　61, 63
光電子増倍管　86, 87, 88, 101, 113, 136
光電ピーク効率　99
紅斑　168
後方散乱ピーク　93
効率　36
国際単位系　21
国際放射線防護委員会　171, 180
国連科学委員会　170
骨シンチグラフィ　42
誤投与　51
固有空間分解能　119
固有検出効率　97
固有効率　80
コリメータ　105, 109, 114
　——, コンバージング（集束型）　115, 116, 134
　——, ダイバージング（拡散型）　115, 116, 134
　——, パラレルホール（平行多孔）　114, 115, 134, 156, 158
　——, ピンホール　115, 116

コロイド　42
コントラスト　143
コンバージングコリメータ　115, 116, 134
コンプトン散乱　61〜63, 146, 155

さ

サイクロトロン　31, 190
再結合領域　82
最大許容年線量限度　181
最大事後確率推定法　155
細胞交代率　169
最尤推定-期待値最大化法　155
撮像視野　106
散乱同時計数　161

し

ジ-イソプロピルナフタレン　102
シーベルト　171
ジエチレントリアミンペンタアセテート酸　76, 174
ジェネレータ　34
時間-放射能曲線　71
自己吸収率　70
指数表　189
システム分解能　132
自然バックグラウンド放射線　173
実効線量　171, 172, 174
実効線量当量　171, 172
実効半減期　26
質量　6
質量エネルギー　6
質量減弱係数　60, 63
質量数　9
質量保存の法則　11
自動ゲイン補正　117
自動取得　124
シネモード　127
ジフェニルオキサゾール　102
ジホスホン酸　45
ジメルカプトコハク酸　76, 174
視野均一性　138
遮蔽　178
臭化ランタン　88
周期表　2
集束型コリメータ　116, 134
収束電極　120
受信者動作特性曲線　147

術中小型プローブ　109, 110
腫瘍イメージング　46
腫瘍シンチグラフィ　42
腫瘍特異モノクローナル抗体　42
準安定状態　10
消光　102
照射線量率定数　178
小児における放射線量　75
試料検出器バイアル　101, 102
真陰性　148
心筋血流シンチグラフィ　46
シングルチャンネル波高分析器　89
腎シンチグラフィ　46
シンチグラフィ
　——, ^{67}Ga　48
　——, 肝　143
　——, 肝胆道　46
　——, 甲状腺　42
　——, 骨　42
　——, 腫瘍　42
　——, 腎　46
　——, 心筋血流　46
　——, 腎動態　105
　——, 心プール　45
　——, 胎盤　45
　——, 脳血流　47, 146
　——, 肺換気　49
　——, 肺血流　42
　——, 脾　42
シンチレーションカメラ　113, 115, 131, 138, 156
　——, 2検出器型　156
　——, デュアルヘッド　156
シンチレーション検出器　85
シンチレータ　86, 87
　——の特性　86
腎動態シンチグラフィ　105
真の同時計数　160
心プールシンチグラフィ　45
真陽性　148

す

垂直方向の偏向板　120
水平方向の偏向板　120
スケーラ　89
ステップアンドシュートデータ収集法　156

せ

精度　27
制動放射線　57
生物学的損傷　167
生物学的半減期　26
生物効果比　168
ゼヴァリン®　49, 51
セスタミビ　76, 174
セレブロテック®　47, 174
線エネルギー付与　57, 168
線感度　133
線形増幅器　89
線減弱係数　58, 59, 63, 80, 97
全検出効率　97
線源臓器　70, 73
線質係数　168
前置増幅器　89
線広がり関数　132
線量計
　　——，熱ルミネッセンス　182
　　——，フィルム　182
　　——，ポケット　182
線量測定　67
線量当量　171
線量率　70, 168

そ

臓器イメージング装置　110
臓器摂取率測定プローブ　109
造血機能障害　170
相互作用　55
相対 log 照射線量　121
組織加重係数　168, 171, 172
阻止能　57
ソマトスタチン受容体　42

た

大凝集ヒト血清アルブミン　42, 76, 174
胎児における放射線量　75
胎児の放射線影響　170
大視野　117
対消滅　160
ダイバージングコリメータ　115, 116, 134
胎盤シンチグラフィ　45
タイマー　89
単位系
　　——，CGS (centimeter-gram-seconds)　21, 188
　　——，MKS　188
　　——，SI (système international)　21, 188
単光子　151
単光子放出コンピュータ断層撮影（法）　46, 106, 113, 151
単純逆投影法　153, 154
断層撮影法　151

ち

遅延同時計数回路　161
力の種類　4
逐次近似法　155
致死がんのリスク　171
チャネル比法　103
中性子　1, 64
中性子数　9
直線移動型スキャナ　105, 110, 113

て

定常状態　10
データ収集　152, 157
デジタル化　122
テトロホスミン　76, 174
デュアルヘッドシンチレーションカメラ　156
テルル化カドミウム　94
テルル化カドミウム亜鉛 (CZT)　95
　　——検出器　107
電荷の保存則　11
転換電子　14
点感度　133
電源分配器　89
電子　1
電磁気力　4
電子銃　120
電子対生成　62, 63
電磁放射線　3, 4
　　——のスペクトル　5
電子捕獲　13, 15
点広がり関数　131
電離　3
電離箱　80, 81
電離箱式放射能測定装置　83, 84
電離飽和領域　82

と

同位体　9
等価エネルギー　6
等価線量　171
統計誤差の伝播　28
統計ノイズ　144
同時計数回路　160, 161
同時計数法　160, 161
同時計数モード　152
同重体　9
同中性子体　9
動物実験　42
特性 X 線　5
毒性試験　42
トランスミッションスキャン　162

な

内部汚染　179
内部転換　14
内部転換係数　14
内部転換電子　74
内部モニタリング　182
内用療法　50
ナトリウム原子　3

に

二次的なピーク　93

ね

熱ルミネッセンス　85
熱ルミネッセンス線量計　182
ネフログラム　46
年間摂取限度　181

の

脳血流シンチグラフィ　47, 146

は

パーセント標準偏差　27
バーファントム　131
ハイアミン　102
バイオアッセイ　182
肺換気シンチグラフィ　49
肺血流シンチグラフィ　42
白内障　168, 169
波高分析器　87, 89, 106, 117, 137
波高弁別　146
バックグラウンド　29

白血病　169
発光機構　86
発熱物質　44
パラレルホールコリメータ　114, 115, 134, 156, 158
パルス波高分布　90
半価層　58
半減期　23, 59
　　——，実効　26
　　——，生物学的　26
　　——，物理的　26
半値幅　81, 91, 107, 131
半導体検出器　94, 95
反ニュートリノ　12
晩発影響　169

ひ
ピーキング　138
非確率的影響　169
光ルミネッセンス　85, 103
ピクセル幅　152
脾シンチグラフィ　42
非線形信号整形　118
飛程　56
ヒト血清アルブミン　42, 43, 45
ヒト組織重量　191
比放射能　22
非ホジキンリンパ腫　49, 51
非密封核種内照射療法　51
標識ペプチド　48
標識モノクローナル抗体　48
表示パラメータ　147
標準偏差　27
標的臓器　70, 73
病変検出感度　143
比例計数管　85
比例領域　82
ピロリン酸　45
品質管理　137
品質保証　84
ピンホールコリメータ　115, 116

ふ
部位別 SPECT 装置　156, 158, 159
フィルタ補正逆投影法　153, 154
フィルム線量計　182
フィルムの特性　121
不感時間　80, 100, 137, 156

物理的半減期　26
ブラウン管　120
プリアンプ　89, 115
フリーラジカル　167
フルオロデキシグルコース　49, 159
プローブ　105
分解時間　80
分子　3

へ
平均線量　71
平衡状態　35
平行多孔コリメータ　114, 134, 156
米国核医学会　17
米国原子力規制委員会　51, 180
米国食品医薬品局　41, 180
米国放射線防護審議会　170, 180
偏向板　120
変調伝達関数　131, 132
ヘンリー・ベクレル　31

ほ
ポアソン分布　27
放射化学的純度　43
放射過程　11
放射吸収線量　67
放射性医薬品　41
　　——，^{123}I 標識　47
　　——，PET 用　49
　　——，^{99m}Tc 標識　44
　　——，の開発　42
　　——，の設計　41
　　——，の品質管理　43
放射性汚染　183
放射性壊変　10, 21
　　——の指数法則　23
　　——の統計　27
　　——の法則　22
放射性核種　10, 31, 190
　　——の純度　43
　　——の生成方法　31
　　——の平均寿命　25
放射性系列　11
放射性コロイド　143
放射性同位元素　185
放射性物質の質量の算出　22
放射性ヨード　42

放射性ヨード摂取率　105
放射性ヨード標識化合物　47
放射線安全委員会　181
放射線安全管理者　181
放射線加重係数　168, 171, 172
放射線遮蔽　38
放射線障害　67
放射線増感剤　169
放射線のエネルギー　79
放射線の特性　79
放射線防護剤　169
放射線量　67, 76, 168
　　——，小児における　75
　　——，胎児における　75
　　——の計算　69
放射線量率　68
放射能　21
放射能濃度　38
放射免疫測定　18
ポケット線量計　182
星型アーチファクト　154
ポジトロン放出核種　50
保存則　11
ポリリン酸塩　45

ま
マイオビュー®　47, 76, 174
マルチイメージャ　127
マルチチャンネル波高分析器　89
マルチフォーマットレコーディング　122

み
密度　121
ミューメタル　158

む
無菌状態　43
娘核種　16, 34

め
メタヨードベンジルグアニジン　76
メルチアチド　76, 174
面感度　133

も
モニタリング　182
　　——，外部　182

──，内部　182

ゆ
誘導空気中濃度　181

よ
ヨウ化ナトリウム　76, 87, 88, 174
陽極　88
陽子　1
陽子数　9
陽電子　151
──の消滅　58
陽電子壊変　12
陽電子飛程　161
陽電子放射断層撮影法　18, 151
陽電子放出核種　159
ヨードカプセル　25
預託実効線量　173
預託等価線量　173

ら
ライトパイプ　118
ラジオイムノアッセイ　18

り
リニアアンプ　89
粒子　1
量子ノイズ　144
リン酸化合物　76
臨床試験　42

る
累積放射能　71

れ
励起　3
励起状態　10, 15
レノグラム　105
レントゲン　177

ろ
六角形検出器配置　163
露光寛容度　121

欧文索引

数字

2-deoxy-fluoro-D-glucose　50
2 検出器型シンチレーションカメラ　156
2,5-bis-2(5-t-butylbenzoxazolyl)-thiophene　102
2,5-diphenyloxazole　102
2,6-ジメチルアセトアニリドイミノ二酢酸　76
90-degree quadrant bar phantom　139

ギリシャ文字

α 壊変　11
β-methyl-p-(^{123}I)-iodophenyl-pentadecanoic acid　47
β 壊変　12
β^+ 壊変　12
β^- 壊変　12
γ 壊変　13
μ-metal　158

A

absorbed fraction　69
accidental coincidence　161
accuracy　27
Acutect®　49
ADC　123
AD 変換器　123
ALARA の原則　168, 178, 181
ALI　181
analog-to-digital converter (ADC)　123
anatomic image　162
Anger 計算法　162
annihilation　160
annual limit on intake (ALI)　181
anode　88
area under the curve　148
as low as reasonably accetable (ALARA)　168, 178, 181
atomic mass　9
atomic number　1
attenuation coefficient　106
attenuation correction　162
AUC　148
Auger electron　5

B

back-scatterad peak　93
bar phantom　131
Becquerel, Henry　31
Bexxar®　49, 51
BGO　88, 162
$Bi_4Ge_3O_{16}$　88
binding energy　3
bismuth germanate　88
Bq　21
bremsstrahlung　57
Butterworth フィルタ　154

C

cadmium tellurium　94
cadmium zinc tellurium (CZT)　95
cathode-ray tube (CRT)　120
CdTe　95
CGS (centimeter-gram-seconds) 単位系　21, 188
Chang 法　155
channel ratio method　103
characteristic x-ray　5
chemical quencher　85
chemiluminescence　103
Ci　21
cine mode　128
collimator
　——, converging　116, 134
　——, diverging　116, 134
　——, parallel-hole　114, 134, 156
　——, pinhole　116
committed effective dose　173
committed equivalent dose　173
compton scattering　61, 146
contrast-detail 曲線　147
converging collimator　116, 134
conversion electron　14
coulomb　177
count rate　122
^{51}Cr　31
^{51}Cr 標識赤血球　48
CRT　120
CZT　95
　——検出器　107, 160

D

D-SPECT　158
DAC　181
dead time　100, 137, 156
deflection plate　120
delayed coincidence 回路　161
derived air concentration (DAC)　181
di-isopropyl naphthalene　102
diethyl-IDA　46
diethyl-iminodiacetic acid　46
disopropyl iminodiacetic acid (DISIDA)　46
diverging collimator　116, 134
DMSA　76, 174
dose calibrator　83
dose equivalent　171
dose rate　168
DOTA-DPhe1-Tyr 3-octreotide　50
DTPA　76, 174

E

ECD　47
ECT　151
edge packing　136
effective dose　171
effective dose equivalent　171
electromagnetic radiation　4
electron　1
electron gun　120
emission computed tomography（ECT）　151
energy discrimination　106
energy discrimination capability　81
energy resolution　81
equivalent dose　171
ethyl cysteinate dimer（ECD）　47
excitation　3
excited position　10
exposure rate　178

F

^{18}F-FDG　50, 159
false negative　148
false positive　148
FBP　153, 154
FDA　41, 180
^{18}FDG　76
field of view（FOV）　106
field uniformity　138
filtered back-projection　153, 154
flood 画像　136
focusing electrode　120
FOV　106
full width at half maximum（FWHM）　81, 91, 107, 131
functional image　162
^{18}F の壊変図式　18

G

^{68}Ga-Dotatoc　50
gas-filled detector　81
^{67}Ga シンチグラフィ　48
^{68}Ge　34
　——の壊変　35
Ge（Li）検出器　95, 107
geometric efficiency　97
GM（Geiger-Mueller）計数管　79, 81, 85, 86
Gulberg 法　155

H

H-D 曲線　121, 147
half-value layer（HVL）　58
hexamethylpropyleneamine oxime（HMPAO）　47
HIDA　76, 174
high count-rate performance　131, 137
HMPAO　47
Hurter-Driffield（H-D）曲線　121, 147
HVL　58
hyamine　102

I

^{123}I-BMIPP　47
^{123}I-Hippuran　47
^{123}I-MIBG　47, 76
^{123}I の生成　32
^{123}I 標識ヨウ化ナトリウム　47
^{123}I 標識放射性医薬品　47
^{125}I の壊変図式　17
^{131}I 標識抗体　51
^{131}I 標識ヨウ化ナトリウム　47
^{131}I ヨード　51
ICRP　171
^{111}In-DTPA pentetreotide　48, 76
^{111}In-OctreoScan®　42
^{111}In-OncoScint®　42, 49
^{111}In-ProstaScint®　49
^{111}In 標識血小板　48
^{111}In 標識白血球　48
internal conversion　14
International Council on Radiation Protection（ICRP）　171
intrinsic efficiency　80, 97
intrinsic sensitivity　80
intrinsic spatial resolution　119
ionization　3
ionization chamber　80, 81
isobar　9
isomer　10
isotone　9
isotope　9
iterative method　155

K

K escape peak　93
K-X 線エスケープピーク　93

L

LaBr$_3$　88
lanthanum bromide　88
large field of view（LFOV）　117
latitude　121
LET　57, 168
LFOV　117
line sensitivity　133
line spread function（LSF）　132
linear-attenuation coefficient　80
linear energy transfer（LET）　57, 168
LSF　132
lutetium oxyorthosilicate（LSO）　88, 162

M

MAA　76, 174
MAP-EM　155
matrix　152
maximum a posteriori expectation maximization（MAP-EM）　155
maximum likelihood expectation maximization（MLEM）　155
metaiodobenzylguanidine　47, 76
metastable state　10
MIBI　76
microdosimetry　67
MKS 単位系　188
MLEM　155
^{99}Mo　16, 34
　——の壊変　35
　——の壊変図式　15, 16
　——漏出測定　84
modulation transfer function（MTF）　131
MUGA　124
multi-imager　127
multichannel analyzer　89
multiple-gated acquisition（MUGA）　124

N

Na 原子　3

Na^{99m}TcO$_4$　36
NaI　88
NaI(Tl)結晶　116
NaI(Tl)検出器　94, 95, 107, 109
National Academy of Sciences Committee on the Biological Effects of Ionizing Radiation　170
National Bureau of Standards　83
National Council of Radiation Protection(NCRP)　170, 171, 180
neutron　1, 9
Nuclear Regulatory Commission (NRC)　51, 171, 180

O
OctreoScan®　48, 76
ordered subset expectation maximization(OSEM)　155
organ uptake probe　109
OSEM　155

P
p-isopropyl-iminodiacetic acid (PIPIDA)　46
^{32}P-orthophosphate　51
p-terphenyl　102
pair production　62
parallel-hole collimator　114, 134, 156
particle　1
peaking　138
PET　18, 151, 159
　　──の原理　159
　　──のためのシンチレータ　87
　　──用放射性医薬品　49
PET-CT　162, 164
PHA　89, 106, 117, 137
phosphor screen　120
photocathode　88
photoelectric effect　61
photoluminescence　85, 103
photomultiplier tube(PMT)　86, 101, 113, 136
photon　5
pinhole collimator　116
PIPIDA　46
plane sensitivity　133
PMT　86, 88, 101, 113, 136

PMTアレイ　114
point sensitivity　133
point-spread function(PSF)　131
positron　151
positron emission tomography (PET)　18, 151, 159
positron range　161
precision　27
proportional counter　81
proton　1, 9
PSF　131
pulse-height analyzer(PHA)　89, 106, 117, 137

Q
quality assurance(QA)　84
quality control　137
quality factor　168
quenching　102

R
radiation dose　67, 168
radiation weighting factor　168
radio-immunoassay(RIA)　18
radiocolloid　143
radioiodine uptake　105
radioprotector　169
radiosensitizer　169
Rampフィルタ　154
random coincidence　161
random error　27
rate meter　90
^{81}Rb　34
RBE　168
receiver operator characteristic 曲線　147
rectilinear scanner　113
relative biological effectiveness (RBE)　168
renogram　105
resolving time　80
RIA　18
ROC曲線　147
ROC曲線下面積　148

S
S値　72
sample detector vial　101
SCA　89

scaler　89
scatter coincidence　161
scintillation camera　113
scintillation detector　85
sensitivity　131, 160
SI(système international)単位系　21, 188
single-channel analyzer(SCA)　89
single photon　151
single-photon emission computed tomography(SPECT)　46, 106, 113, 122, 151, 155, 156
Society of Nuclear Medicine and Molecular Imaging　17
sodium iodide　87, 88
Sorenson法　155
spatial resolution　131, 144, 161
specific activity　22
SPECT　46, 106, 113, 122, 151, 155, 156
SPECT-CT　162, 164
^{82}Sr　34
^{90}Sr　34
^{90}Sr-塩化ストロンチウム　51
step-and-shootデータ収集法　156
stopping power　57
summation peak　93
systematic error　27

T
^{99m}Tc　25
　　──のS値　73
　　──の壊変因子　25
　　──の壊変図式　17
^{99m}Tc-2,6-dimethyl acetanilide iminodiacetic acid　46
^{99m}Tc-DMSA　46
^{99m}Tc-DTPA　46
^{99m}Tc-HIDA　46
^{99m}Tc-HSA　45
^{99m}Tc-MAA　45
^{99m}Tc-MAG3　46
^{99m}Tc-MIBI　46
^{99m}Tc-Neotect　49
^{99m}TcO$_4^-$　44
^{99m}Tc-Verluma　49
^{99m}Tc-エキサメタジム　47

^{99m}Tc-過テクネチウム酸　44
^{99m}Tc-グルコヘプトン酸　46
^{99m}Tc-ジエチレントリアミペンタアセテート酸　46
^{99m}Tc-ジホスホン酸　45
^{99m}Tc-ジメルカプトコハク酸　46
^{99m}Tc-セスタミビ　46
^{99m}Tc-大凝集ヒト血清アルブミン　45
^{99m}Tc-テトロホスミン　47
^{99m}Tc-ヒト血清アルブミン　45
^{99m}Tc 標識 CEA 抗体　49
^{99m}Tc 標識赤血球　45
^{99m}Tc 標識放射性医薬品　44
^{99m}Tc 標識リン酸化合物　42, 45
^{99m}Tc-ピロリン酸　45
^{99m}Tc-メルチアチド　46
^{99m}Tc-硫化コロイド　45
thermoluminescence　85

timer　89
tissue weighting factor　168
Tl　88
^{201}Tl の生成　33
TLD　182
tomography　151
transverse tomography　151
true coincidence　160
true negative　148
true positive　148

U
Ultima Gold　102
uniformity　131, 135
United Nations Scientific Committee on the Effects of Atomic Radiation　170
U.S. Food and Drug Administration (FDA)　41, 180
U.S. Nuclear Regulatory Commission (NRC)　51

V
voltage divider　89

W
^{188}W　34
weighting factor　118

X
X，Y 座標　118
X 線ピーク　93
^{133}Xe ガス　76

Y
^{90}Y 標識抗体　51

核医学の基本パワーテキスト
基礎物理から最新撮影技術まで　　定価(本体5,600円＋税)

2013年4月10日発行　第1版第1刷©

著　者　ラメシュ　チャンドラ

監訳者　井上　登美夫（いのうえ　とみお）
　　　　山谷　泰賀（やまや　たいが）

発行者　株式会社　メディカル・サイエンス・インターナショナル
　　　　代表取締役　若松　博
　　　　東京都文京区本郷 1-28-36
　　　　郵便番号 113-0033　電話(03)5804-6050

印刷：三美印刷／表紙装丁：トライアンス

ISBN 978-4-89592-739-0　C 3047

本書の複製権・翻訳権・上映権・譲渡権・公衆送信権(送信可能化権を含む)は(株)メディカル・サイエンス・インターナショナルが保有します。
本書を無断で複製する行為(複写，スキャン，デジタルデータ化など)は，「私的使用のための複製」など著作権法上の限られた例外を除き禁じられています。大学，病院，診療所，企業などにおいて，業務上使用する目的(診療，研究活動を含む)で上記の行為を行うことは，その使用範囲が内部的であっても，私的使用には該当せず，違法です。また私的使用に該当する場合であっても，代行業者等の第三者に依頼して上記の行為を行うことは違法となります。

JCOPY〈㈳出版者著作権管理機構 委託出版物〉
本書の無断複写は著作権法上での例外を除き禁じられています。
複写される場合は，そのつど事前に，㈳出版者著作権管理機構
(電話 03-3513-6969, FAX 03-3513-6979, info@jcopy.or.jp)
の許諾を得てください。